# フォーセット
# 看護理論の分析と評価
## 新訂版

監訳
太田喜久子　日本赤十字看護大学特任教授
筒井真優美　日本赤十字看護大学名誉教授

Jacqueline Fawcett, PhD, FAAN
*Analysis and Evaluation of*
*Nursing Theories*

医学書院

［原著者］

**JACQUELINE FAWCETT, PhD, FAAN**
Professor
University of Pennsylvania
School of Nursing
Philadelphia, Pennsylvania

Analysis and Evaluation of Nursing Theories
The original English language work has been published by F.A. DAVIS
Philadelphia, Pennsylvania, U.S.A.
Copyright © 1993. All rights reserved.
© First Japanese edition 2008 by Igaku-Shoin Ltd., Tokyo

Printed and bound in Japan

---

フォーセット看護理論の分析と評価 新訂版

発　行　2008年7月1日　第1版第1刷
　　　　2024年1月1日　第1版第6刷

監訳者　太田喜久子・筒井真優美

発行者　株式会社　医学書院
　　　　代表取締役　金原　俊
　　　　〒113-8719　東京都文京区本郷1-28-23
　　　　電話　03-3817-5600（社内案内）

印刷・製本　アイワード

本書の複製権・翻訳権・上映権・譲渡権・貸与権・公衆送信権（送信可能化権を含む）は株式会社医学書院が保有します．

ISBN978-4-260-00634-7

本書を無断で複製する行為（複写，スキャン，デジタルデータ化など）は，「私的使用のための複製」など著作権法上の限られた例外を除き禁じられています．大学，病院，診療所，企業などにおいて，業務上使用する目的（診療，研究活動を含む）で上記の行為を行うことは，その使用範囲が内部的であっても，私的使用には該当せず，違法です．また私的使用に該当する場合であっても，代行業者等の第三者に依頼して上記の行為を行うことは違法となります．

JCOPY 〈出版者著作権管理機構　委託出版物〉
本書の無断複製は著作権法上での例外を除き禁じられています．複製される場合は，そのつど事前に，出版者著作権管理機構（電話 03-5244-5088，FAX 03-5244-5089，info@jcopy.or.jp）の許諾を得てください．

## 訳者一覧(五十音順)

宇佐美しおり　四天王寺大学大学院看護学研究科教授
牛尾　幸世　　前・西南学院大学保健管理室
太田喜久子　　日本赤十字看護大学特任教授
小田　正枝　　徳島文理大学名誉教授
香春　知永　　武蔵野大学看護学部教授
髙橋　照子　　四天王寺大学看護学部教授
筒井真優美　　日本赤十字看護大学名誉教授
操　　華子　　静岡県立大学看護学部教授
横山　美樹　　東京医療保健大学医療保健学部看護学科教授

(翻訳協力者)

伊藤　孝子　　北里大学病院看護部
深谷　基裕　　日本赤十字社愛知医療センター名古屋第二病院看護部

## 監訳者の序

　近年，看護理論の講演会に臨床家が多く参加するようになった．これらの臨床家は看護の質の向上を目指しており，看護理論家がどのように看護の本質を述べているか，また今後の看護の方向を探るために参加している．
　日本では看護理論家の著書は多く邦訳されているものの，いずれも難解なものが多い．通常，看護師は看護理論の解説書から始めて，興味ある理論を見つけたら原著に当たるわけだが，解説書を翻訳したものは数少ない．その意味で本書が邦訳されたことは，教育者，研究者だけでなく，臨床家にとっても大変喜ばしいことである．
　「看護理論とは何か」については，様々な論議がある．フォーセットの特徴は，「看護理論」と「概念モデル」を分けているところである．本書を読まれる方は是非，「概念モデル」について述べている"*Analysis and Evaluation of Conceptual Models of Nursing* (3rd ed.)" (Fawcett, 1995) をあわせて読んでいただければと思う．
　「概念モデル」には，Johnson, King, Levine, Neuman, Orem, Rogers, Roy が，そして本書の「理論」には Leininger, Newman, Orlando, Parse, Peplau, Watson が取り上げられている．フォーセットは「概念モデル」を「相互関係のある抽象的で一般的な概念と命題の一対である」，「理論」を「比較的制限された現象の特性を記述する特定かつ具体的な概念や命題の一対である」と定義していることからも明らかなように，抽象度の違いで「概念モデル」と「理論」を区別している．一方，看護理論の分析で著名なMeleis(1997)は「概念モデル」と「理論」をあわせて「理論」と呼んでいる．
　本書は上記6人の理論家を対象に，看護理論の分析および評価を行っている．分析することによって理論をみる視点が明確になり，評価することによって各々の理論の不明瞭な部分が明らかになるので，実践や研究で理論を活用するときの参考になる．Meleis(2007)は理論の「分析」を「記述・分

析」と表現し,「評価」を「批評(critique)」と述べているが,内容は共通する部分が多い.また,理論の「評価」は一貫性,簡潔性,検証可能性,経験的妥当性,実践適合性などによって行われるが,これらの多くは他の著者と類似している(Chinn and Kramer, 1995 ; Meleis, 2007 ; Tomey & Alligood, 2002/2004).

　本書は Chinn and Kramer(1995),Meleis(2007)とともに多くの米国の大学院において,看護理論の「分析」「評価」に際しての必読書となっている.日本でも,看護系大学院の増加に伴い,看護理論の「分析」や「評価」がとりあげられるようになった.今後,本書が活用されることによって看護学がますます発展することを望む.

〈新訂版発行にあたっての追記〉
　廣川書店から出版されていた本書が絶版になってから,読者から再出版を強く要望されてきた.このたび,医学書院の七尾清さま,北原拓也さまのお力添えにより,医学書院から再出版の運びとなった.今回は新たに,各Chapter にある文献解題の翻訳を日本赤十字看護大学の大学院生であった伊藤孝子さん,深谷基裕さんにお願いした.文献解題は各理論の実践,管理,教育,研究などについて解説されており,理論を理解するのに非常に役立つと思う.翻訳は『看護理論家とその業績』(2002/2004)などを参考にしており,医学書院の長岡孝さまに翻訳の見直しをしていただいたが,お気づきの点があればご意見をお寄せいただきたい.

　なお,本書の原書 "Analysis and Evaluation of Nursing Theories" は1993年の発行以降,改訂がなされていないが,"Analysis and Evaluation of Conceptual Models of Nursing"(Fawcett, 1988/1990)の内容とあわせて "Analysis and Evaluation of Contemporary Nursing Knowledge: Nursing Models and Theories"(Fawcett, 2000)や "Contemporary Nursing Knowledge: Analysis and Evaluation of Nursing Models and Theories"(Fawcett, 2004)に発展的に受け継がれている部分がある.しかし,日本の読者にはどのように看護理論を分析・評価しているかについ

てまず注目してほしいと考え，また取り上げられている理論の日本での定着度からも，"Analysis and Evaluation of Nursing Theories" の再出版が適切と考えた．取り上げられている理論家が1993年以降に加えた理論の修正は本書には反映されていないことをお断りしておきたい．

 2008年　花みずきの咲くころ

訳者を代表して　筒井真優美

Chinn, P.L., & Kramer, M.K. (1995). *Theory and Nursing：A Systematic Approach* (4th ed.). St. Louis, MO：C.V.Mosby.
Fawcett, J. (1988). *Analysis and Evaluation of Conceptual Models of Nursing* (2nd ed.). Philadelphia, PA: F. A. Davis./小島操子監訳(1990)．看護モデルの理解——分析と評価．医学書院．
Fawcett, J. (1995). *Analysis and Evaluation of Conceptual Models of Nursing* (3rd ed.). Philadelphia, PA: F. A. Davis.
Fawcett, J. (2000). *Analysis and Evaluation of Contemporary Nursing Knowledge: Nursing Models and Theories*. Philadelphia, PA: F. A. Davis.
Fawcett, J. (2004). *Contemporary Nursing Knowledge：Analysis and Evaluation of Nursing Models and Theories*. Philadelphia, PA: F.A. Davis.
Meleis, A.I. (2007). *Theoretial Nursing：Development and Progress* (4th ed.). Philadelphia, PA：Lippincott Williams & Wilkins.
Tomey, A.M. & Alligood, M.R. (2002)/都留伸子監訳(2004)．看護理論家とその業績(第3版)．医学書院．

# 序

　本書は，看護研究を導くのに，また看護実践を活気づけるために，看護理論の発展とそれらの理論を使うことに興味をもっている，すべての看護師と看護学生のために執筆したものである．本書とその姉妹編 "*Analysis and Evaluation of Conceptual Models of Nursing*"（F. A. Davis 社刊，1988年発行の原書第2版の邦訳は小島操子監訳『看護モデルの理解―分析と評価』医学書院，1990年）は，いまだに看護学の文献のなかにみられる概念モデルと理論についての混乱を明らかにするために，私が続けてきた試みを表したものである．本書では現代における看護理論の主要な大理論と中範囲理論について論じている．

　Chapter 1 ではメタパラダイム，哲学，概念モデル，理論，そして新しい指標など，現在の看護知識の構造に対する私の見解を述べている．この Chapter の2つの特徴は，看護学のメタパラダイムについての新しい考え方と，世界観についての新しい図式を論議していることである．

　Chapter 2 は，看護理論の分析と評価のための独自の枠組みを表している．この枠組みは評価のための論点と分析のための論点とを明らかに区別し，さらに大理論と中範囲理論の双方に応用できるものである．

　Chapter 3 から Chapter 8 では，マドレーヌ・レイニンガー（Madeleine Leininger），マーガレット・ニューマン（Margaret Newman），アイダ・ジーン・オーランド（Ida Jean Orlando），ローズマリー・パースィ（Rosemarie Parse），ヒルデガード・ペプロウ（Hildegard Peplau），ジーン・ワトソン（Jean Watson）らによる看護理論の最近の見解について包括的かつ客観的に概観している．どの Chapter も Chapter 2 で述べられている看護理論の分析と評価のための枠組みに従って組み立てられている．また各々の Chapter では，これら理論家たちの原著から多くの引用を行っている．これらの引用文は，それぞれの理論が発表された当時の言葉づかいの慣習を反映して

いる．つまり理論家たちによって使われている代名詞は，現代の性差別的でない言葉に置き換えられてはいない．原著の言葉づかいのままであることが，理論家たちの原典をひもとく読者にとって正しい理解の妨げにならないことを望みたい．

Chapter 9 では，看護理論を検証するための，もう 1 つの方法についての論考が述べられている．すなわち大理論，中範囲理論それぞれに適用できる理論検証のための必要条件と基準を明らかにすることに重きをおいている．

各 Chapter にその Chapter で定義され特徴づけられている主要概念や用語のリストをあげている．また，その章の内容に関係のある文献を，文献解題として示してある．Chapter 3 から Chapter 8 までの参考文献一覧では，直接その理論に関係のある理論家の原著や理論の批評，そして理論の研究，教育，実践，または管理への適用性を明らかに示している文献を紹介した．さらに，関連のある博士論文や修士論文のリストも，Chapter 3 から Chapter 8 までの参考文献に載せている．

また，多くの Chapter には，説明の主眼点を強調したり，発展させるよう表をおいている．Chapter 1 では現代の看護知識の構造的階層を説明するためにいくつかの図を挿入し，Chapter 9 では理論開発と理論活用の間の相互関係について図解している．Chapter 3 (レイニンガーの理論) と Chapter 7 (ペプロウの理論) でも，理論の概念とそれらの側面との関係を説明するための図を用いている．

付録は，理論の理解を高め，文献検索を容易にするため利用できる専門的な技術を扱っている．理論家とのインタビューと看護理論家会議での発表に関する録音テープやビデオテープのリストが，配給元とともに掲載してある．さらにコンピュータを使った看護理論文献検索の方法を略述している．

読者は Chapter 1 と Chapter 2 を最初に読むべきであろう．この 2 つの Chapter には，看護知識の構造的階層における看護理論の位置づけを理解しやすくする背景とともに，それぞれの看護理論の分析・評価に使われる図式が述べられている．Chapter 9 は，いつ読んでもかまわない．この Chapter は，大理論と中範囲理論を検証するための多様な方法に関心をもつ研究

者と臨床看護専門家に，特別の興味をもたせるであろう．

　本書を執筆することは，現代の主要な看護理論に対しての私自身の理解を高めてくれ，しかもやりがいのある経験であった．その準備ができたのは多くの人のおかげである．何よりもまず私は，マドレーヌ・レイニンガー，マーガレット・ニューマン，アイダ・ジーン・オーランド，ローズマリー・パースィ，ヒルデガード・ペプロウ，そしてジーン・ワトソンに感謝したい．看護学のために理論上の基礎を明らかにし，洗練された彼女ら先駆者たちの努力のおかげで本書が完成した．彼女らとの対話を通じて，彼女らの理論を看護知識の主流に統合するのを遅らせるような多くの障害を乗り越えるために，彼女らがどれだけ一生懸命に取り組んだかを，私はよりいっそう深く理解することができた．

　私はマリー-クリスティーン・ボルナキ(Marie-Christine Bournaki)に心から感謝する．彼女には文献解題の準備に，計り知れないほどの貴重な援助をいただいた．また，関連出版物から多くの引用をすることをともにしてくれた私の学生と同僚に感謝する．特にお礼を言いたいのはエリザベス・ホブデル(Elizabeth Hobdell)である．彼女は何年かにわたって，小児看護学の雑誌から理論をもとにした出版物のコピーを提供してくれた．

　ペンシルバニア大学の同僚や学生たちが提起してくれた看護知識に関する質問は，私を刺激し，私の考えを洗練し，より明確化した．またサンディエゴ大学，ヴァンダビルト大学，バーミンガムにあるアラバマ大学，シカゴのロヨラ大学，ケース・ウェスタン・リザーブ大学など，私が兼任教授をしていたころの学生や同僚教員らによって出された質問が，私を励まし喚起してくれた．

　とりわけ，夫であるジョン・S・フォーセット(John S. Fawcett)に感謝している．彼は，たとえ私が執筆によってどのように取り乱しても，絶え間なく愛し，支え，理解してくれた．また，帆船ヘリテイジ号のリンダ・J(Linda J.)船長とダグラス・K・リー(Douglas K. Lee)船長，そして乗組員のクララ・E・リー(Clara E. Lee)とレイチェル・M・リー(Rachel M. Lee)にも感謝している．メイン州の海岸沿いのゆったりしたセーリングと，電話や

郵便物から遮断された時間のおかげでこの本は完成できた．
　また，F. A. デービス社のロバート・G・マートン(Robert G. Martone)，アラン・ソルコウィッツ(Alan Sorkowitz)，ルース・デ・ジョージ(Ruth De George)によって与えられた激励にも感謝する．最後に，本書の制作に貢献してくれたすべての人たち，とりわけハーバート・J・パウエル，Jr.(Herbert J. Powell, Jr.)に心から感謝したい．

Jacqueline Fawcett

# 引用の許諾

　Leininger, M.M. (1985)からの引用は，Transcultural care diversity and universality: A theory of nursing. *Nursing and Health Care, 6,* 208-212 (Copyright 1985 by the National League for Nursing)より許可を得て抜粋．
　Newman, M.A. の *Health as expanding consciousness* からの引用は，著者の許可を得て掲載．
　Newman, M.A. (1990)からの引用は，Newman's theory of health as praxis. *Nursing Science Quarterly, 3,* 37-41(Copyright by Chestnut House Publications)より抜粋．許可を得て掲載．
　Orlando, I.J. の *The discipline and teaching of nursing process(An evaluation study)*からの引用は，著者の許可を得て掲載．
　Orlando, I.J. の *The dynamic nurse-patient relationship*(Copyright 1990 by the National League for Nursing)からの引用は，National League for Nursing の許可を得て掲載．
　Parse, R.R. の *Man-Living-Health: A Theory of Nursing*(Copyright 1981 by Delmar Publishers, Inc., Albany, NY)からの引用は，許可を得て掲載．
　Parse, R.R. (1992) からの引用は，Human becoming. Parse's theory of nursing. *Nursing Science Quarterly, 5,* 35-42(Copyright by Chestnut House Publications)より抜粋．許可を得て掲載．
　Peplau, H.E. の *Interpersonal relations in nursing*(Copyright 1991 by Springer Publishing Company)からの引用は，Springer Publishing Company, Inc. New York 10012 の許可を得て掲載．
　Peplau, H.E. (1992) からの引用は，Interpersonal relations: A theoretical framework for application in nursing practice. *Nursing Science Quarterly, 5,* 13-18(Copyright by Chestnut House Publications)より抜粋．許可を得て掲載．
　Watson, J. の *Nursing: Human science and human care. A theory of nursing*(Copyright 1988 by the National League for Nursing)からの引用は，National League for Nursing の許可を得て抜粋．

# 目次

## CHAPTER 1
## 現代の看護知識の構造 ……………………………………………… *1*

### *A* 現代の看護知識の構成要素 ……………………………………… *2*
　1. 看護のメタパラダイム　*2*
　　■ 代わりのメタパラダイム概念と命題のための提案　*4*
　　■ メタパラダイムの機能　*9*
　2. 哲学　*10*
　3. 看護の概念モデル　*15*
　4. 看護理論　*20*
　　■ 理論の範囲　*22*
　　■ 概念モデルと理論　*23*
　5. 経験的指標　*26*
### *B* 用語の覚書 …………………………………………………………… *28*
### *C* 結論 …………………………………………………………………… *29*
　参考文献　*30* ／文献解題　*33*

## CHAPTER 2
## 看護理論の分析と評価 …………………………………………… *41*

### *A* 看護理論の分析と評価の枠組み ……………………………… *42*
### *B* 看護理論の分析 …………………………………………………… *42*
　1. 理論の範囲　*44*

2. 理論の背景　　*45*
　　　3. 理論の内容　　*46*
　C　**看護理論の評価** …………………………………………………　*47*
　　　1. 理論の背景の評価　　*48*
　　　2. 理論の内容の評価　　*48*
　　　　■ 内的一貫性　*48*
　　　　■ 簡潔性　*49*
　　　　■ 検証性　*50*
　　　3. 経験的適切性の評価　　*51*
　　　4. 実践的適切性の評価　　*52*
　D　**結論** ……………………………………………………………　*54*
　　参考文献　*55* ／ 文献解題　*55*

CHAPTER 3
# レイニンガーの文化ケアの多様性と普遍性の理論 ………… *59*

　A　**文化ケアの多様性と普遍性の理論の分析** …………………　*61*
　　　1. 理論の範囲　　*62*
　　　2. 理論の背景　　*62*
　　　　■ メタパラダイム概念と命題　*62*
　　　　■ 哲学的主張　*63*
　　　　■ 概念モデル　*66*
　　　　■ 先行する知識　*67*
　　　3. 理論の内容　　*69*
　　　　■ 非関連命題　*72*
　　　　■ 関連命題　*74*
　B　**文化ケアの多様性と普遍性の理論の評価** …………………　*77*
　　　1. 重要性　　*77*

2．内的一貫性　　*78*
　　3．簡潔性　　*80*
　　4．検証性　　*80*
　　5．経験的適切性　　*85*
　　6．実践的適切性　　*92*
　　　　■ 看護教育　　*92*
　　　　■ 看護実践　　*93*

*C*　結論 ……………………………………………………………………… *96*
　参考文献　*97*　／　文献解題　*98*　／　博士論文　*113*　／　修士論文　*114*


CHAPTER **4**
## ニューマンの拡張する意識としての健康理論 ……………… *115*

*A*　拡張する意識としての健康理論の分析 ………………………… *116*
　　1．理論の範囲　　*116*
　　2．理論の背景　　*117*
　　　　■ メタパラダイム概念と命題　　*117*
　　　　■ 哲学的主張　　*118*
　　　　■ 概念モデル　　*119*
　　　　■ 先行する知識　　*120*
　　3．理論の内容　　*121*
　　　　■ 時間と空間　　*121*
　　　　■ 運動　　*122*
　　　　■ 意識　　*122*
　　　　■ パターン　　*124*
　　　　■ 命題　　*125*

*B*　拡張する意識としての健康理論の評価 ………………………… *126*
　　1．重要性　　*126*

2. 内的一貫性　*127*
3. 簡潔性　*128*
4. 検証性　*129*
5. 経験的適切性　*131*
6. 実践的適切性　*132*
   - ■ 看護教育　*132*
   - ■ 看護実践　*133*

**C　結論** …………………………………………………………………… *136*

参考文献　*137*　／　文献解題　*138*　／　博士論文　*149*　／　修士論文　*150*

# CHAPTER 5
## オーランドの熟慮された看護過程理論 ……………………………… *151*

**A　熟慮された看護過程理論の分析** ………………………………… *153*

1. 理論の範囲　*153*
2. 理論の背景　*153*
   - ■ メタパラダイム概念と命題　*153*
   - ■ 哲学的主張　*154*
   - ■ 概念モデル　*157*
   - ■ 先行する知識　*159*
3. 理論の内容　*160*
   - ■ 患者の行動　*160*
   - ■ 看護師の反応　*162*
   - ■ 看護師の活動　*163*
   - ■ 非関連命題　*166*
   - ■ 関連命題　*167*

**B　熟慮された看護過程理論の評価** ………………………………… *170*

1. 重要性　*170*

2. 内的一貫性　*171*
   3. 簡潔性　*172*
   4. 検証性　*173*
   5. 経験的適切性　*175*
   6. 実践的適切性　*177*
      ■ 看護教育　*177*
      ■ 看護実践　*179*

*C* 結論 ……………………………………………………………… *183*

参考文献　*184*　／　文献解題　*185*　／　博士論文　*197*　／　修士論文　*198*

CHAPTER **6**
# パースィの人間生成理論 …………………………………… *199*

*A* 人間生成理論の分析 ……………………………………… *200*
   1. 理論の範囲　*201*
   2. 理論の背景　*201*
      ■ メタパラダイム概念と命題　*201*
      ■ 哲学的主張と概念モデル　*201*
      ■ 先行する知識　*204*
   3. 理論の内容　*205*
      ■ 意味づけること　*205*
      ■ リズム性　*207*
      ■ 相互超越　*208*
      ■ 非関連命題　*210*
      ■ 関連命題　*211*

*B* 人間生成理論の評価 ……………………………………… *212*
   1. 重要性　*212*
   2. 内的一貫性　*214*

3. 簡潔性　*215*
  4. 検証性　*215*
  5. 経験的適切性　*218*
  6. 実践的適切性　*220*
    ■ 看護教育　*220*
    ■ 看護実践　*221*
*C* 結論 …………………………………………………………………………… *226*
参考文献　*227* ／ 文献解題　*228* ／ 博士論文　*241* ／ 修士論文　*241*

CHAPTER 7
# ペプロウの人間関係理論 …………………………………………… *243*

*A* 人間関係理論の分析 ………………………………………………… *244*
  1. 理論の範囲　*244*
  2. 理論の背景　*245*
    ■ メタパラダイム概念と命題　*245*
    ■ 哲学的主張　*246*
    ■ 概念モデル　*248*
    ■ 先行する知識　*249*
  3. 理論の内容　*250*
    ■ 命題　*255*
      □ 方向づけの局面　*255*
      □ 同一化の局面　*256*
      □ 開拓利用の局面　*256*
      □ 問題解決の局面　*256*
*B* 人間関係理論の評価 ………………………………………………… *258*
  1. 重要性　*258*
  2. 内的一貫性　*259*

3. 簡潔性　*261*
　　4. 検証性　*261*
　　5. 経験的適切性　*264*
　　6. 実践的適切性　*266*
　　　■ 看護教育　*266*
　　　■ 看護実践　*268*
*C* 結論 ……………………………………………………………… *273*
参考文献　*274*／文献解題　*275*／博士論文　*292*

# CHAPTER 8
# ワトソンのヒューマンケアリング理論 …………………… *293*

*A* ヒューマンケアリング理論の分析 ……………………………… *294*
　　1. 理論の範囲　*294*
　　2. 理論の背景　*295*
　　　■ メタパラダイム概念と命題　*295*
　　　■ 哲学的主張　*295*
　　　■ 概念モデル　*298*
　　　■ 先行する知識　*301*
　　3. 理論の内容　*302*
　　　■ トランスパーソナルケアリング　*302*
　　　■ ケア要因　*304*
　　　■ 命題　*306*
*B* ヒューマンケアリング理論の評価 ……………………………… *310*
　　1. 重要性　*311*
　　2. 内的一貫性　*312*
　　3. 簡潔性　*315*
　　4. 検証性　*315*

5．経験的適切性　　*317*
　　6．実践的適切性　　*319*
　　　■ 看護教育　*319*
　　　■ 看護実践　*321*

**C　結論** ……………………………………………………………… *323*

参考文献　*325*　／　文献解題　*326*　／　博士論文　*340*　／　修士論文　*340*

## CHAPTER 9
## 看護理論の検証 …………………………………………… *341*

**A　理論検証** ………………………………………………………… *342*
**B　看護理論の検証方法** …………………………………………… *343*
　　1．伝統的経験主義　　*343*
　　2．個人的経験の記述　　*344*
　　3．批判的論証　　*346*
　　4．問題解決による検証方法　　*348*

**C　結論** ……………………………………………………………… *351*

参考文献　*352*　／　文献解題　*353*

**付録** ………………………………………………………………………… *355*

**索引** ………………………………………………………………………… *365*

表紙・本文デザイン：ビーコム

# The Structure of Contemporary Nursing Knowledge

CHAPTER 1

# 現代の看護知識の構造

● 基本用語

メタパラダイム
Metaparadigm
▶ 人間
　Person
▶ 環境
　Environment
▶ 健康
　Health
▶ 看護
　Nursing
哲学
Philosophies
▶ 反応世界観
　Reaction Worldview
▶ 補完的相互作用世界観
　Reciprocal Interaction Worldview
▶ 同時行為世界観
　Simultaneous Action Worldview
看護の概念モデル
Conceptual Models of Nursing

看護理論
Nursing Theories
▶ 概念
　Concepts
▶ 命題
　Propositions
▶ ▶ 非関連命題
　　Nonrelational Propositions
▶ ▶ 存在命題
　　Existence Propositions
▶ ▶ 定義命題
　　Definitional Propositions
関連命題
Relational Propositions
範囲
Scope
▶ 大理論
　Grand Theories
▶ 中範囲理論
　Middle-Range Theories
経験的指標
Empirical Indicators

この Chapter は，Chapter 2 以降を方向づけるものである．ここでは，現代の看護知識の構成要素を確認し，定義して，それらを構造的階層に位置づけている．本 Chapter では，看護のメタパラダイム，看護の哲学，看護の概念モデル，看護理論，そして経験的指標を含めて，その階層の構成要素の抽象度のレベルにおける区分に重きをおいている．

看護知識の構造的階層の基本用語は前頁のとおりである．各用語については，本 Chapter のなかで詳しく定義し説明している．

## 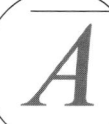 現代の看護知識の構成要素

現代の看護知識は，メタパラダイム，多様な哲学，概念モデル，理論，経験的指標を含んでいる．本 Chapter は看護理論に重きをおいているが，看護知識の上記の構成要素の理解は，より抽象的なメタパラダイム，哲学，看護の概念モデルと同時に，具体的な経験的指標への考察によって深められる．現代の看護知識の5つの構成要素とそれらの抽象レベルは1つの構造的階層を形成する(図 1-1)．

### 1. 看護のメタパラダイム

**メタパラダイム**は，現代の看護知識の構造的階層における最も抽象的な構成要素である．すなわち，メタパラダイムとは，その学問が関心をもつ現象を明らかにするきわめて抽象的な概念と，その現象間の関係性を説明する一般命題から成り立っている(Kuhn, 1977)．

看護学において特に関心がもたれている現象は，人間，環境，健康，および看護という4つの概念によって説明されている．人間は，個人，家族，コミュニティ，あるいは他のグループなどを含めた看護の受け手である．環境

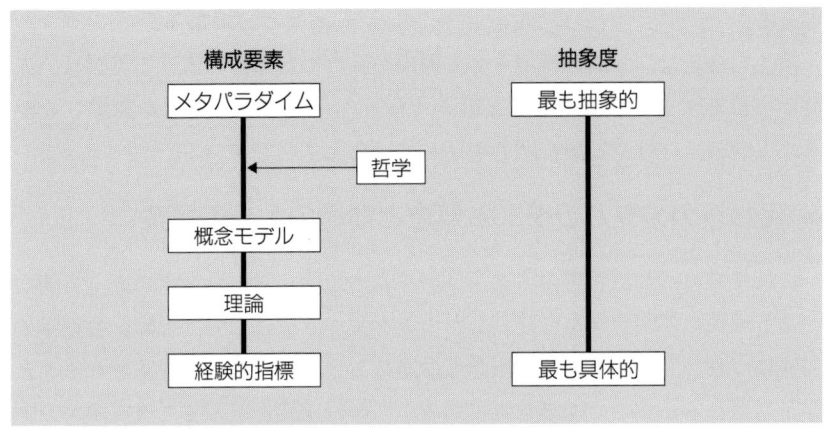

図1-1 現代の看護知識の構造的階層：構成要素と抽象度

は，人間にとっての重要他者や物理的環境を意味すると同時に看護が生じる状況でもある．健康は，人間の安寧(well-being)の状態であり，それは高いレベルのよい状態から終末期の状態までの範囲にわたる．看護は，看護の定義を意味し，それは人々に代わってあるいは人々とともに看護師が行う活動であり，看護活動の目標や成果である．アセスメント，ラベリング，計画立案，介入，そして評価という系統的プロセスが，典型的な看護活動として考えられている．

メタパラダイムの概念間の関係は，4つの命題によって説明される(Donaldson and Crowley, 1978 ; Gortner, 1980)．第1の命題は，人間と健康に焦点があてられている．つまり看護学は，人間の人生プロセス，安寧，最適機能状態，病気やよりよい状態を左右する原理や法則に関心を示すといえる．

第2の命題は，人間と環境との相互作用に強調点がおかれている．つまり看護学は，通常の人生の出来事や危機的な人生の状況における環境との相互作用における人間の行動様式に関心を示すといえる．

第3の命題は，健康と看護に焦点があてられている．つまり看護学は，健康状態に肯定的な変化をもたらす看護活動あるいはその過程に関心を示すと

いえる．

第4の命題は，人間，環境そして健康を結びつける．つまり看護学は，人間が自分たちをとりまく環境と絶えず相互作用していることを認識しながら，人間の全体性や健康に関心を示していると主張している．

## ■ 代わりのメタパラダイム概念と命題のための提案

これまでに示した看護のメタパラダイムの説明から，看護学にとって関心のある現象の解明が早々に終結したとみなすべきではない．実際，看護学の発展につれ，メタパラダイム概念と命題における修正変更が提案されることが予想される．すでに提案されている1つの修正変更として，クライエントという用語を人間という用語に置き換えるということがある(Newman, 1983)．しかし，クライエントは人間に対する特定の見解を表しているため，看護学全体が関心を示す現象を説明するのに用いられるべきではない．

提案されているもう1つの修正変更は，メタパラダイムからの看護の概念の削除である(Conway, 1985, 1989)．コンウェイ(Conway)は「看護はその学問あるいは専門職業を説明するものであり，同語反復を作り出すため，適切なメタパラダイム概念ではない」と主張した．同様にメレイス(Meleis, 1991)は「あらゆる概念によって看護を定義し，同時にその概念の1つに看護を含めることは同語反復的概念化の1例であろう」(p.101)と批評している．しかしコルカバとコルカバ(Kolcaba and Kolcaba, 1991)は，メタパラダイム概念の看護が看護活動や看護行為を表すものである限り，同語反復にはならないと，これらの説を否定した．

コンウェイ(1985)は，看護に代わるメタパラダイム概念を提案しなかったが，対照的にメレイス(1991)は，看護知識の包括的な範囲に関わる2つの中心概念を代わりに提案した．彼女は，看護過程の概念が，看護師と患者との相互作用の目的に焦点をあて，その目的を導いていると主張した．さらに，看護治療学という概念を，看護師が健康を高め，もたらし，促進するために用いる活動として考えた．メレイスの提案は，看護を明細に述べるという長所があるにもかかわらず，この2つの概念の包含はメタパラダイムレベルで

の不必要な冗長さを作り出している．

　他の学者は，看護を看護学にとって関心のある独特な現象としてとらえている．キム(Kim, 1987)は，看護を看護知識の2つの領域の構成要素からなるものとして明らかにした．彼女は，看護を実践領域の中心的な特徴であり，またクライエント-看護師の領域における本質的な構成要素であるとみなした．バーナム(Barnum, 1990)は，看護活動を決まり文句，つまりほとんどの看護理論によって述べられている話題として位置づけている．そして，キング(King, 1984)は，看護は多くの看護教育プログラムの看護教育理念における中心概念であるということを述べている．このようなことから，看護の概念は学問に広く行きわたった現象であるということを示している．

　次にメタパラダイムの修正変更として可能性があるのは，環境の概念を除外するということである．バーナム(1990)は，彼女の看護の決まり文句のリストに環境を含めなかった．しかし彼女は，「看護の完全な理論とは背景/文脈(context)，内容，プロセスを包含しているものであり，その背景/文脈は看護活動が行われる環境のことである」(p.59)と指摘した．そのため，バーナムのメタパラダイム概念としての環境への見解は不明確である．

　もう1つのメタパラダイムで起こりうる修正変更は，健康の概念の除外である．キム(1987)は，看護知識の4つの領域を明らかにした．そのなかでクライエントの領域は，クライエントの発達，問題，ヘルスケア経験に関係し，クライエント-看護師の領域は，看護ケアを提供する過程におけるクライエントと看護師の出会いや両者の相互作用に焦点をあてている．実践の領域は，看護師の専門職的な活動の認知的，行動的，社会的側面を強調している．環境の領域は，クライエントの環境の時間的，空間的，質的変化を包含している．

　ヒンショウ(Hinshaw, 1987)は，キムの論文に健康の概念が含まれていないことを指摘し，「健康は，1つの主要な独立した領域というよりむしろ各々の……領域に……浸透する1つの要素なのか」(p.112)と質問した．それに対してキム(個人書簡，1986年10月31日)は，クライエント領域が健康を含みうることを示唆した．

次に述べるメタパラダイムについての3つの修正変更は，1つの概念を言い換えたり，加えたり，排除したりというよりも，さらに急進的なものである．1つの提案は，本章の最初に提示した4つの命題に取って代わる新たなメタパラダイムの命題を求めている．ニューマンとサイムとコーコラン-ペリー(Newman, Sime, and Corcoran-Perry, 1991)は，看護学の焦点を次のように要約した．「看護は，人の健康経験におけるケアリングについての学問である」(p.3)．後の出版物で，彼女らは「ケアリングのテーマは，人の健康経験のテーマと結びついたとき，学問の焦点として考えられるに足る主要なものである」(Newman, Sime, and Corcoran-Perry, 1992, p.vii)と主張した．

上述の反論にもかかわらず，彼女らの命題は，看護と健康にとってただ1つの準拠枠を表している．ニューマンならびに共同研究者(1991)は，最初の論文で人の健康経験におけるケアリングは，統一的，変容的見通し(unitary-transformative perspective)を通してのみ十分に作り上げることが可能となると主張している．

彼女らは自分たちの命題を「メタパラダイムレベルで一般的に看護と同一視される概念」(p.3)を統合するただ1つの陳述として提案し，さらに彼らはメタパラダイムの概念が人間，環境，健康，そして看護であると認めたにもかかわらず，彼らの命題は環境を包含していない．ニューマンとサイムとコーコラン-ペリーは，彼らの立場を明らかにするため後に「われわれは，環境の概念は人間の健康の経験におけるケアリングの統合された焦点に，本来備わっており，またその焦点からは分離できないものであるとみなしている」(Newman, Sime, and Corcoran-Perry, 1992, p.vii)と述べている．

もう1つの提案は，コロラド大学看護学部の博士課程の学生であるマロック，マルチネス，ネルソン，プレデジャー，スピークマン，スタインビンダー，トレーシーから出された(Malloch, Martinez, Nelson, Predeger, Speakman, Steinbinder, and Tracy, 1992)．彼らは，ニューマンとサイムとコーコラン-ペリー(1991)の説の訂正を提案した．彼らの説の焦点は，「看護は，人間の健康の経験の文脈におけるケアリングの学問であり実践である」(p.vi)というものである．マロックらは，自分たちの説は看護実践の学問の焦点を

広げ，そして「文脈」という用語を用いることで環境を結合させたと主張した．彼らは，環境は「文化，コミュニティ，生態学を包含しているのであって，それらに限定されるものではない」(p.vi)と述べている．さらに，「ケアリング」という用語を用いることは，人間，環境，健康，そして看護というメタパラダイム概念に単一性(unity)をもたらすと主張した．彼らはケアリングを看護の特別な見方とは考えていないようだ．

　さらにもう1つの提案は，4つのメタパラダイム概念と命題を排除し，そしてヒューマンケア，環境的背景，安寧という概念を看護学へのケアリングの求心性を主張する命題に置き変えることを求めている．レイニンガー(Leininger, 1990)は，「ヒューマンケア／ケアリングというものは看護の中心となる現象であり，本質である」(p.19)と述べており，ワトソン(1990)は，「ヒューマンケアリングは，看護のメタパラダイムのなかにはっきりと統合される必要がある」(p.21)と述べた．この点についてさらに，レイニンガー(1991a)は「ケアは看護の真髄であり，看護の中心的，支配的そして総合的な焦点である」(p.35)と主張した．その立場から，レイニンガー(1988, 1991c)は人間と看護という2つの看護のメタパラダイム概念を否定した．彼女は，以下のように述べている．

　　著者は，看護と人間が，看護を説明するものであるという考えを否定する．なぜなら人は研究中の当の現象を説明も予測もできないからである．看護は，説明されるべき現象である．さらに，人間それ自体が，集団，家族，社会的慣行，文化を説明しがたいように，看護を説明するには十分ではない(1998, p.154)．

　　人間と看護の概念は，全く不適当なものである．人間という概念は，あまりに限定されすぎたものであり，看護という概念は，看護を説明し予測するために論理的に用いることができない．看護には，研究中の同じ現象を同じ概念によって説明するという冗長さがあり，矛盾がある(1991c, p.152)．

　別の著書で，レイニンガー(1991a)は，人間というメタパラダイム概念を否定し続けており，同様に環境と健康の2つの概念についても明らかに否定

している．彼女は次のように述べている．

　　人類学そして看護学の展望から，人間という用語の使用は文化を超えて用いられたときに重大な問題を生じる．なぜなら，多くの非西洋文化では人間という概念に焦点をあてておらず，あるいは考えてもいない．文化，家族，より卓越した制度においても，人間のための言語学上の用語はない．環境は看護にとって非常に重要である一方，それは看護にとって必ずしも独自のものではないと主張する．世界中の様々なタイプの環境や生態学的適所を数多く正式に研究したり，またはこれからしようとしている看護師はほとんどいない．[メタパラダイム]概念は，健康の概念を除いて重大な問題を有している．しかしまた，看護は，健康の獲得や維持において主要な役割を演じているにもかかわらず，概念としての健康は看護にとって独自のものではない．それは，多くの学問が健康を研究しているからである (pp.39-40)．

　レイニンガーはその議論のなかで，人間が個人，家族そしてその他のタイプの集団，コミュニティ，社会を含めたあらゆる看護行為の受け手としてみなしうるということを指摘した，人間の概念のメタパラダイムに関する初期の議論を認めようとしなかった (Fawcett, 1984)．さらに，レイニンガー (1991a) は著書で，メタパラダイムにおける環境概念の包含の問題は，人間のための背景を準備することであり，また，看護行為の受け手は他の人々や社会組織に取り囲まれ，それらと相互作用していることから，包含していることを認めなかった (Fawcett, 1984)．事実，彼女は，「ケアは看護のメタパラダイムの中心であり，健康と環境の背景/文脈によって支持されるべきものである」(Leininger, 1988, p.154) という彼女自身が以前に発表した陳述を認めなかった．また，同名の本で述べている「非常に近い将来，人間，環境，健康，そして看護という現行の概念はもはや支持されないだろう．その代わり，ヒューマンケア，環境的背景/文脈，そして安寧が，多くの看護研究者や新たな理論家にとっての主要な関心事となるだろう」(Leininger, 1991b, p.406) という陳述をも認めなかった．その上，レイニンガーは，メタパラダイムにおける看護の概念の包含は同語反復を生み出したのではなく，

むしろ人間，家族，コミュニティあるいは他の実体に代わって，あるいはそれに関連して行うすべての看護活動や行為の象徴の1つの言葉として役立ったことを認めなかった(Fawcett, 1984)．

加えて，レイニンガーやワトソンでは，ケアリングという用語がいくつかの看護学の概念化に含まれているが(Morse, Solberg, Neander, Bottorff, and Johnson, 1990)，すべての概念化における主要なテーマではなく，それゆえ，その学問一般にわたる見地を表すものではないということを認めようとしなかった．実際，ケアリングは看護の独特の見解と本質を反映している(Eriksson, 1989)．さらに，スワンソン(Swanson, 1991)が指摘するように，「看護ケアリングの普遍的な表現としての特徴的な行動パターンというものがあるかもしれないが，……ケアリングは唯一の看護現象ではない」(p.165)．

要するに，レイニンガーのメタパラダイムに関する論文は矛盾している傾向があり，そして彼女は，自分の考え方が，広く利用されてきた人間，環境，健康，そして看護というメタパラダイムの概念にたやすく組み込まれうるということを認めようとしなかった．より具体的には，人間はすでに個人と同じように集団に適用されており，環境はすでに背景としてみなされ，健康もすでに安寧を包含する広範囲の状態に適用され，そして看護活動はヒューマンケアに向けられたものとみなされうるのである．

## ■ メタパラダイムの機能

メタパラダイムの概念や命題は，確かにきわめて包括的であり，研究や臨床実践のような活動のための限定的な方向性を規定しない．それも当然のことで，なぜならメタパラダイムは「学問における最も広範なコンセンサスである．メタパラダイムはその領域の一般的な媒介変数を規定し，科学者が研究すべきことに幅広い方向づけを与える」(Hardy, 1978, p.38)からだ．それゆえ，メタパラダイムの機能は，ある学問の知的そして社会的使命を要約し，その学問の主題となる内容に境界線を設けることである(Kim, 1989)．そうすることによって，ある学問のメタパラダイムは，その学問を他の学問

と区別する．例えば，看護学のメタパラダイムは看護師に「人間は自分たちをとりまく環境と絶えず相互作用しているということを認識しながら，人間の全体性あるいは健康」(Donaldson and Crowley, 1978, p.119) に焦点をあてるよう教えている．それに対して，医学のメタパラダイムは医師に疾病の診断や治療に焦点をあてるよう教えている．

メタパラダイムはその全体的な性質によって，「カプセル化された 1 つの単位，あるいは枠組みとしての役割を果たす．そしてそのなかではより限定された……構造が発展する」(Eckberg and Hill, 1979, p.927)．したがって，看護学のメタパラダイムによって明確化された現象は，現代の看護の知識の構造的階層の他の要素においてさらに発展する．

## 2. 哲学

**哲学**は，現代の看護知識の構造的階層における次の構成要素である．哲学は，人間存在と彼らの世界に関する信念と価値の陳述として定義されるだろう(Kim, 1989 ; Seaver and Cartwright, 1977)．哲学的な陳述の例には，「個人は，……原因と結果という連続線上にあるのではなく，目的をもって行動するものである」というものがある(Roy, 1988, p.32)．

哲学は人間の本質や学問の目的についての存在論的な主張や，知識がどのように発展するかという認識論的な主張，さらにある学問のメンバーは何をすべきかという倫理的な主張といったものすべてを包含する(Salsberry, 1991)．異なった哲学(世界観)は，ある学問の中心概念において異なる概念化を導き，そしてそれらの概念間の関連性の本質について異なる陳述をもたらす(Altman and Rogoff, 1987)．

図 1-1 で示したように，哲学はその学問のメタパラダイムから直接生じるのでも，概念モデルに直接先行するものでもない．むしろ，学問のメタパラダイムは，哲学的な主張がなされるような現象を同定する．そのため，各々の概念モデルと理論の内容や焦点はその哲学的主張を反映する．例えば，ある哲学がすべての人々は平等であると主張したとする．この哲学的主張は，

表 1-1　有機体論と機械論の世界観の特徴*

| 有機体論 | 機械論 |
|---|---|
| 隠喩(メタファー)は生命有機体である | 隠喩(メタファー)は機械である |
| 人間は活動的である | 人間は反応的である |
| 行動は蓋然的である | 行動は予測可能な直線的なつながりである |
| 全体主義と拡張主義が前提である | 要素主義と還元主義が前提である |
| 　つまり全体に焦点をあてる | 　つまり部分に焦点をあてる |
| 発展は質的であり量的である | 発展は量的である |

表 1-2　変化と持続の世界観の特徴*

| 変化 | 持続 |
|---|---|
| 隠喩(メタファー)は成長である | 隠喩(メタファー)は安定である |
| 変化は生来的で自然である | 安定は自然であり正常である |
| 変化は継続的である | 変化は生存のためだけに生じる |
| 個人内部の変化 | 個人内部の不変 |
| 進歩に価値をおく | 一致に価値をおく |
| 潜在力の実現を強調する | 保存と節約を強調する |

　ヘルスケアにおいて看護師と患者を平等なパートナーとして陳述する概念モデルに反映されるであろう(Kershaw, 1990)．さらに，哲学は経験的に検証することはできないが，支持されるべきものでなくてはならない(Salsberry, 1991)．

　看護知識の発展は，人間の性質と，人間-環境の関係に関する哲学的主張によって導かれる．最も優勢な哲学はヒューマニズムである(Gortner, 1990)．これは「ケアリングのヒューマニスティックな(道徳的な)価値，そして個人の幸福と権利の促進」(Fry, 1981, p.5)を強調する．現在の看護の概念モデルや看護理論を概観してみると，ヒューマニスティックな哲学が明白

---

*表 1-1, 1-2
〔Fawcett, J. (1993). From a Plethora of Paradigms to Parsimony in World Views. *Nursing Science Quarterly*, 6 (pp.56-58). Copyright 1993 by Chestnut House Publications. より許可を得て掲載〕

表 1-3　同時性と全体性のパラダイムの特徴*

| 同時性 | 全体性 |
|---|---|
| 人間は部分の総和以上の存在であり，総和とは異なる存在である | 人間は生物的-心理的-社会的-霊的有機体である |
| 人間は環境と相互に周期的に交換する | 人間は環境と相互作用する |
| 健康は人間の個人生活や，生成の過程，価値の優先度における経験のあり方である | 人間は環境の操作を通じて健康の最高レベルに向けて努力する |

表 1-4　分子的-決定論的，相互作用的-統合的，統一的-変容的パラダイムの特徴*

| 分子的-決定論的 | 相互作用的-統合的 | 統一的-変容的 |
|---|---|---|
| 現象は，定義でき測定できる性質をもつ分離可能な変化する実体である | 現実は，多次元であり文脈的である | 人間存在は，統一的であり，自己組織化する領域として進化する |
| 実体は，規則的な予測できる関係がある | 実体は，文脈依存的で相対的である | 人間の領域は，より大きな全体との相互作用とパターンとによって確認される |
| 変化は，予測されコントロールされうる先行条件の結果として生じる | 変化は，複合的先行要因と蓋然的関係の1つの機能である | 変化は，一方向性であり予測できないものである |
| 関係は直線的で因果的である | 直線的関係ではなく補完的関係を扱う | システムは，より複雑な組織化に向けて組織化と解体の段階を通して移動する |
| 客観的で観察可能な現象のみが研究される | 客観的・主観的両方の現象が，客観性，コントロール性，予測性を強調しながら研究される | 個人の知識とパターンの認識が強調される |

ではあるが，4組の世界観の要素もまた認められる．

　世界観の1組目は，有機体論-機械論の二分法がある．人間-環境の関係についての研究へのこれら2つの哲学的アプローチの特徴は，なかでもリーゼとオーバートン(Reese and Overton, 1970)によって記述され，表1-1に要約したとおりである．ホール(Hall, 1981)は，人間と環境の関係における変化

## 表 1-5　反応世界観*

人間は，生物的-心理的-社会的-霊的存在である
人間は，直線的な，因果的な仕方で外的な環境刺激に反応する
変化は，生き残りのために，そして予測，制御可能な先行条件の帰結としてのみ生じる
分離され，定義され，観察され，測定されうる客観的現象のみが研究される

## 表 1-6　補完的相互作用世界観*

人間は全体論的である
部分は全体の文脈においてのみ考察される

人間は活動的である
人間と環境との間の相互作用は補完的である

現実は多次元的で，文脈依存的で，相対的である

変化は複合的な先行要因の 1 つの機能である
変化は蓋然的であり，連続的あるいは生き残りのためにのみあるかもしれない

客観的・主観的両方の現象が，量的質的研究方法によって探究される
経験的観察，方法論的コントロール，推論的データ分析手法に強調点がおかれる

## 表 1-7　同時行為世界観*

ユニタリ・ヒューマン・ビーイングはパターンによって確認される

人間は環境と相互のリズミカルな交換をしている

人間は絶えず変化し，自己組織化された場として展開する
人間は組織化と解体の段階を経て，より複雑な組織化に向かって行動するので，変化は一方向的であり予測できないものである

関心のある現象は個人の知識とパターンの認識である

---

*表 1-3〜1-7
〔Fawcett, J. (1993). From a Plethora of Paradigms to Parsimony in World Views. *Nursing Science Quarterly*, 6 (pp.56-58). Copyright 1993 by Chestnut House Publications. より許可を得て掲載〕

の性質に関する哲学的主張を反映するもう1つ別の世界観を提唱した．これらの世界観の特徴は，変化と持続と呼ばれ，**表 1-2** に示してある．

　パースィ(Parse, 1987)は，さらにもう1組別の哲学的主張の特徴を論じた．彼女はこれを同時性と全体性のパラダイムと呼んだ．これらの2つのパラダイムの特徴を**表 1-3** にあげた．

　最近，ニューマン(Newman, 1992)は，彼女の主張していることは，看護知識の発展のための3つの広く知られているパラダイムであることを明らかにした．彼女の3つのパラダイム(つまり分子的-決定論的，相互作用的-統合的，統一的-変容的)の特徴は，**表 1-4** に要約しているとおりである．ニューマン(1992)は，「[3つのパラダイムの名称における]最初の組は，研究される実在に関する見解を述べており，2番目は変化の生じ方の考えを述べている」(p.10)と説明した．

　4組の世界観の特徴を分析すると，いくつかの類似点が明らかになり，反応，補完的相互作用，そして同時行為という3つの世界観が1つに収斂した(Fawcett, 1993)．さらに具体的には，分析により，分子的-決定論的パラダイムは機械論や持続，全体性に類似していることを明らかにした．これらの概観からの特徴の組み合わせから反応世界観がもたらされた(**表 1-5**)．

　次いで，分析により，相互作用的-統合的パラダイムが有機体論に類似していること，そして同時性と全体性のいくつかの要素を反映していることが示された．加えて，このパラダイムは変化と持続の両方の要素を合体することができた．まとめると，これらの概観から補完的相互作用世界観がもたらされた(**表 1-6**)．

　最後に，分析から，統一的-変容的パラダイムは有機体論に類似しているが，同時性にもいっそう類似していることが示唆された．加えて，変化の要素は，そのパラダイムで最も明らかである．これらの概観の特徴をまとめると，結果として同時行為世界観がもたらされた(**表 1-7**)．

## 3. 看護の概念モデル

**概念モデル**は看護知識の構造的階層の第3の構成要素である．概念モデル，これはまた概念枠組み，概念システム，パラダイム，そして学問のマトリックスとも呼ばれており，メタパラダイムよりは抽象的ではないが，理論よりも抽象的である．

概念モデルは概念と命題によって成り立っている．概念モデルの概念は，非常に抽象的で一般的である．それゆえ，現実世界において直接的に観察されることもなければ，いかなる特定の個人，集団，状況，あるいは出来事に限定されることもない．クライエントシステムの安定性は，概念モデルの概念の1つの例である(Neuman, 1989)．それは，多くの異なった状況や出来事に出会うであろう個人，家族，コミュニティを含んだシステムの多様なタイプをさす．

概念モデルの概念を記述するあるいは関連づける命題もまた，きわめて抽象的であり一般的である．その結果，直接経験的に観察したり検証したりすることはできない．命題には，概念モデルの概念の一般的な記述や定義となるものもある．例えば，防御ラインはストレッサーの防壁として記述されている(Neuman, 1989)．概念モデルの概念は非常に抽象的で，すべてが定義されているとは限らないため，定義されている概念もおおむね広範な定義である．概念モデルの概念のための定義命題(definitional proposition)は，それゆえ，その概念がどのように経験的に観察されるか，あるいは測定されるかということは述べていない．そしてまた，そうすることは期待されるべきでない．確かに，「概念モデルは相互関係のある概念の一群であって，必ずしも相互定義された概念の一群ではない」(Hill and Hanson, 1960, p.300)[波線は筆者加筆]と記述されてきた．

他の命題は，一般的な方法で概念モデルの概念間の関係性を述べている．次の記述がそのよい例である．「[焦点的，文脈的，残存的]刺激は，個人の適応の範囲を決定する」(Roy and Andrews, 1991, p.11)．

表 1-8　7つの看護概念モデルの概観

| 概念モデル | 人間 | 環境 | 健康 | 看護 |
|---|---|---|---|---|
| ジョンソンの行動システムモデル | 7つのサブシステムをもつ行動システム：<br>　愛着<br>　依存<br>　摂取<br>　排除<br>　性的<br>　攻撃<br>　達成 | 内的<br>外的 | 行動システムの均衡と安定性<br>　有益で有効な行動的機能，目的をもった秩序ある予測可能な行動 | 定義：医学や他の保健医療職のサービスに相補的なサービスであるが，人々の健康と安寧(well-being)に独自の貢献をするサービスである<br>目標：行動システムの均衡と安定性の回復，維持，獲得<br>行為：外的規制力やコントロール機構の付加(行動の仕方を変えたり，または行動の選択の幅を増やすこと)．保護，慈しみ，刺激の提供 |
| キングの相互作用システムの枠組み | 個人システム：知覚，自己，成長と発達，身体像，時間，空間，学習に焦点があてられる<br>対人システム：相互作用，コミュニケーション，相互交流，役割，ストレス，適応に焦点があてられる<br>社会システム：組織，権威，権力，地位，意思決定，コントロールに焦点があてられる | 内的<br>外的 | 人間のダイナミックな一生にわたる経験<br>社会的役割の機能を遂行する能力 | 定義：看護の状況に入ってくる個人の行動に相対して，知覚し，思考し，関連づけ，判断し，行動すること<br>目標：個々人がそれぞれの役割を遂行できるように，それぞれの健康維持を援助すること<br>行為：目標の確立や目標達成に向けた行為，反応，相互作用，相互交流のプロセスである |

(つづく)

表 1-8 （つづき）

| 概念モデル | 人間 | 環境 | 健康 | 看護 |
|---|---|---|---|---|
| レヴィンの保存モデル | 全体論的存在，複数システムからなる1つのシステム 有機体の反応は，闘争あるいは逃走，ストレス，基本的方向定位システム，視覚システム，聴覚システム，触覚システム，味覚-嗅覚システム | 操作的<br>知覚的<br>概念的 | 健康と疾病は適応の変化のパターン | 定義：人間の相互作用<br>目標：病気であれ良好であれ人々にとっての全体性を促進すること<br>行為：エネルギーの保存，構造的統合性，社会的統合性，個人的統合性の保存 |
| ニューマンのシステムモデル | 5つの変数をもつ1つのクライエントシステム：<br>　生理学的<br>　心理学的<br>　社会文化的<br>　発達的<br>　霊的<br>中心核<br>　まわりを柔軟で正常な防御線と抵抗線で囲まれている | 内的<br>外的<br>作り出されたもの | クライエントシステムの安定性 | 定義：ストレッサーに対する個人の反応に影響を及ぼすすべての変数にかかわる独自の専門職<br>目標：クライエントシステムの安定性の保持，獲得あるいは維持によってクライエントの最適健康状態を促進すること<br>行為：一次介入<br>　　　二次介入<br>　　　三次介入 |

（つづく）

　学問の概念モデルは，その学問のメタパラダイムによって特定された現象のために種々の展望，あるいは準拠枠を提供する．クーン(Kuhn, 1970)が説明しているように，種々のモデルの提唱者は同じ現象を見ているが，「ある領域では，彼らは違うものを見，お互いに異なった関連でそれらを見る」(p.150)．看護のメタパラダイムである［人間，環境，健康，看護］によって特定される現象の種々の見方は，ジョンソン(Johnson, 1990)の行動システ

表 1-8　7つの看護概念モデルの概観(つづき)

| 概念モデル | 人間 | 環境 | 健康 | 看護 |
|---|---|---|---|---|
| オレムのセルフケアの枠組み | セルフケア・エージェント<br>治療的セルフケア・デマンド構成要件：<br>　普遍的セルフケア要件<br>　発達的セルフケア要件<br>　健康逸脱に対するセルフケア要件 | 人を外的にとりまくもの | 発達した人間の構造と身体的精神的機能の健全性と全体性 | 定義：援助サービス，人々を援助するための創造的な努力<br>目標：人々が自分自身の治療的セルフケア・デマンドを満たせるよう援助すること<br>行為：全代償的看護システム，一部代償的看護システム，支持-教育的看護システム<br>他者の代わりに行動すること，何かを行うこと，方向づけること，身体的にも心理的にも支持すること，発達を促進するような環境を提供すること，教育することによって援助する |
| ロジャーズのユニタリ・ヒューマン・ビーイングの科学 | ユニタリ・ヒューマン・ビーイング，パターン化され，開放性の，総次元のエネルギーの場 | パターン化され，開放性の，総次元のエネルギーの場 | 生命過程の表現 | 定義：科学とアートの両者を含む知的専門職業<br>目標：人々が最高位の安寧(well-being)に到達するように援助すること<br>行為：らせん性，共鳴性，補完性を促進するための環境的パターンを含めた熟慮した相互パターンの形成 |

(つづく)

表 1-8 （つづき）

| 概念モデル | 人間 | 環境 | 健康 | 看護 |
|---|---|---|---|---|
| ロイの適応モデル | 4つの反応様式をもつ適応システム：<br>　生理的自己概念<br>　役割機能<br>　相互依存<br>　調節器と認知器<br>　対処機制 | 焦点刺激<br>関連刺激<br>残存刺激 | 統合され全体的な個人である状態，あるいはそうなりつつある状態 | 定義：病気あるいは潜在的病気状態の個人のケアに関する分析と行為プロセスを規定する知識の理論的体系である<br>目標：適応の促進<br>行為：増加，減少，維持，除去，部分的改変，あるいは変更を含めての環境的刺激の管理 |

　ムモデル，キング(King, 1990)の相互作用システムの枠組み，レヴィン(Levine, 1991)の保存モデル，ニューマン(Neuman, 1989)のシステムモデル，オレム(Orem, 1991)のセルフケアの枠組み，ロジャーズ(Rogers, 1990)のユニタリ・ヒューマン・ビーイングの科学，ロイ(Roy and Andrews, 1991)の適応モデルを含めた主要な看護の概念モデルにおいて明らかである．これらの看護モデルのそれぞれの内容の概観は表 1-8 に示している．モデルのより詳しい記述については，それぞれの原著書や"*Analysis and Evaluation of Conceptual Models of Nursing*"(Fawcett, 1989；邦訳は小島操子監訳『看護モデルの理解―分析と評価』医学書院，1990年)の本文を参照されたい．

　種々の概念モデルの内容を吟味すると，各々のモデルは，ある学問のすべてのメンバーの信念，価値観，思考，研究方法，実践へのアプローチよりむしろ，その学問の特定の学者集団の哲学的スタンス，認識の方向性，研究慣習，実践様式を反映しているということが明らかになる．事実，関連ある現象についてのコンセンサスは，それぞれの学問の単一のメタパラダイムに反映されているにもかかわらず，多数の概念モデルにおいて多様性が存在することは明らかである(図 1-2)．

　概念モデルの内容は抽象的で一般的な性質をもつため，実践活動にとって

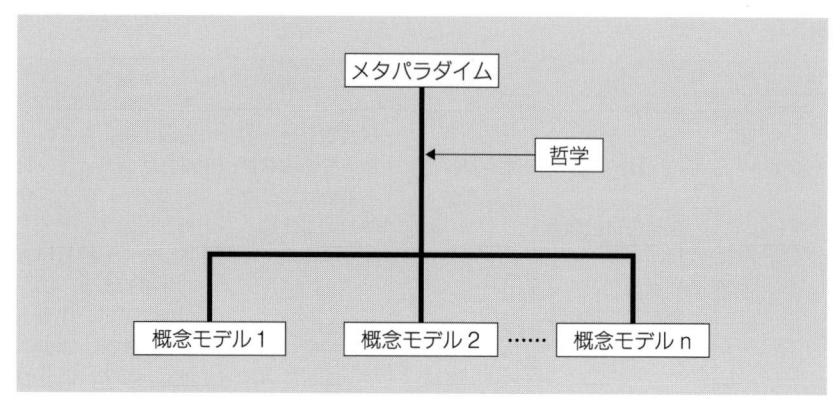

図1-2　1つのメタパラダイムと多数の概念モデル

の決定的な方向づけをすることはない．しかしながら各々の概念モデルは，研究，臨床実践，教育，管理のための一般的なガイドライン，あるいはルールを包含している．例えば，研究のルールは次のようなことを明確にする．調査研究される現象，調査研究されるべき問題に特有の性質，そして研究によって成し遂げられるべき目的，データを収集する対象と場，使用する研究計画・測定用具・手順，データを精錬し分析するために用いる方法，そして研究が知識の進歩に与えるであろう貢献の性質(Laudan, 1981；Schlotfeldt, 1975)などである．

　研究は理論の発展のための手段である．それゆえ，概念モデルに関連する研究の基準は，現代の看護知識の次の構成要素である看護理論の生成や検証のためのガイドラインとして機能する．

## 4. 看護理論

　現代の看護知識の構造的階層の第4の構成要素は**理論**である．理論は概念モデルより抽象的ではないが，経験的指標よりは抽象的である．

　1つの理論の概念は，概念モデルの概念よりもさらに特異的であり具体的である．そのため，理論の概念は特定の個人，集団，状況，出来事に密接に

結びついている．そのような理論の概念の例には，酸素張力，タイプA行動，ソーシャルサポート，健康に関連した強さ(health-related hardiness)，機能状態などがある．

　理論の命題もまた，概念モデルの概念の命題と比べてより明確である．非関連命題は，ある理論の概念を定義あるいは記述する．非関連命題のあるタイプは，ある概念の存在を説明する．例えば，健康に関連した強さとして知られている現象がある(Pollock and Duffy, 1990)．非関連命題の別のタイプは定義である．定義命題はすべての理論の概念にとって欠かせないものである．実際には，概念モデルの概念は単に大まかに定義されているだけかもしれないが，理論の概念は構造的に定義されなければならない．このような構造的定義は，理論的定義ともいわれ，他の概念の見地からある概念を定義することによってその概念に意味を与える．つまり，それらは事実上，循環している．構造的定義の例として，健康に関連した強さとは，健康のストレッサーの否定的効果を緩衝するような抑制や傾倒，挑戦への姿勢であると定義される(Pollock and Duffy, 1990)というものである．

　理論の経験的検証は，その概念が操作的に定義されることを必要とする．操作的定義は，その概念を観察あるいは測定するための方法を特定する．したがって，操作的定義は構造的に定義された概念を現実世界と結びつける．操作的定義の例には，健康に関連した強さはHealth-Related Hardiness Scale(健康に関連した強さの測定尺度)によって測定される(Pollock and Duffy, 1990)というものがある．

　関連命題は2つもしくはそれ以上の概念を関連づける．つまり，それらは概念間の関連性を説明するか，あるいはある概念の他の概念に対する影響を明確にする．関連命題の例として，健康に関連した強さは，生理学的な適応に積極的に関連しているという例がある(Pollock, Christian, and Sands, 1990)．

　関連命題は概念間の関連性の多様な特徴を明らかにすることができる．これらの特徴には，関連の存在，関連の徴候(肯定的，否定的)，関連の形態(直線的，曲線的)，関連の強さあるいは大きさ(小規模，中規模，大規模)，

関連の調和(不調和あるいは単向性,調和的あるいは相互的),その関連における概念の発生の時間的順序性(同時的あるいは連続的)などがあげられる(Fawcett and Downs, 1992).

## ■ 理論の範囲

理論は比較的特定のそして具体的な現象を扱っているが,その範囲は多様である.範囲は,ある理論の実質的特異性の相対的レベルと,その理論の概念と命題の具体性で決まる.

最も範囲の広い理論は大理論と呼ばれる.大理論はきわめて非特異的である.操作的定義を欠いた相対的に抽象的な概念や,直接経験から生じたり,経験で検証したりできない相対的に抽象的な命題によって作られているからである.確かに,大理論は実証的研究によって発展するということはまれで,むしろ既存の考えに対する思慮深く洞察の深い評価や,あるいは既存の知識を超える創造的な飛躍によって発展する.看護の大理論の1つの例として,拡張する意識としての健康というニューマンの理論(1986)があり,その理論については Chapter 4 で詳細に記述されている.

より限定された理論は,中範囲理論と呼ばれる.それらは,きわめて特異的であり,現実世界の限定された局面や限られた数の概念を取り扱う.中範囲理論は,操作的に定義された比較的具体的な概念や,直接的手法で経験的に導かれうる,あるいは検証しうる比較的具体的な命題によって作られている.

中範囲理論は,ある特定の現象の記述,現象間の関連性の説明,あるいはある現象が別の現象に及ぼす影響の予測となるだろう.記述理論は,1つ以上の概念とそれに関連した下位概念もしくは次元/側面(dimension)を別々に観察することで発見された共通性を要約することによって,個人,集団,状況,あるいは出来事の特性を述べる,あるいは明白にする.記述理論は記述的研究によって作られ検証される.例えば,Aroian(1990)は,移住や再定住への心理学的適応の記述的な命名の理論を作るための研究を計画した.彼女は,移住や再定住の過程における6つの中心的なカテゴリーもしくは特性

を明らかにした．すなわち，喪失と崩壊，目新しさ，仕事，言語，従属，安住感である．

また，記述理論は単一の概念に関するいくつかの概念や次元を包含しているだろう．しばしば類型あるいは分類法と呼ばれている分類の図式は，相互に排他的な，重複する，階層的な，あるいは連続的な特性を提唱するだろう．記述的な分類の理論の例として，北米看護診断協会のメンバーによって開発された看護診断分類法がある(Carroll-Johnston, 1988)．そこでは9つの人間の反応パターン(選択，伝達，交換，感情，理解，運動，知覚，関係，価値)が，命名された次元——実際の看護診断——の分類において相互に排他的なカテゴリーとみなされている．例として，選択という人間の反応パターンには家族コーピングの障害，健康探究行動や個人コーピングの障害という領域が包含されている．

説明理論は，2つあるいはそれ以上の概念間の関係を特定する．説明理論は相関研究によって発展する．説明理論の1つの例として，慢性疾患への適応の理論がある(Pollock, 1986)．ポロック(Pollock)は，健康に関連した強さと生理学的そして心理学的適応との間の関係を検証するため相関をみる方法を用いた．別の例としては，妊娠期のバランスのとれた栄養と体重増加との関係についてのアーロンソンとマクニーの理論(Aaronson and Macnee, 1989)がある．この理論もまた相関をみる方法によって検証された．

予測理論は，2つ以上の概念間の正確な関係の予測，または集団間の差異の予測へと説明したものである．予測理論を作り出し，検証するためには実験研究が用いられる．例えば，ホルツクロウ(Holtzclaw, 1990)は，誘発熱性悪寒に対するアムホテリシンB(抗真菌薬)の四肢抑制の効果に関する理論を検証するために実験研究を計画した．

## ■ 概念モデルと理論

概念モデルは理論の発展に影響を及ぼす．さらに厳密にいえば，各々の概念モデルは次のようなことを提供する．

```
        ┌──────────┐
        │ 概念モデル │
        └────┬─────┘
      ┌──────┼──────┐
      ▼      ▼      ▼
  ┌─────┐ ┌─────┐ ┌─────┐
  │理論1│ │理論2│…│理論n│
  └─────┘ └─────┘ └─────┘
```

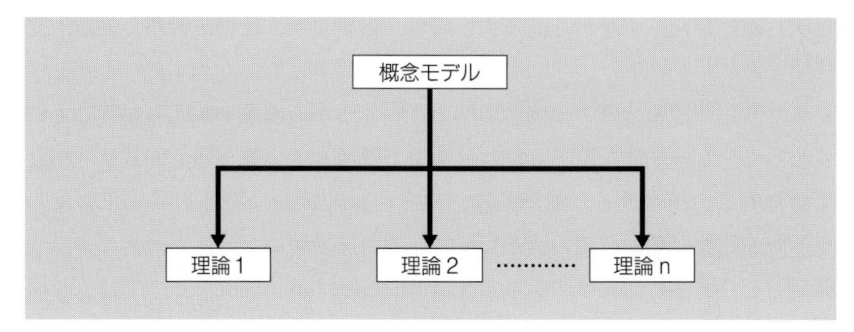

**図 1-3　各概念モデルから導かれた多数の理論**

　発する問いや提案する理論やその後の検証を指示する焦点を提供する．また概念モデルは問い，理論，データがぴったり調和し合うネットワークを提供し，理論開発に必要とされる領域の確認を可能にする(Newman, 1979, p.6)．

　概念モデルは理論開発のための案内役をつとめ，そして，ある概念やそれらの概念間の関係に注意を集中させることで，独自の文脈に概念やその関係を位置づける．例えば，ジョンソンの行動システムモデルは個人の行動を強調し，キングの相互作用システムの枠組みは目標達成に焦点をあて，レヴィンの保存モデルはエネルギーの保存と人間の統合性の熟考を命じ，ニューマンのシステムモデルはクライエントシステムの安定性に光をあて，オレムのセルフケア概念枠組みはセルフケア能力を強調し，ロジャーズのユニタリ・ヒューマン・ビーイングの科学は人間生命の統合性に注意を引きつけ，ロイの適応モデルは絶えず変化する環境に適応する個人の能力に焦点をあてた．

　図 1-3 に示すように，1つの概念モデルによって包含された現象をすべて十分に記述し，説明し，予測するにはいくつかの理論が必要である．なぜなら，どんな理論も1つでは，あるモデルによって明確にされた探究の範囲のほんの一部しか取り扱っていないからである．それぞれの理論は，それゆえ，その親となるモデルよりさらに限定される．

　大理論と中範囲理論の両者は，概念モデルから直接的に引き出されうる．

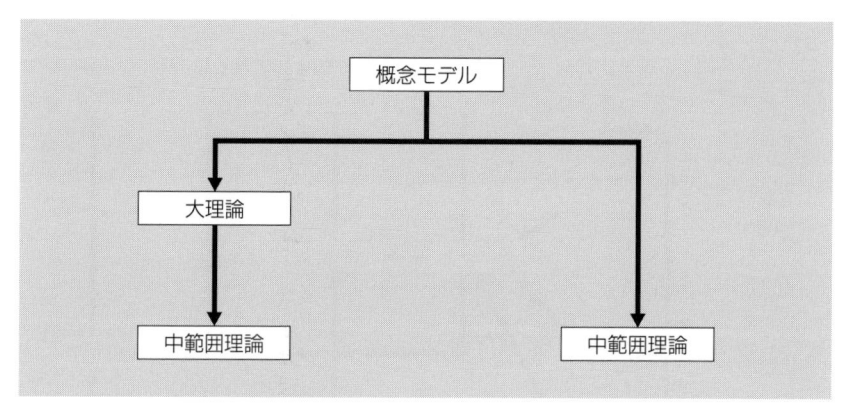

図1-4 大理論と中範囲理論の派生

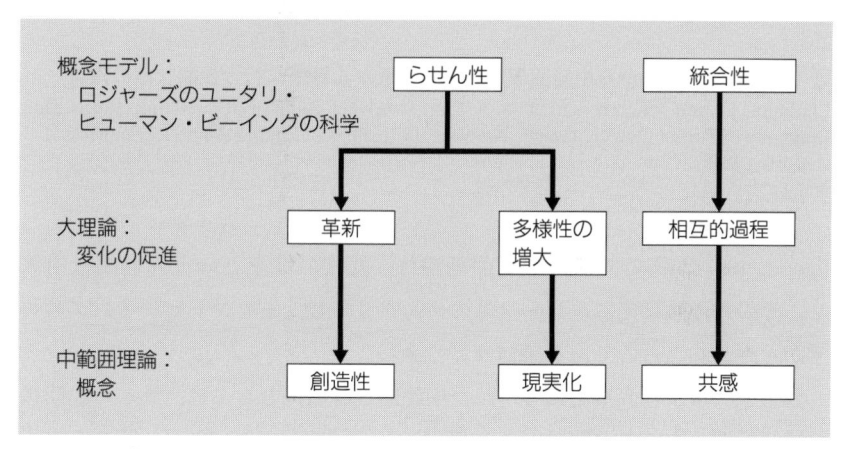

図1-5 概念モデルからの大理論,中範囲理論の派生：創造性,現実化,共感の理論
("Testing Rogers' Theory of Accelerating Change : The Relationships among Creativity, Actualization, and Empathy in Persons 18 to 92 years of age" by M. R. Alligood, 1991, *Western Journal of Nursing Research, 13*, p.85. Copyright 1991 by Sage Publications, Inc. より許可を得て掲載)

　また,中範囲理論は,その前に概念モデルから派生した大理論によって導かれうる(図1-4).

　概念モデルと大理論から導かれた中範囲理論の例として,18歳から92歳までの人々の創造力と現実化と共感の関係に関するアリグッドの理論(Al-

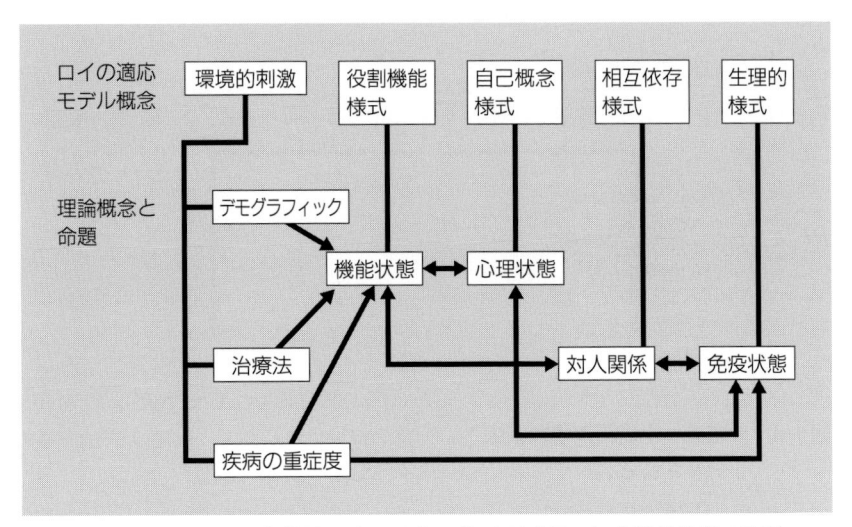

図 1-6　概念モデルから中範囲理論の派生：乳がん診断に行う機能状態の理論
〔Tulman, L. and Fawcett, J. (1999). A Framework for Studying Functional Status after Diagnosis of Breast Cancer. *Cancer Nursing, 13* (p.98). Copyright 1990 by Raven Press.より許可を得て掲載〕

ligood, 1991)がある．その中範囲理論は，変化の促進という大理論に由来し，その大理論は先にロジャーズのユニタリ・ヒューマン・ビーイングの科学から導かれたものである(図 1-5)．

　概念モデルから直接的に導かれた中範囲理論の例としては，乳がん診断後の機能状態についての理論がある(Tulman and Fawcett, 1990)．図 1-6 に示したように，その理論はロイの適応モデルの概念に直接由来している．この理論は，乳がんに罹患した女性の機能状態は，心理状態，対人関係，免疫状態，治療法，疾病の重症度，デモグラフィック要因に影響を受けることを提唱している．

## 5. 経験的指標

　中範囲理論の生成と検証は**経験的指標**(empirical indicators)を用いること

```
┌─────────────────────────────────────────────────────────┐
│  ┌──────────┐      ┌──────────┐      ┌──────────┐       │
│  │ 中範囲理論 │      │ 中範囲理論 │      │ 中範囲理論 │       │
│  │ 概念 1    │      │ 概念 2    │••••••│ 概念 n    │       │
│  └────┬─────┘      └────┬─────┘      └────┬─────┘       │
│       ┊                 ┊                 ┊              │
│       ┊                 ┊                 ┊              │
│  ┌────┴─────┐      ┌────┴─────┐      ┌────┴─────┐       │
│  │ 経験的    │      │ 経験的    │      │ 経験的    │       │
│  │ 指標 1    │      │ 指標 2    │••••••│ 指標 n    │       │
│  └──────────┘      └──────────┘      └──────────┘       │
└─────────────────────────────────────────────────────────┘
```

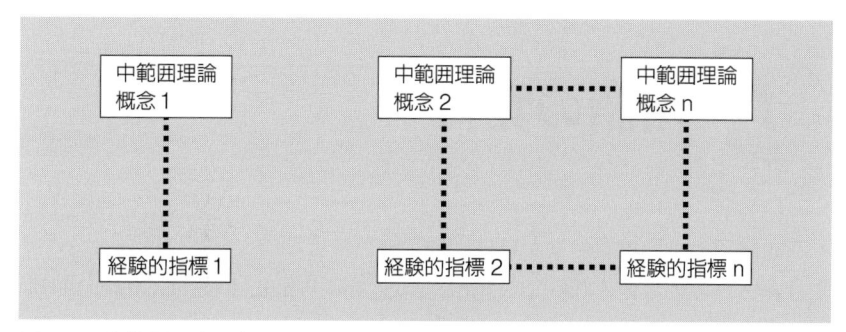

**図 1-7　中範囲理論概念とそれらの経験的指標**

によって完成される．この経験的指標は，現代の看護知識の構造的階層の 5 番目であり最後の構成要素である．**図 1-7** に示すとおり，経験的指標は中範囲理論の概念のための非常に特異的で具体的な現実世界の代替物である．もっと厳密には，経験的指標は中範囲理論の概念を観察するあるいは測定するために用いられる実際の測定用具であり，実験条件であり，手順である．例えば，健康に関連した強さの測定尺度(Health-Related Hardiness Scale; Pollock and Duffy, 1990)は，慢性疾患への適応の理論における，健康に関連した強さの概念のための経験的指標として役立つ測定用具である．同様に，四肢へのテリークロスのタオル貼用についての実験条件は，ホルツクロウ(1990)の悪寒の理論における経験的指標の例である．

　経験的指標は操作的定義において明確にされる．経験的指標に関する推測は，仮説と呼ばれる命題の特定のタイプにおいて述べられる．もっと厳密には，仮説は経験的指標から得られた得点に関する予測である．例えば，健康に関連した強さは心理的な適応に正の相関があるという命題を想定しよう．さらに，健康に関連した強さは，Health-Related Hardiness Scale によって測定され，そして心理的な適応は Mental Health Index によって測定されると想定する(Pollock, Christian, and Sands, 1990)．すると，仮説は次のようにいえるだろう．「Health-Related Hardiness Scale の得点が増すにつれ，Mental Health Index の得点も増加するだろう」と．

## B 用語の覚書

　看護師である執筆者のなかには，概念モデルと理論との間に区別をつけてこなかったものもいる（例えば，Fitzpatrick and Whall, 1989；George, 1990；Marriner-Tomey, 1989；Meleis, 1991；Riehl-Sisca, 1989）。明らかに，彼女らは看護学の知識の2つの構成要素の間の相違を認識していなかったか，あるいはその区別を意味論上の論点とみなしている。対照的に，本書における見解は，概念モデルと理論の間には抽象度のレベルにおいて認識できる相違があり，その相違は概念モデルと理論を異なる構造とみなすことを要求するというものである。この見解は，看護学におけるロジャーズ（Rogers, 1970）やレイリー（Reilly, 1975），発達心理学におけるリーゼとオーバートン（Reese and Overton, 1970），社会学におけるニィとベラルド（Nye and Berardo, 1966），その他概念モデルと理論の間の抽象度のレベルにおける相違を明確に指摘したすべての人々による初期の業績と立場を同じくしている。

　さらに，別の著者らは概念モデルと大理論を類義語とみなしている（例えば，Barnum, 1990；Kim, 1983）。概念モデルと大理論の境界線は，系統的論述の詳細な分析なしに識別することは困難であるにもかかわらず，この2つの識別はより厳密である。概念モデルと大理論の間の区別は，ロジャーズの看護の概念モデルとニューマンの大理論によって説明される。ニューマン(1986)は，健康に関する彼女の理論は，「自分自身の個人的な経験にもとづいているが，環境との相互作用における人間の統一体としての性質のマーサ・ロジャーズの主張（Rogers, 1970）に刺激されている」(p.4)と述べていた。ロジャーズの概念モデルは，看護のメタパラダイム（人間，環境，健康，看護）の4つの概念すべてに対する準拠枠を提供しているが，一方ニューマンの大理論は健康の概念を強調している。この例は，大理論はきわめて抽象的であるにもかかわらず，概念モデルよりもより制限されたものであるとい

う事実を説明する．

## C 結論

　この章では，現代の看護知識の構造的階層の概観を述べてきた．要約すると，メタパラダイムは階層における最も抽象的な構成要素であり，その学問にとって関心のある現象を明確にするものである．哲学(すなわち，次の階層の構成要素)は，メタパラダイムによって明確にされた現象に関する信念や価値の言明である．概念モデル(すなわち，相互関係のある抽象的で一般的な概念と命題の対)は，3番目の階層の構成要素である．理論(すなわち，比較的制限された現象の特性を記述する特定かつ具体的な概念や命題の対)は，4番目の構成要素である．最後に，経験的指標(すなわち，概念を表す現実世界の代替物)は，階層における最も具体的な構成要素である．本書では，看護の大理論と中範囲理論に強調をおいている．

## ■ 参考文献

Aaronson, L. S., & Macnee, C. L. (1989). The relationship between weight gain and nutrition in pregnancy. *Nursing Research, 38*, 223-227.

Alligood, M. R. (1991). Testing Rogers' theory of accelerating change. The relationships among creativity, actualization, and empathy in persons 18 to 92 years of age. *Western Journal of Nursing Research, 13*, 84-96.

Altman, I., & Rogoff, B. (1987). World views in psychology: Trait, interactional, organismic, and transactional perspectives. In D. Stokols & I. Altman (Eds.), *Handbook of environmental psychology* (pp. 7-40). New York: John Wiley & Sons.

Aroian, K. J. (1990). A model of psychological adaptation to migration and resettlement. *Nursing Research, 39*, 5-10.

Barnum, B. J. S. (1990). *Nursing theory: Analysis, application, evaluation* (3rd ed.). Glenview, IL: Scott, Foresman/Little, Brown Higher Education.

Carroll-Johnston, R. M. (Ed.). (1988). *Classification of nursing diagnoses. Proceedings of the Eighth Conference, North American Nursing Diagnosis Association.* Philadelphia: J. B. Lippincott.

Conway, M. E. (1985). Toward greater specificity in defining nursing's metaparadigm. *Advances in Nursing Science, 7*(4), 73-81.

Conway, M. E. (1989, April). *Nursing's metaparadigm: Current perspectives.* Paper presented at the Spring Doctoral Forum, Medical College of Georgia School of Nursing, Augusta.

Donaldson, S. K., & Crowley, D. M. (1978). The discipline of nursing. *Nursing Outlook, 26*, 113-120.

Eckberg, D. L., & Hill, L., Jr. (1979). The paradigm concept and sociology: A critical review. *American Sociological Review, 44*, 925-937.

Eriksson, K. (1989). Caring paradigms: A study of the origins and the development of caring paradigms among nursing students. *Scandinavian Journal of Caring Sciences, 3*, 169-176.

Fawcett, J. (1984). *Analysis and evaluation of conceptual models of nursing.* Philadelphia: F.A. Davis.

Fawcett, J. (1989). *Analysis and evaluation of conceptual models of nursing* (2nd ed.). Philadelphia: F.A. Davis.

Fawcett, J. (1993). From a plethora of paradigms to parsimony in world views. *Nursing Science Quarterly, 6*, 56-58.

Fawcett, J., & Downs, F. S. (1992). *The relationship of theory and research* (2nd ed.). Philadelphia: F.A. Davis.

Fitzpatrick, J. J., & Whall, A. L. (1989). *Conceptual models of nursing: Analysis and application* (2nd ed.). Norwalk, CT: Appleton and Lange.

Fry, S. (1981). Accountability in research: The relationship of scientific and humanistic values. *Advances in Nursing Science, 4*(1), 1-13.

George, J. B. (Ed.). (1990). *Nursing theories: The base for professional nursing practice* (3rd ed.). Norwalk, CT: Appleton and Lange.

Gortner, S. R. (1980). Nursing science in transition. *Nursing Research, 29*, 180-183.

Gortner, S. R. (1990). Nursing values and science: Toward a science philosophy. *Image: Journal of Nursing Scholarship, 22*, 101-105.

Hall, B. A. (1981). The change paradigm in nursing: Growth versus persistence. *Advances in Nursing Science, 3*(4), 1-6.

Hardy, M. E. (1978). Perspectives on nursing theory. *Advances in Nursing Science, 1*(1), 37-48.

Hill, R., & Hanson, D. A. (1960). The identification of conceptual frameworks utilized in family study. *Marriage and Family Living, 22*, 299-311.

Hinshaw, A. S. (1987). Response to "Structuring the nursing knowledge system: A typology of four domains." *Scholarly Inquiry for Nursing Practice, 1*, 111–114.
Holtzclaw, B. J. (1990). Effects of extremity wraps to control drug-induced shivering: A pilot study. *Nursing Research, 39*, 280–283.
Johnson, D. E. (1990). The behavioral system model for nursing. In M. E. Parker (Ed.), *Nursing theories in practice* (pp. 23–32). New York: National League for Nursing.
Kershaw, B. (1990). Nursing models as philosophies of care. *NursingPractice, 4*(1), 25–27.
Kim, H. S. (1983). *The nature of theoretical thinking in nursing*. Norwalk, CT: Appleton-Century-Crofts.
Kim, H. S. (1987). Structuring the nursing knowledge system: A typology of four domains. *Scholarly Inquiry for Nursing Practice, 1*, 99–110.
Kim, H. S. (1989). Theoretical thinking in nursing: Problems and prospects. *Recent Advances in Nursing, 24*, 106–122.
King, I. M. (1984). Philosophy of nursing education: A national survey. *Western Journal of Nursing Research, 6*, 387–406.
King, I. M. (1990). King's conceptual framework and theory of goal attainment. In M. E. Parker (Ed.), *Nursing theories in practice* (pp. 73–84). New York: National League for Nursing.
Kolcaba, K. Y., & Kolcaba, R. J. (1991). *In defense of the metaparadigm for nursing*. Unpublished manuscript.
Kuhn, T. S. (1970). *The structure of scientific revolutions* (2nd ed.). Chicago: University of Chicago Press.
Kuhn, T. S. (1977). Second thoughts on paradigms. In F. Suppe (Ed.), *The structure of scientific theories* (2nd ed., pp. 459–517). Chicago: University of Illinois Press.
Laudan, L. (1981). A problem-solving approach to scientific progress. In I. Hacking (Ed.), *Scientific revolutions* (pp. 144–155). Fair Lawn, NJ: Oxford University Press.
Leininger, M. M. (1988). Leininger's theory of nursing: Cultural care diversity and universality. *Nursing Science Quarterly, 1*, 152–160.
Leininger, M. M. (1990). Historic and epistemologic dimensions of care and caring with future directions. In J. S. Stevenson & T. Tripp-Reimer (Eds.), *Knowledge about care and caring: State of the art and future developments* (pp. 19–31). Kansas City, MO: American Academy of Nursing.
Leininger, M. M. (1991a). The theory of culture care diversity and universality. In M. M. Leininger (Ed.), *Culture care diversity and universality: A theory of nursing* (pp. 5–65). New York: National League for Nursing.
Leininger, M. M. (1991b). Looking to the future of nursing and the relevancy of culture care theory. In M. M. Leininger (Ed.), *Culture care diversity and universality: A theory of nursing* (pp. 391–418). New York: National League for Nursing.
Leininger, M. M. (1991c). Letter to the editor: Reflections on an international theory of nursing. *International Nursing Review, 38*, 152.
Levine, M. E. (1991). The conservation principles: A model for health. In K. M. Schaefer & J. B. Pond (Eds.), *Levine's conservation model: A framework for nursing practice* (pp. 1–11). Philadelphia: F.A. Davis.
Malloch, K., Martinez, R., Nelson, L., Predeger, B., Speakman, L., Steinbinder, A., & Tracy, J. (1992). To the editor [Letter] *Advances in Nursing Science, 15*(2), vi–vii.
Marriner-Tomey, A. (1989). *Nursing theorists and their work* (2nd ed.). St. Louis: C.V. Mosby.
Meleis, A. I. (1991). *Theoretical nursing: Development and progress* (2nd ed.). Philadelphia: J.B. Lippincott.
Morse, J. M., Solberg, S. M., Neander, W. L., Bottorff, J. L., & Johnson, J. L. (1990). Concepts of caring and caring as a concept. *Advances in Nursing Science, 13*(1), 1–14.
Neuman, B. (1989). *The Neuman Systems Model* (2nd ed.). Norwalk, CT: Appleton and Lange.
Newman, M. A. (1979). *Theory development in nursing*. Philadelphia: F.A. Davis.

Newman, M. A. (1983). The continuing revolution: A history of nursing science. In N. L. Chaska (Ed.), *The nursing profession: A time to speak* (pp. 385–393). New York: McGraw-Hill.
Newman, M. A. (1986). *Health as expanding consciousness*. St. Louis: C.V. Mosby.
Newman, M. A. (1992). Prevailing paradigms in nursing. *Nursing Outlook, 40*, 10–13, 32.
Newman, M. A., Sime, A. M., & Corcoran-Perry, S. A. (1991). The focus of the discipline of nursing. *Advances in Nursing Science, 14*(1), 1–6.
Newman, M. A., Sime, A. M., & Corcoran-Perry, S. A. (1992). Authors' reply [to Fawcett's Letter to the Editor]. *Advances in Nursing Science, 14*(3), vi–vii.
Nye, F. I., & Berardo, F. N. (Eds.). (1966). *Emerging conceptual frameworks in family analysis*. New York: Macmillan.
Orem, D. E. (1991). *Nursing: Concepts of practice* (4th ed.). St. Louis: Mosby Year Book.
Parse, R. R. (1987). *Nursing science: Major paradigms, theories, and critiques*. Philadelphia: W.B. Saunders.
Pollock, S. E. (1986). Human responses to chronic illness: Physiologic and psychosocial adaptation. *Nursing Research, 35*, 90–95.
Pollock, S. E., Christian, B. J., & Sands, D. (1990). Responses to chronic illness: Analysis of psychological and physiological adaptation. *Nursing Research, 39*, 300–304.
Pollock, S. E. & Duffy, M. E. (1990). The Health-Related Hardiness Scale: Development and psychometric analysis. *Nursing Research, 39*, 218–222.
Reese, H. W., & Overton, W. F. (1970). Models of development and theories of development. In L. R. Goulet & P. B. Baltes (Eds.), *Life span developmental psychology: Research and theory* (pp. 115–145). New York: Academic Press.
Reilly, D. E. (1975). Why a conceptual framework? *Nursing Outlook, 23*, 566–569.
Riehl-Sisca, J. P. (1989). *Conceptual models for nursing practice* (4th ed.). Norwalk, CT: Appleton and Lange.
Rogers, M. E. (1970). *An introduction to the theoretical basis of nursing*. Philadelphia: F.A. Davis.
Rogers, M. E. (1990). Nursing: Science of unitary, irreducible, human beings: Update 1990. In E. A. M. Barrett (Ed.), *Visions of Rogers' science-based nursing* (pp. 5–11). New York: National League for Nursing.
Roy, C. (1988). An explication of the philosophical assumptions of the Roy adaptation model. *Nursing Science Quarterly, 1*, 26–34.
Roy, C., & Andrews, H. A. (1991). *The Roy Adaptation Model: The definitive statement*. Norwalk, CT: Appleton and Lange.
Salsberry, P. (1991, May). *A philosophy of nursing: What is it? What is it not?* Paper presented at the Philosophy in the Nurse's World Conference, Banff, Alberta, Canada.
Schlotfeldt, R. M. (1975). The need for a conceptual framework. In P. J. Verhonick (Ed.), *Nursing Research I* (pp. 3–24). Boston: Little, Brown.
Seaver, J. W., & Cartwright, C. A. (1977). A pluralistic foundation for training early childhood professionals. *Curriculum Inquiry, 7*, 305–329.
Swanson, K. M. (1991). Empirical development of a middle range theory of caring. *Nursing Research, 40*, 161–165.
Tulman, L., & Fawcett, J. (1990). A framework for studying functional status after diagnosis of breast cancer. *Cancer Nursing, 13*, 95–99.
Watson, J. (1990). Caring knowledge and informed moral passion. *Advances in Nursing Science, 13*(1), 15–24.

## ■ 文献解題

Altman, I., & Rogoff, B. (1987). World views in psychology: Trait, interactional, organismic, and transactional perspectives. In D. Stokols & I. Altman (Eds.), *Handbook of environmental psychology* (pp. 7-40). New York: Wiley.

　著者らは，特徴的，相互作用的，有機的，そしてトランザクショナルな世界観の特性を記述している。そして，その世界観が，研究や理論の構築の基礎になる哲学的アプローチであると主張している。

Barnum, B. J. S. (1990). *Nursing theory: Analysis, application, evaluation* (3rd ed.). Glenview, IL: Scott, Foresman/Little, Brown Higher Education.

　Barnum は，この本の機能は読者が看護理論の題材を効果的に批評することを学ぶ助けになることだと述べている。彼女は理論分析について次に示すありきたりな組み合わせを使っている。すなわち，看護行為，患者，健康，看護行為と患者との関係性，看護行為と健康との関係性，そして患者と健康との関係性についてである。理論分析の様々な局面を例にあげて説明するために，いくつかの理論や概念モデルが使われているが，現代の看護理論について包括的な議論あるいは解釈を示すことが試みられていない。概念モデルと理論のはっきりとした区別がされていないのである。

Conway, M. E. (1985). Toward greater specificity in defining nursing's metaparadigm. *Advances in Nursing Science, 7*(4), 73-81.

　同語反復を創造していると主張して Conway は，看護のメタパラダイムに看護を包含することを拒絶している。彼女は，「看護(nursing)」が学問の一分野を意味していることに注目している。

Donaldson, S. K., & Crowley, D. M. (1978). The discipline of nursing. *Nursing Outlook, 26,* 113-120.

　この古典的な論文の著者らは，学術的で専門的な学問の一分野の特性を示している。著者らは，専門的学問の一分野として看護を記述し，そして Nightingale の時代より看護の論文で繰り返し見られるテーマを明らかにしている。

Eckberg, D. L., & Hill, L., Jr. (1979). The paradigm concept and sociology: A critical review. *American Sociological Review, 44,* 925-937.

　著者らは，たくさんのパラダイムの定義を概観している。そして，メタパラダイム，パラダイム，あるいは専門母体(disciplinary matrices)と見本例(exemplar)の間にある相違について書いている。
　訳注：disciplinary matrices と exemplar の訳は以下の書籍を参考に訳した。
　Kuhn, T.S.(1962)/中山　茂(1971)．科学革命の構造．みすず書房．

Fawcett, J. (1984). The metaparadigm of nursing: Present status and future refinements. *Image: The Journal of Nursing Scholarship, 16,* 84-87.

　著者は，看護学の中心概念とテーマを示し，看護のメタパラダイムとしてそれらを形式化している。彼女もパラダイム，あるいは専門母体(disciplinary matrices)につい

ての考えを記述している．そして，これらは看護の概念モデルによって表現されていると主張している．さらに，彼女はその見本例(exemplar)が看護研究のプログラムによって表現されていることを説明している．

Fawcett, J. (1989). *Analysis and evaluation of conceptual models of nursing* (2nd ed.). Philadelphia: F. A. Davis.

この本は，Johnson, King, Levine, Neuman, Orem, Rogers, Royの業績を含めた，7つの主要な看護の概念モデルについての詳細な分析と評価が盛り込まれている．この本は，それらの著書への手引書として役立つ．

Fawcett, J. (1992). To the editor [Letter]. *Advances in Nursing Science, 14*(3), vi.

著者は，看護の学問としての焦点が，環境というメタパラダイムの概念を説明していないことと，ケアリングが看護のただ1つの視点だと認識していないことを記述したNewmanとSimeとCorcoran-Perry (1991)の声明に目を向けさせる．

Fawcett, J. (1993). From a plethora of paradigms to parsimony in world views. *Nursing Science Quarterly, 6,* 56-58.

この論文は，看護における様々な世界観の論議を示し，看護知識の哲学的基盤に対する無駄を省いたアプローチを提供している．新たに概念化された3つの世界観の特性が示されている．すなわち，反応，相補的な相互作用，そして同時に存在する活動である．

Fitzpatrick, J. J., & Whall, A. L. (1989). *Conceptual models of nursing. Analysis and application* (2nd ed.). Norwalk, CT: Appleton and Lange.

この編著作は，Peplau, Orlando, Leininger, Newman, Watson, Parseによるものを含む，数多くの看護についての系統的論述の概観から成り立っている．Nightingale, Wiedenbach, Henderson, Abdellah, Levine, Johnson, Orem, Roy, PatersonとZderad, Schlotfeldt, Newman, King, Rogers, Allen, EricksonとTomlinとSwain, Fitzpatrickの業績も含まれている．看護理論と看護の概念モデルの間で区別はされていない．

Forchuk, C. (1991). Reconceptualizing the environment of the individual with a chronic mental illness. *Issues in Mental Health Nursing, 12,* 159-170.

Forchukは，慢性の精神疾患をもつクライエントによって体験された環境の継続性が考慮されるべきであると主張している．彼女は，対人関係の背景のなかにある環境を見る際に，OrlandoとPeplauの影響に注目した．

George, J. B. (Ed.). (1990). *Nursing theories: The base for professional nursing practice* (3rd ed.). Norwalk, CT: Appleton and Lange.

この編著作はいくつかの看護の系統的論述の概観が含まれている．すべての章は，Nightingale, Henderson, Hall, Orem, Johnson, Abdellah, Wiedenbach, Levine, King, Rogers, Roy, Newman, PatersonとZderadによる業績だけでなく，Peplau, Orlando, Watson, Parse, Leiningerそれぞれの業績に各章をあてている．Adam, Hadley, そしてFitzpatrickによる業績だけでなく，Newman

の理論の簡単な概観が，他に現存する理論という章に含まれている．看護理論と看護における概念モデルの区別はなされていない．

Hall, B. A. (1981). The change paradigm in nursing: Growth versus persistence. *Advances in Nursing Science, 3*(4), 1-6.

Hall は看護で使われている変化と永続のパラダイムの特徴について記述している．

Hardy, M. E. (1978). Perspectives on nursing theory. *Advances in Nursing Science, 1*(1): 37-48.

Hardy は，Kuhn のメタパラダイム，パラダイム，そして見本例 (exemplar) の考えを使用して，科学的発展の過程を示している．彼女はまた，理論の構築について議論している．

Ingram, R. (1991). Why does nursing need theory? *Journal of Advanced Nursing, 16*, 350-353.

著者は，専門職としての自律性と看護の力を高めるために，また実践への目的の一貫性を改善するために，そして看護におけるコミュニケーションを高めるために，看護には理論が必要であると主張している．

Kleffel, D. (1991). Rethinking the environment as a domain of nursing knowledge. *Advances in Nursing Science, 14*(1), 40-51.

Kleffel は，看護に関連する環境は，概してクライエントに，そして心理社会的現象に制限されていることを主張している．彼女は，変化の場として，個人よりもむしろ社会に主眼をおき，疫学的，生態学的なアプローチを取り入れた，より広く多次元的な視点を主張している．

Kim, H. S. (1987). Structuring the nursing knowledge system: A typology of four domains. *Scholarly Inquiry for Nursing Practice, 1*, 99-110.

Kim は，患者，患者-看護師，実践，環境という看護知識の4つの領域を示している．

Kim, H. S. (1989). Theoretical thinking in nursing: Problems and prospects. *Recent Advances in Nursing, 24*, 106-122.

Kim は，本書で使用しているものによく似た，看護における理論にもとづいた思考の分析について5段階の枠組みを示している．その段階について，第1段階では科学哲学，第2段階ではメタパラダイム，第3段階では看護哲学，第4段階ではパラダイム，そして第5段階では理論である．

King, I. M. (1984). Philosophy of nursing education: A national survey. *Western Journal of Nursing Research, 6*, 387-406.

King は，基礎看護教育プログラムに公認された全国看護連盟 (National League for Nursing) の哲学的声明に使用されている用語の共通性について調査結果を報告している．それによると，共通の用語は，人間，健康，環境，社会システム，役割，認識，対人関係，看護，そして神であった．

Kuhn, T. S. (1977). Second thoughts on paradigms. In F. Suppe (Ed.), *The structure of scientific theories* (2nd ed., pp. 459-517). Chicago: University of Illinois Press.

　Kuhn は，パラダイムという用語について，以前の彼の用法を概観し，彼がより正確な用語であるとみなす専門母体(disciplinary matrices)の考えと見本例(exemplar)を説明している．

Leininger, M. M. (1991). Looking to the future of nursing and the relevancy of culture care theory. In M. M. Leininger (Ed.), *Culture care diversity and universality: A theory of nursing* (pp. 391-418). New York: National League for Nursing.

　Leininger は，人間，環境，健康，看護のメタパラダイム概念の代用になるものとして，ヒューマンケア，環境的背景，そして安寧(あるいは健康)を提示している．彼女は，ヒューマンケア/ケアリングが看護の中心現象かつ本質であると主張している．

Leininger, M. M. (1991). Nursing theories to guide differentiated nursing practices. In I. E. Goertzen (Ed.), *Differentiating nursing practice into the twenty-first century* (pp. 27-29). Kansas City, MO: American Academy of Nursing.

　Leininger は，看護の概念モデルと看護実践の弁別に向けた看護理論によってなされた貢献を明らかにしている．彼女は，理論志向の看護実践においてカナダが米国をリードしていると報告している．この論文は，米国看護高等教育機関(American Academy of Nursing)，米国看護師協会(American Nurses Association)，米国看護行政機関(American Organization of Nurse Executives)による後援で，サウスカロライナ州チャールストンで 1990 年に開催された会議にて発表されたものである．

Madden, B. P. (1990). The hybrid model for concept development: Its value for the study of therapeutic alliance. *Advances in Nursing Science, 12*(3), 75-87.

　Madden は「クライエントとケア提供者両者の相互作用のなかで明らかになるプロセスとして，治療上の提携の定義を示した．(1)クライエントの今の健康状態やライフスタイルと調和する，選択された発展的なクライエントの健康活動の目標に向かって積極的に働くこと，(2)その目標に向かって実行する活動を決めるために相互の取り引きに焦点をおくこと，そして(3)その目標へ促すために治療上の関係を協力的かつ公平に使用すること」(p.85)．この定義は，Orlando の看護師-クライエント関係の卓越の概念だけでなく，Peplau と Travelbee の視点からも成り立っている．

Malloch, K., Martinez, R., Nelson, L., Predeger, B., Speakman, L., Steinbinder, A., & Tracy, J. (1992). To the editor [Letter]. *Advances in Nursing Science, 15*(2), vi-vii.

　Malloch と彼女の共同研究者は，Newman と Sime と Corcoran-Perry (1992)の声明について，次の修正について提案している．すなわち，看護は人間の健康体験の背後にあるケアリングの研究と実践である，と．Malloch らは，自分たちの声明は，看護実践への焦点を広げ，そして「背景」という言葉の使用により環境を含んでいることを主張している．Malloch らは，ケアリングという用語の使用が，人間，環境，健康，看護というメタパラダイム的概念に一貫性をもたらしていることを主張している．

Marriner-Tomey, A. (1989). *Nursing theorists and their work* (2nd ed.). St. Louis: C.V. Mosby.

この編著作は，様々な看護について系統的論述の概説から構成されている．理論家の業績は，4つのカテゴリーにまとめられている．それは，ヒューマニスティックな看護の技(アート)と科学(Nightingale, Henderson, Abdellah, Hall, Orem, Adam, Leininger, Watson, Parse, Benner), 対人関係(Peplau, Travelbee, Orlando, Wiedenbach, Riehl-Sisca, Erickson と Tomlin と Swan, Bernard, Mercer), システム(Johnson, Roy, King, Neuman), そして, エネルギーの場 (Levine, Rogers, Fitzpatrick, Newman)である．概念モデルと理論の間の区別はされていない．

Meleis, A. I. (1991). *Theoretical nursing: Development and progress* (2nd ed.). Philadelphia: J.B. Lippincott.

Meleisは，看護知識の発展における広範囲な歴史的概観を紹介し，看護のクライエント，変遷，相互作用，看護過程，環境，治療的看護，健康という看護の領域の中心となる概念を示している．彼女は，看護それ自体は，看護領域の中心概念ではないと指摘した．なぜなら，看護を含ませることによって同語反復を作り出してしまうからだ．Meleisはすべての系統的論述を理論と見なした．そして，それらを看護のクライエント(Johnson, Neuman), 人間と環境の相互作用(Rogers), 相互作用 (King, Orlando, Paterson と Zderad, Travelbee, Wiedenbach)そして治療的看護(Levine, Orem)のカテゴリーに分類した．Meleisは，看護における理論の文献についての広範囲の分析と参考文献一覧を含めている．

Mitchell, G. J., & Cody, W. K. (1992). Nursing knowledge and human science: Ontological and epistemological considerations. *Nursing Science Quarterly*, 5, 54–61.

MitchellとCodyは，Diltheyの観点の文脈で人間科学を定義し，記述している．MitchellらはPatersonとZderad, Newman, Watson, Parseによる業績が，人間科学についての存在論と認識論の基準に接触する範囲についても考察している．

Moody, L. E., & Hutchinson, S. A. (1989). Relating your study to a theoretical context. In H. S. Wilson, *Research in nursing* (2nd ed., pp. 275–332). Redwood City, CA: Addison-Wesley.

MoodyとHutchinsonは，メタパラダイム；パラダイム，モデル，あるいは哲学；大理論；中範囲理論；そして実践理論を含む看護知識の構成要素を定義し，記述している．著者らはまた，理論と研究の関係性について記述し，どのように理論が研究プロセスとつながっているかを説明している．Nightingale, Hall, Henderson, Peplau, Abdellah, Orem, Rogers, Levine, Roy, King, Neuman, Parseを含め，いくつかの看護の系統的論述の非常に簡潔な概観が示されている．

Morse, J. M., Solberg, S. M., Neander, W. L., Bottorff, J. L., & Johnson, J. L. (1990). Concepts of caring and caring as a concept. *Advances in Nursing Science*, 13(1), 1–14.

Morse, J. M., Bottorff, J., Neander, W., & Solberg, S. (1991). Comparative analysis of conceptualizations and theories of caring. *Image: Journal of Nursing Scholarship*, 23, 119–126.

著者らは，様々なケアリングの観点が明らかにされなければならないと主張している．著者らは，5つのケアリングの認識論的観点を示した．すなわち人間のありようとしてのケアリング，倫理的義務あるいは理想としてのケアリング，感情としてのケ

アリング，対人関係としてのケアリング，そして看護介入としてのケアリングである。ケアリングのアウトカムは，主観的体験と生理学的反応で示される。1990年代の論文では，看護におけるケアリングに関係する知識の発展は，ケアリング理論が洗練されていないこと，ケアリングの特性が定義されていないこと，弁証法的な観点からケアリングが調査されていないこと，そして患者よりもむしろ看護師に焦点をあてていることで，制限されていることを著者らは結論づけている。1991年の論文では，著者らは，看護実践へのケアリングの5つの視点の示唆を示している。そして，ケアリングの概念がたびたび看護実践との関連性を欠いていると結論づけている。

Newman, M. A. (1983). The continuing revolution: A history of nursing science. In N. L. Chaska (Ed.), *The nursing profession. A time to speak* (pp. 385–393). New York: McGraw Hill.

　Newmanは，看護の領域はいつも看護師，患者，人々が自分自身を見出す状況，そして一緒にいることの目的，あるいは患者の健康を含んでいることを論評している。彼女は，看護の[メタ]パラダイムの主要な構成要素は，看護(行動として)，患者(人間)，環境(患者や看護師と患者の)，そして健康だと一貫して述べている。

Newman, M. A. (1992). Prevailing paradigms in nursing. *Nursing Outlook, 40,* 10–13, 32.

　Newmanは，現代の看護における主要な3つのパラダイムだと彼女がみなす特性を概説している。すなわち，微粒子的-決定論的(particulate-deterministic)，相互作用的-統合的(interactive-integrative)，統一的-変容的(unitary-transformative)である。

Newman, M. A., Sime, A. M., & Corcoran-Perry, S. A. (1991). The focus of the discipline of nursing. *Advances in Nursing Science, 14*(1), 1–6.

　Newmanと共同研究者は，現代の看護の焦点を端的に要約した声明は「看護はヒューマンヘルスという観点でケアリングを研究することである」と主張している。

Newman, M. A., Sime, A. M., & Corcoran-Perry, S. A. (1992). Authors' reply [Letter to the editor]. *Advances in Nursing Science, 14*(3), vi–vii.

　Newmanと彼女の共同執筆者は，1991年に看護について新たな論点を述べた発表に対する，Fawcettの批評(1992)に返答をしている。Newmanらは，ケアリングは看護をすべて概念化したテーマではないという点でFawcettに同意しているが，ケアリングは十分に主要なものであり，人間の健康体験のテーマと結びつき，学問の焦点とみなせることを主張している。著者らは，人間，環境，健康，看護が学問に関係することを認め，そして環境の概念は固有のものであり，人間の健康体験におけるケアリングが重なり合ったなかから分離できないものであるとみなしていると説明している。さらに，著者らは知識発展の多様な観点の必要性を認めているが，特に統一的-変容的な(unitary-transformative)観点が看護の現象を研究するために重要であると考えている。

O'Toole, M. (Ed.). (1992). *Miller-Keane encyclopedia and dictionary of medicine, nursing, and allied health* (5th ed.). Philadelphia: W. B. Saunders.

　この百科事典は，メタパラダイム，概念モデルそして看護理論の定義を含んでいる。

Johnson, King, Levine, Neuman, Newman, Orem, Parse, Rogers, Roy, Watson による業績の非常に簡潔な概観が述べられている．

Parker, M. E. (Ed.). (1990). *Nursing theories in practice.* New York: National League for Nursing.

この本は，1989年と1990年にフロリダ州マイアミで Cedars Medical Center 支援のもとで開催された2つの看護理論家会議で発表された論文が含まれている．Johnson, Orem, King, Rogers, Newman, Levine, Neuman, Watson による論文と，これらの看護モデルと臨床での理論の使用を記述した他の研究者による論文が含まれている．

Parse, R. R. (1987). *Nursing science. Major paradigms, theories, and critiques.* Philadelphia: W.B. Saunders.

Parse は，彼女が同時代の看護における2つの卓越したパラダイムと考えるもの，すなわち全体性と同時性の特性を概説している．またこの本には，1985年にペンシルベニア州ピッツバーグで開催された会議で Peplau（看護科学の歴史的概観），Roy, Orem, King, Rogers, Parse により発表された論文およびそれらの理論家の業績の評価も含まれている．

Reese, H. W., & Overton, W. F. (1970). Models of development and theories of development. In L. R. Goulet & P. B. Baltes (Eds.), *Life span developmental psychology: Research and theory* (pp. 115–145). New York: Academic Press.

著者らは，モデルと理論の関係性を確認している．また，機械的，有機体的な世界観の特性を記述している．

Reilly, D. E. (1975). Why a conceptual framework? *Nursing Outlook, 23,* 566–569.

Reilly は，概念モデルと理論間の相違性について最も早い時期に，そして最も明快な議論の1つを示している．

Riehl-Sisca, J. P. (1989). *Conceptual models for nursing practice* (4th ed.). Norwalk, CT: Appleton and Lange.

この編著作は，何名かの看護理論家による独自の研究，その業績の批評と看護実践における業績の使用例が提示されている．業績は，システム（Neuman, Roy, King），発達的モデル（Rogers, Watson, Parse, Chrisman, Riehl-Sisca）あるいは相互作用的モデル（Levine, Orem, Riehl-Sisca）に分類されている．概念モデルと理論の間の相違は区別されていない．

Sarter, B. (1988). Philosophical sources of nursing theory. *Nursing Science Quarterly, 1,* 52–59.

Sarter は，Rogers, Newman, Watson, Parse による業績の哲学的起源に関する彼女の分析結果を示している．彼女は，看護学の適切な哲学的基盤には，関係する過程，意識の進展，自己超越，開放システム，調和，時間と空間の関連性，パターン，全体論（holism）を含むいくつかのテーマを包含すべきであると示唆している．

Smith, M. C. (1992). Metaphor in nursing theory. *Nursing Science Quarterly, 5,* 48–49.

著者は，理論のなかの隠喩の意味を記述し，様々な看護の概念モデルと看護理論の隠喩を確認している．看護の系統的論述とそれらの隠喩は次のとおりである．
　　Neuman のシステムモデル：軍国主義(抵抗と防衛の限界線)
　　Watson のヒューマンケアリングの理論：逆であること(arc)，沈黙の叫び声，アルゴー船の一行(argonauta)を支える
　　Rogers のユニタリ・ヒューマン・ビーイングの科学：交響曲
　　Parse の人間生成の理論：真実の存在の光のなかにある意味の解明

Thomas, C. L. (Ed.). (1993) *Taber's cyclopedic medical dictionary* (17th ed.). Philadelphia: F. A. Davis.

その辞書の第17版は，主な看護概念モデル(Johnson, King, Levine, Neuman, Orem, Rogers, Roy)と看護理論(Leininger, Newman, Orlando, Parse, Peplau, Watson)の概観が含まれている．Nightingale, Henderson, Rubin の業績の概観も含まれている．それぞれの概観は，モデルあるいは理論の記述と，看護教育，看護実践への示唆を含んでいる．

Torres, G. (1986). *Theoretical foundations of nursing.* Norwalk, CT: Appleton-Century-Crofts.

Torres は，いくつかの看護についての系統的論述の概観を示している．彼女は，環境に関心が向けられた(Nightingale)，ニードに関心が向けられた(Henderson, Abdellah, Orlando, Wiedenbach, Orem, Kinlein)，システムに関心が向けられた(Johnson, Rogers, King, Neuman, Roy)，相互作用の過程(Peplau, Hall, Levine, Travelbee, Watson)の理論に分類している．彼女は，概念モデルと理論間の区別をしていない．

Watson, J. (1990). Caring knowledge and informed moral passion. *Advances in Nursing Science, 13*(1), 15–24.

Watson は，ヒューマンケアリングの概念を議論し，その概念は看護のメタパラダイムに組み入れられるべきであると主張している．

Winstead-Fry, P. (Ed.). (1986). *Case studies in nursing theory.* New York: National League for Nursing.

この本には，Orlando, Orem, Rogers, Roy, Neuman, Paterson と Zderad, King, Newman による業績を扱った章からなっている．2つの章は，原著者(King, Orem)により書かれている．他の章は，概念モデルと理論を広範囲に使用している看護師らによって書かれた．概念モデルと理論を区別することが試みられている．

# CHAPTER 2

Analysis and Evaluation of Nursing Theories

# 看護理論の分析と評価

● 基本用語

分析
Analysis
▶ 理論の範囲
　Theory Scope
▶ 理論の背景
　Theory Context
▶ 理論の内容
　Theory Content

評価
Evaluation
▶ 重要性
　Significance
▶ 内的一貫性
　Internal Consistency
▶ 簡潔性
　Parsimony
▶ 検証性
　Testability
▶ 経験的適切性
　Empirical Adequacy
▶ 実践的適切性
　Pragmatic Adequacy

本Chapterでは，看護理論の分析と評価の枠組みについて述べる．その枠組みは，看護の大理論および中範囲理論の最も重要な特徴を強調し，それらの抽象レベルにふさわしいものとなっている．さらに，Chapter 1で述べた概念モデルと理論との違いを引き続き強調している．

看護理論についての分析と評価の主要な構成要素は，前頁の基本用語で示されている．構成要素を本Chapterで詳細に論じる．

## A 看護理論の分析と評価の枠組み

本書に用いられている看護理論の分析と評価の枠組みでは，分析のための問いと，評価により適した問いとを区別している(表2-1)．分析のための問いは，Chapter 1で展開された近代の看護知識の構成を考察することから生じたものである．したがって，分析には理論を含む看護知識の構造的階層を，その構成要素に客観的に分解する作業が含まれている．評価のための問いは，理論の内容と一貫性，ならびに理論の経験的，実践的側面に関する根拠に焦点をあてたものとなっている．評価することにより，理論がある基準をどの程度満たしているかを判断することが可能になる．

## B 看護理論の分析

本Chapterに提示された枠組みを用いての看護理論の**分析**(analysis)は，記述の意味するところを推論しそれに依拠したり，他の著者のその理論に対する解釈を参照したりするよりは，著者自身がその理論について正確に述べ

表 2-1　看護理論の分析と評価の枠組み

**分析のための問い**
1. 理論の範囲はどのようなものか．
2. 理論は看護のメタパラダイムとどう関連しているか．
    - どのメタパラダイムの概念が理論のなかで述べられているのか．
      理論は人間を扱っているのか．
      理論は環境を扱っているのか．
      理論は健康を扱っているのか．
      理論は看護過程，もしくは目的を扱っているのか．
    - どのメタパラダイムの命題が理論のなかで述べられているのか．
      理論は生活過程を扱っているのか．
      理論は人間と環境の相互作用のパターンを扱っているのか．
      理論は健康に関与する過程を扱っているのか．
      理論は環境との相互作用の関係にある人間の健康あるいは人間の全体性を扱っているのか．
3. どのような哲学的主張が理論に反映されているのか．
    - 理論のもとになっている看護に関する価値および信念とは何なのか．
    - 人間と環境の関係について，どのような世界観が理論に反映されているのか．
4. 理論はどのような概念モデルから引き出されたのか．
5. 理論の発展において，補助的学問領域のどのような知識が用いられたのか．
6. 理論の概念は何か．
7. 理論の命題は何か．
    - どの命題が非関連命題なのか．
    - どの命題が関連命題なのか．

**評価のための問い**
1. 理論は重要か．
    - 理論のメタパラダイム概念と命題は明らかなのか．
    - 理論のもとになっている哲学的主張は明らかなのか．
    - 理論の導き出された概念モデルは明らかなのか．
    - 補助的な学問領域の知識を引用した場合，その著者名が明らかにされているか，また引用文献は記載されているか．
2. 理論は内的に一貫しているか．
    - 研究のすべての要素(哲学的主張，概念モデル，理論)は一致しているか．
    - 概念は意味が明確で，一貫性があるか．
    - 冗長な概念はないか．
    - 命題は構造的一貫性を反映しているか．
3. 理論は簡潔であるか．
    - 理論は明確かつ簡潔に記述されているか．

(つづく)

### 表 2-1　看護理論の分析と評価の枠組み（つづき）

**評価のための問い**
4. 理論は検証可能なものか．
   - 概念は経験的に観察できるか．
   - 命題は測定できるか．
5. 理論は経験的に適切か．
   - 理論的主張は経験上の証拠と一致しているか．
6. 理論は実践的に適切か．
   - 理論を臨床実践に応用するのに先立ち，教育や特別な技術訓練は必要か．
   - 理論はどのような臨床上の問題に適切か．
   - 理論から導き出された臨床のプロトコールは実行可能か．
   - 看護行為は看護実践に対する期待と一致しているか．
   - 臨床家には看護行為を履行する法的能力があるか．
   - 看護行為は好ましい成果をもたらすか．

---

ていることを系統立てて検討することによって成り立っている．分析の過程において提唱された理論が，ある点について明確でなかったり，ある種の情報を提示していない場合には，推論したり，理論に関する批評を参照したりすることが必要となることもある．しかし，理論提唱者の用語と他者の用語との違いを明確にするために，このことははっきりと注記されなければならない．要するに，理論分析は理論のもつ範囲，背景，内容を含めたその理論についての断定的でない詳細な検討を行うということである．

## 1. 理論の範囲

　理論分析の第1のステップとは，その範囲に従って理論を分類することである．Chapter 1で解説されているように，大理論の範囲は広範なものである．つまりその概念と命題は，どちらかというと抽象的で，かつ全体的である．それに対して，中範囲理論はより限定的である．つまりその概念と命題は特定的で，かつ具体的である．さらに中範囲理論は記述的，解説的，予測的に分類される．ここでの問いは：

・理論の範囲はどのようなものか．

## 2. 理論の背景

　理論分析の第2のステップとは，理論の背景を検討することである．バーナム (Barnum, 1990) は看護理論の背景を，「看護行為がなされる環境．それは看護の世界の特質を示し，またある場合には患者の世界の特質をも表す」(p.59) としている．本書に用いられている背景は，バーナムのこの記述の範囲を超えており，理論が対象にしている看護のメタパラダイムの概念と命題を明確にしている．つまり，理論のもとになる哲学的主張，理論を導き出す概念モデルあるいはパラダイム，そして補助的学問から得られる知識が，理論展開の努力にもたらす貢献などを明確にするものである．

　Chapter 1 で解説されているように，看護のメタパラダイムは4つの全体概念と4つの一般命題で構成されている．メタパラダイムの概念と命題に関する問いは：

・どのメタパラダイムの概念が理論のなかで述べられているのか．
　　理論は人間を扱っているのか．
　　理論は環境を扱っているのか．
　　理論は健康を扱っているのか．
　　理論は看護過程，もしくは目的を扱っているのか．
・どのメタパラダイムの命題が理論のなかで述べられているのか．
　　理論は生活過程を扱っているのか．
　　理論は人間と環境の相互作用のパターンを扱っているのか．
　　理論は健康に関与する過程を扱っているのか．
　　理論は環境との相互作用の関係にある人間の健康あるいは人間の全体性を扱っているのか．

　背景に関する別の問いは，理論がもとになっている哲学的主張を焦点とするものである．Chapter 1 に記されているように，哲学的論述は，人間と環

境の関係についての世界観と並んで，看護の価値および信念を説明している．ここでの問いは：

- 理論のもとになっている看護に関する価値および信念とは何なのか．
- 人間と環境の関係について，どのような世界観が理論に反映されているのか．

理論の背景に関するもう1つの問いは，理論が導き出される概念モデルに焦点をあてたものである．Chapter 1 で解説されているように，概念モデルは理論よりもさらに抽象的であり，理論展開の指針となるものである．ここでの問いは：

- 理論はどのような概念モデルから引き出されたのか．

理論背景に関する最後の問いは，その理論家によって用いられている他の学問領域からの知識に焦点をあてたものである．その問いは，「看護理論は完成した形で生まれ出るものではない」(Levine, 1988, p.16)という認識を反映している．つまり，ほとんどの看護理論家は，補助的な学問領域の既存の知識に拠って自分たちの理論を構築し，また洗練している．ここでの問いは：

- 理論の発展において，補助的学問領域のどのような知識が用いられたのか．

## 3. 理論の内容

理論分析の3番目のステップとは，内容の検討である．理論の内容あるいは主題は，理論の概念と命題を通して明瞭に表現される．それらの要素は「理論を形づくるレンガ」(Barnum, 1990, p.61)である．

理論の概念は，ある現象についての心的イメージを表現する言葉，もしくは言葉のグループである．それらの言葉がある1つの理論の特殊用語とな

る．さらに概念は，感覚を通して想像され，あるいは観察されることに意味を与える．そうすることにより，理論に包含された現象を分類し，解釈し，構築することが可能になる．概念が1つの側面から成り立っている場合もあり，複数の側面から成り立っている場合もありうる．

　理論の命題とは，1つあるいはそれ以上の概念についての論述であり，何が問題とみなされるかを主張する論述である．Chapter 1で解説されているように，非関連命題のなかには，ある現象の存在を提示するものもある．また，概念の構造的定義，操作的定義を提示する非関連命題もある．関連命題は2つあるいはそれ以上の概念の関連性，つながりを表すとともに，そのつながりの特徴をも表すものである．

　理論内容を分析する場合には，理論展開のすべての記述を系統的に検討することが必要である．ここでの問いは：

・理論の概念は何か．
・理論の命題は何か．
　　どの命題が非関連命題なのか．
　　どの命題が関連命題なのか．

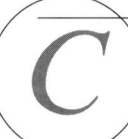

## C　看護理論の評価

　理論の**評価**には，理論の重要性，内的一貫性，簡潔性，検証性，経験的適切性，実践的適切性に関する判断が必要である．評価は，過去に公表された批評や，研究報告，実践への理論の応用に関する報告の検討だけでなく，分析結果にもとづいてもなされる．

## 1. 理論の背景の評価

　理論評価の第1のステップでは，理論の背景に焦点があてられる．その基準は重要性である．

　重要性の基準では，看護学にとってのその理論の重要性を正当化することが必要条件となっている．そのような基準は，理論のメタパラダイム的，哲学的，パラダイム的起源が明らかな場合に満たされることになる．また，補助的な知識が引用されている場合および理論による特別な貢献が明確にされている場合も同様である．

　理論の重要性の評価に関して問われる問いは：

- 理論のメタパラダイム概念と命題は明らかなのか．
- 理論のもとになっている哲学的主張は明らかなのか．
- 理論の導き出された概念モデルは明らかなのか．
- 補助的な学問領域の知識を引用した場合，その著者名が明らかにされているか，また引用文献は記載されているか(Levine, 1992)．

## 2. 理論の内容の評価

　理論評価の第2のステップは，理論の内容に焦点をあてたものである．その基準は内的一貫性，簡潔性，検証性である．

### ■ 内的一貫性

　内的一貫性の基準として，理論家の仕事のすべての要素，すなわち哲学的主張，概念モデルおよび理論を一貫させることが必要である．さらに内的一貫性の基準では，語義上の明確性と一貫性を反映する概念が必要である．理論を構成するそれぞれの概念ごとに構造的な定義づけがなされているのなら，明確な定義がされていない場合よりも，意味の明確性の必要条件が満た

される可能性は高くなる．また概念が冗長ではない場合にも，必要条件が満たされる可能性は高くなる．すなわち，理論に包含される現象のそれぞれが1つの用語のみで表現されている場合である．

意味の一貫性の必要条件は，それぞれの現象ごとに同一用語，同一定義が理論の全体にわたって用いられている場合に満たされる．一方，1つの現象に異なる用語が用いられている場合や，同一の現象に対して異なる意味づけがなされている場合には，語義上の不一致が生じることになる．

内的一貫性の基準では，命題が構造的一貫性を反映していることも必要条件である．すなわち，命題は論理的形態で相互に関係し，すべての概念間のつながりが特定され，矛盾点がないということである．

理論の内的一貫性を評価する場合に問われるべき問いは：

- 研究のすべての要素(哲学的主張，概念モデル，理論)は一致しているか．
- 概念は意味が明確で一貫性があるか．
- 冗長な概念はないか．
- 命題は構造的一貫性を反映しているか．

## ■ 簡潔性

簡潔性の基準として，現象が極度に簡潔化されることなく，理論が最も効率的な方法で記述されることが必要である．すなわち，関心ある現象を十分に説明する上で必要とされる概念と命題は，少なければ少ないほど好ましいということである．簡潔性の基準は，最も簡潔性の高い記述で現象があいまいになるのではなく，より明確になる場合において満たされることになる．

理論の簡潔性を評価する場合の問いは：

- 理論は明確かつ簡潔に記述されているか．

## ■ 検証性

　概念の観察が可能であり，しかも命題が計測可能であるならば，理論は検証可能である．概念が操作的定義によって経験的指標と連結しているならば，それらは経験的に観察可能である．命題における概念の名称が経験的指標に置き替えられ，そして打ち立てられた主張に関する根拠が統計的手法で得られる場合には，命題は測定可能ということになる．すなわち，別な測定用具，実践のプロトコール（行動規約）が開発されて理論の概念が観察されるようになり，命題によって打ち立てられた主張を測定するための統計的手法が利用できる場合に，検証性の基準は満たされることになる．したがって検証性の評価は，理論に関係した研究の方法論の文献を綿密に調査することで容易になる．例えば，概念を測定するように開発された測定用具の説明や，必要とされるデータを収集する研究デザイン，理論に関する証拠を導くデータの統計的もしくは別のデータ処理方法がそのなかに含まれる．

　検証性は，しばしば理論の科学的有用性を示す主要な特性であるとみなされている．マークス（Marx, 1976）は「もし理論の分析方法がないのなら，それがどんなにもっともらしく，創造性に富み，革新的であったとしても，その理論は科学的に価値のないものである」(p.249)と主張している．

　理論の直接経験的な検証性に代わるものは，理論が潜在的に検証可能でなければならないという基準である．この代わりの基準は，グラウンデッド・セオリー，民族誌学や現象学のような，質的方法によって生まれた中範囲理論に特に適している．なぜならば，その理論を検証するために必要な経験的指標は開発可能であると信じられているが，いまだ確立されていないかもしれないからである．

　他に代わりうるものとして，大理論に適した間接経験的検証がある．大理論はそれが本来抽象的であるという理由から，直接経験的検証法による検証はできない．したがって，大理論から引き出された中範囲理論の検証可能性を判断するのはもとより，大理論の中範囲理論創出能力をも判断すべきである．

理論の検証性を評価する際の問いは：

・概念は経験的に観察できるか．
・命題は測定できるか．

## 3. 経験的適切性の評価

　理論評価の第3のステップは，理論の妥当性のアセスメントである．基準は経験的適切性である．

　経験的適切性の基準として，その理論の主張するところは研究によって導き出された経験的証拠と一致しなければならない．理論がこの基準を満たしている度合いは，理論にもとづいたすべての研究結果の系統的な検討により決定される．

　科学的推論の論法によれば，もし経験上のデータが理論上の主張と一致するなら，その主張を論理的または妥当であると一時的に認めることが適当であろう．逆にもし経験的データが主張に一致しないなら，その主張は正しくないと結論を下すのが適当である．

　理論のどんな検証方法でも，1つだけでは経験的適切性の確立に必要とされる決定的根拠は得られそうにない．このように経験的適切性についての決定は，関連する研究すべての結果を考慮に入れるべきである．メタ・アナリシス(meta-analysis)およびそれ以外の正式な方法により，関連する研究結果を統合することができる．それらの方法の包括的な論議については，他の文献を参照されたい(Cooper, 1989；Fawcett and Downs, 1992；Rosenthal, 1991)．支持する根拠が得られる理論の検証が多ければ多いほど，その論理の適切性は高まるといえる．

　理論を修正不可能な真理もしくは観念形態の1つとみなすべきではない，と指摘するのは重要なことである．実際，どんな理論も最終的または絶対的とみなされるべきではない．なぜならば，次の研究が異なる結果を生むかもしれないし，そのデータに対してより適切な別の理論が存在する可能性が常

にあるからである．このように経験的適切性の評価の目的は，理論の絶対的真理よりも，最善の経験的証拠によって保証される理論の信頼度を認めることである．経験的適切性の評価の結果，理論の概念と命題の修正もしくは洗練の必要性に関して判断される．

経験的適切性を評価する場合の問いは：

・理論的主張は経験上の証拠と一致しているか．

## 4. 実践的適切性の評価

理論評価の第4のステップは，理論の実践における有用性に焦点をあてる．規準は実践的適切性である．理論が規準に合致する度合いは，その理論を臨床実践に用いた時の記述すべてを検討することによって決定される．

実践的適切性の規準として，看護師は理論を応用するために必要な人間関係や精神運動の技術と同様に，その理論の内容をも十分理解していることが必要となる(Magee, 1991)．いうまでもなく，理論の応用に先立って，教育と特別な技術訓練の必要性を認識することが重要である．また規準によれば，理論はそれが求められることになった臨床上の問題にふさわしいものでなければならない．これもまた自明のことに思われるかもしれないが，看護行為は時として，対象となる特定の問題に無関係の理論にもとづいて行われることがある．

さらなる規準として，理論の応用が実行可能であることが必要とされる．つまり応用に必要な人的，物的資源が備わっているということである(Magee, 1991)．実行の可能性は，看護行為を習慣的実践として定着させるために必要な資源を評価することによって決定される．それらの資源には，看護行為のためのプロトコール(行動規約)を学び履行するために必要な時間，看護行為実践に要する人員の数・種類・専門知識，現職教育・給料・備品・プロトコール試験手順にかかる費用などが含まれる．さらにヘルスケア行政官，第三者支払人などの財政管理者が，看護行為にどれほどすすんで支

払う意思があるか，が測定されなければならない．要するに，看護師は理論応用が行えるような環境に身をおき，理論応用に必要な時間をもち，訓練を受けなければならない．

さらに実践的適切性の規準では，理論にもとづいた看護行為は実践に対する期待と一致することが求められる(Magee, 1991)．適合性は，ヘルスケアシステムや地域，看護行為の受益者個々人がもつ期待に関連して評価されるべきである．もし看護行為が現存する期待に適うものでなければ，その行為を放棄するかあるいは人々が新しい期待をもつように手助けをすべきである．ジョンソン(Johnson, 1974)は次のように述べている．「現在の［看護の］実践は完全な段階に到達しているものではない．［そこで人々は］実践を経験する機会を与えられれば，また別の形の実践を期待するようになるかもしれない」(p.376)．

実践的適切性の規準では，臨床家は理論にもとづく看護行為の応用をコントロールし，その有効性を測定する法的能力が要求される．他者の抵抗により，臨床家が法的に認められている責務を常に遂行できるとは限らない状況では，そのようなコントロールは問題となるだろう．理論にもとづく看護行為の実行に対する抵抗の根元には，看護実践をコントロールしようとする医師の意図，臨床医療機関や第三者支払い人によって課せられる財政上の障壁，他の健康専門職がもつ，看護師の提示した看護行為を遂行する能力があるかという疑念などが含まれる(Edwardson, 1984)．したがって，他者との協力・共同が確保されなければならない．

最後にこの規準では，看護行為が行為の受益者に好ましい成果をもたらすことにより，社会的に意義のあるものとなることを要求している．好ましい成果の例としては，複雑さの削減，健康状態の改善，受益者・臨床家双方がその理論にもとづく看護行為に満足感を増すことなどがあげられる．

実践的適切性を評価する場合の問いは：

・理論を臨床実践に応用するのに先立ち，教育や特別な技術訓練は必要か．
・理論はどのような臨床上の問題に適切か．

- 理論から導き出された臨床のプロトコールは実行可能か．
- 看護行為は看護実践に対する期待と一致しているか．
- 臨床家には看護行為を履行する法的能力があるか．
- 看護行為は好ましい成果をもたらすか．

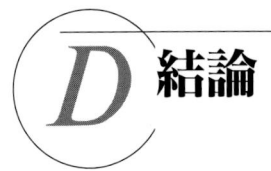

## D 結論

　本章は大理論と中範囲理論の分析と評価の枠組みを提示している．その枠組みは，次に続く6つのChapterに適用される．各Chapterはそれぞれ1つの看護理論の包括的な考察となっている．

　本Chapterで提示されている看護理論の分析と評価の枠組みは，看護の概念モデルの考察にはふさわしくない．こうした看護知識の構成要素に興味がある読者は，"*Analysis and Evaluation of Conceptual Models of Nursing*"（Fawcett, 1989；邦訳は小島操子監訳『看護モデルの理解—分析と評価』医学書院，1990年）という教科書を参照されたい．

## ■ 参考文献

Barnum, B. J. S. (1990). *Nursing theory: Analysis, application, evaluation* (3rd ed.). Glenview, IL: Scott, Foresman/Little, Brown Higher Education.
Cooper, H. M. (1989). *Integrating research: A guide for literature reviews* (2nd ed.). Newbury Park, CA: Sage.
Edwardson, S. R. (1984). Using research in practice: Factors associated with the adoption of a nursing innovation. *Western Journal of Nursing Research, 6,* 141–143.
Fawcett, J. (1989). *Analysis and evaluation of conceptual models of nursing* (2nd ed.). Philadelphia: F.A. Davis.
Fawcett, J., & Downs, F. S. (1992). *The relationship of theory and research* (2nd ed). Philadelphia: F.A. Davis.
Johnson, D. E. (1974). Development of theory: A requisite for nursing as a primary health profession. *Nursing Research, 23,* 372–377.
Levine, M. E. (1988). Antecedents from adjunctive disciplines: Creation of nursing theory. *Nursing Science Quarterly, 1,* 16–21.
Levine, M. E. (1992, February). *Nursing knowledge: Improving education and practice through theory.* Paper presented at the Sigma Theta Tau Theory Conference, Chicago, IL.
Magee, M. (1991, May). *Eclecticism in nursing philosophy: Problem or solution?* Paper presented at the Philosophy in the Nurse's World Conference, Banff, Alberta, Canada.
Marx, M. H. (1976). Formal theory. In M. H. Marx & F. E. Goodson (Eds.), *Theories in contemporary psychology* (2nd ed., pp. 234–260). New York: Macmillan.
Rosenthal, R. (1991). *Meta-analytic procedures for social research* (rev. ed.). Newbury Park, CA: Sage.

## ■ 文献解題

Barnum, B. J. S. (1990). *Nursing theory: Analysis, application, evaluation* (3rd ed.). Glenview, IL: Scott, Foresman/Little Brown Higher Education.

Barnumは看護理論の評価をする基準について示している。内的批評の基準は，明晰性，一貫性，適切性，論理的発展性である。また，外的批評の基準は，現実収束性，有用性，重要性，識別力，範囲，複雑性である。

Cooper, H. M. (1989). *Integrating research: A guide for literature reviews* (2nd ed.). Newbury Park, CA: Sage.

Cooperは，研究報告の形式的，客観的評価を強調しながら，統合的な文献検討についての方法を示している。メタ分析の手法は，完全に統合された文献検討の文脈に位置づけられる。すなわち，文献の選択から始まり，報告書を準備するところまで含まれる。

Chinn, P. L., & Kramer, M. K. (1991). *Theory and nursing: A systematic approach* (3rd ed.). St. Louis: Mosby Year Book.

この本には，理論の分析と評価についての理論体系が含まれている。分析に関する質問は，その理論の目的，概念，定義，関係性，構造，前提を問うている。評価基準

は，明晰性，簡明性，一般性，わかりやすさと重要性が含まれている．

Crossley, D. J., & Wilson, P. A. (1979). *How to argue: An introduction to logical thinking.* New York: Random House.

著者は，帰納的，演繹的推論の論理について説得力のある議論を提示している．

Duffy, M., & Muhlenkamp, A. F. (1974). A framework for theory analysis. *Nursing Outlook, 22,* 570-574.

Duffy と Muhlenkamp は，理論に関する問題の原点，使用された方法，その理論で扱われた主題の特性と，理論から生成された命題を検証することで期待された結果に焦点をあてる理論分析について，その枠組みを明らかにしている．この枠組みは Peplau と Rogers の業績の分析によく使われていた．そのため，理論(Peplau)と概念モデル(Rogers)の両方に使用可能なことが示されている．

Ellis, R. (1968). Characteristics of significant theories. *Nursing Research, 17,* 217-222.

Ellis は，理論の適応範囲，複雑性，検証性，有用性，重要性，仮説，専門用語を含めて，理論評価の基準を明らかにしている．

Fawcett, J., & Downs, F. S. (1992). *The relationship of theory and research* (2nd ed). Philadelphia: F. A. Davis.

著者らは，研究報告されている中範囲理論の分析と評価についての詳細な枠組みを述べている．著者らは，そのような理論はあまり形式的に書かれておらず，ゆえに理論の構成要素(概念，命題)は出版された研究報告から引用されなければならないと指摘している．

Hardy, M. E. (1978). Perspectives on nursing theory. *Advances in Nursing Science, 1*(1), 37-48.

Hardy は，論理的妥当性，経験的妥当性，有用性，重要性を含めた上で，科学的発展，理論の本質，理論の評価基準の各段階について議論している．

Levine, M. E. (1988). Antecedents from adjunctive disciplines: Creation of nursing theory. *Nursing Science Quarterly, 1,* 16-21.

Levine は，看護はヘルスケアに関係する他の学問と知識体系を共有している事実を認めるべきだと主張している．彼女は，いわゆる補助的な知識はすべての看護理論に先立っているのだから，看護理論の分析は補助出典を明らかにし，これらの出典の使用が理論を保証するものか，正しいものかどうか見極める必要があると主張している．

Marriner-Tomey, A. (1989). Introduction to analysis of nursing theories. In A. Marriner-Tomey, *Nursing theorists and their work* (2nd ed., pp. 3-14). St. Louis: C. V. Mosby.

他の著者の枠組みを強く反映させて記述した際，Marriner-Tomey は，次のような理論の批評基準を明らかにした．その基準とは明晰性，簡明性，一般性，経験的精密性そして，導出される結論である．

Meleis, A. I. (1991). *Theoretical nursing: Development and progress* (2nd ed.). Philadelphia: J.B. Lippincott.

 Meleis の理論の評価に関する枠組みは，記述，分析，批評，検証を包含する．理論の記述は，その構造の構成要素(前提，概念，命題)と機能の構成要素(焦点，クライエント，看護，健康，看護師-患者の相互作用，環境，看護問題，治療的看護)を確認することに焦点をあてている．分析は，その概念(定義，先行要件，結果，見本例)とその理論(理論家の教育的・経験的背景，専門的ネットワーク，そして社会文化的背景)の分析を扱っている．すなわち，その理論のパラダイム的原点(文献，引用，前提，概念，命題，仮説，法則)とその内的次元(理論的根拠，関係の仕組み，内容，起源，範囲，目標，文脈，概要，方法)である．批評は，明晰性，一貫性，簡明性/複雑性，同語反復，目的論，視覚的かつ生き生きとした表現，論理的表現，地理的な起源と広がり，理論家とその理論の影響，実践・研究・教育・管理への有用性，そして個人的な価値の外的構成要素，他の専門的価値観との調和，社会的価値との調和と社会的重要性を包含している．理論検証の様々な形式が，実践・教育・管理での有用性の検証，他の学問からの命題の検証，看護に関係する他の学問からの命題の検証，看護概念の検証，そして看護の命題の検証を含んでいる．

Rosenthal, R. (1984). *Meta-analytic procedures for social research*. Beverly Hills: Sage.

 Rosenthal は，メタ分析の様々な手法について包括的な議論を示している．それは，確率と予測の組み合わせ，エフェクトサイズを盛り込むことを含んでいる．エフェクトサイズについて，実践での重要性を算出する手法も含まれている．

Shearing, C. D. (1973). How to make theories untestable: A guide to theorists. *The American Sociologist, 8,* 33–37.

 この風刺傑作のなかで，Shearing は，理論は検証できない形式で示されていることがとても多いので，学者らはあるガイドラインに従うことで検証できない理論を作る可能性があると主張している．そのガイドラインは，操作的定義が用いられず，関係命題が述べられていない，あるいは，述べられていても概念間の関係がはっきりしておらず，また理論は内的一貫性がないやり方で表現される，といったものになっているはずだ．もちろん，こうしたガイドラインの逆こそが検証できる基準に見合うためには必要である．

Torres, G. (1990). The place of concepts and theories within nursing. In J. B. George (Ed.), *Nursing theories. The base for professional nursing practice* (3rd ed., pp. 1–12). Norwalk, CT: Appleton and Lange.

 Torres は，次の理論の基本的特性を明示している．(1)理論は，特定の現象に対して違った見方を創造するように，概念を相互に関係づけることができる．(2)理論は自然界において論理的でなければならない．(3)理論は，相対的に単純であるか，一般化可能でなければならない．(4)理論は，検証できる仮説に対して，基盤となりうる．(5)理論は，それら(の有効性を)確認するために実施される研究を通して，学問における，一般的な知識の体系化を発展させることに貢献し，またそれを支援する．(6)理論は，実践家が実践を促したり，改善したりするために利用することができる．(7)理論は，他の(すでに正しいことが証明された)理論，法則や原理と一致していなければならないが，調査する必要がある未回答の疑問が残されている可能性はある．

# CHAPTER 3

## Leininger's Theory of Culture Care Diversity and Universality

# レイニンガーの文化ケアの多様性と普遍性の理論

● 主要概念

ケア
Care
ケアリング
Caring
文化
Culture
▶ 文化的および社会的構造の次元
　Cultural and Social Structure Dimensions
　▶▶ 科学技術的要因
　　　Technological Factors
　▶▶ 宗教・哲学的要因
　　　Religious and Philosophical Factors
　▶▶ 血族・社会的要因
　　　Kinship and Social Factors
　▶▶ 政治・法的要因
　　　Political and Legal Factors
　▶▶ 経済的要因
　　　Economic Factors
　▶▶ 教育的要因
　　　Educational Factors
　▶▶ 文化的価値と生活の様式
　　　Cultural Values and Lifeways
言語
Language
民族史学
Ethnohistory
環境上の背景
Environmental Context

全体論的健康（安寧）
Holistic Health (Well-Being)
世界観
Worldview
文化ケア
Cultural Care
▶ 文化ケアの多様性
　Cultural Care Diversity
▶ 文化ケアの普遍性
　Cultural Care Universality
ケアシステム
Care Systems
▶ 一般的な素人のケアシステム
　Generic Lay Care System
▶ 専門的なヘルスケアシステム
　Professional Health Care System
文化に適合した看護ケア
Cultural-Congruent Nursing Care
▶ 文化ケアの保持または維持
　Cultural Care Preservation or Maintenance
▶ 文化ケアの調整または取り引き
　Cultural Care Accommodation or Negotiation
▶ 文化ケアの再パターン化または再構成
　Cultural Care Repatterning or Restructuring

マデリン・レイニンガー(Madeleine Leininger)は文化を超えた看護(transcultural nursing)の創始者で，文化を超えたヒューマンケアリングの系統的な研究を行っている．彼女はまた，文化を超えた看護の研究と実践に取り組んでいる国際学会である Transcultural Nursing Society を創設した．

　「文化を超えた看護，文化ケア(culture care)理論，そして看護の本質としてのケアを保持する考え方は，1950年代中頃から1960年代初期にかけて，ともに発展した」(p.14)とレイニンガー(1991a)は説明している．レイニンガー(1988，1991a)は，障害のある子どもたち相手の彼女の初期の臨床活動が，文化を超えた看護の理念を彼女が考え出す触媒となったと記録している．彼女は以下のように詳述している．

>　この理論は1954年に小児精神看護における臨床専門家(clinical specialist)の役割を研究している時や，ケアと看護実践を正確に表現し，看護の知識に反映できる方法について文章化している時に考えついた(1998，p.152)．
>　アフリカ，ユダヤ，アパラチア，ドイツ，アングロ-アメリカの子どもたちの行動と彼らに必要な看護ケアは，一部の身体的なケアを除いて，明らかに違っていた．ある意味では，私はカルチャーショックを受け，自分たちが望むケアを全く違った文化パターンや方法で表現する子どもたちを援助することに対し，無力感を味わっていた．このような文化的差異は，遊ぶこと，食べること，眠ること，相互作用や他の多くの彼らの日常のケア領域に関連していた．子どもたちは，表情豊かに根気強く自分が望んだり必要としていることを訴えたが，私は彼らに適切に対応することができなかった．――私は彼らの行動を理解していなかった．後になって，私は彼らの行動は文化的差異によって成り立ち，彼らの心の健康に影響を及ぼしていることを知るようになった(1991a，p.14)．

　レイニンガー(1991a)はまた，異文化現象は世界中に存在するが，ある一部の現象は普遍的であるという推論に，彼女の理論が立脚していると説明している．さらに，「ヒューマンケアの実践は，ホモ・サピエンスの誕生以来，全人類の文化において存在したが，その表現方法と利用方法はいまだ解決されていない」(p.36)と彼女は主張している．また，彼女の主張によれば，

ヒューマンケア実践の知識は,「住民から得られる」(p.36)地方特有の,内部の人の,民俗的な,もしくはイーミックemic(内部者の見方)的な知識を研究することによって発見される.この観点からすると,看護師の知識は外部の人の,もしくはエティックetic(外部者の見方)的な知識ということになる.

　レイニンガーは文化とケアに関する彼女の考えを何年も前から出版しているが,彼女の理論の正式な最初期の発表の1つ,1985年の雑誌に掲載された論文では,当時「文化を超えたケアの多様性と普遍性(Transcultural Care Diversity and Universality)」と称された.もう1つの正式な理論の発表は「文化ケアの多様性と普遍性」と題されて1988年の雑誌に掲載された.最近(1991a)の最も信頼のおける論文では,この理論は「文化ケアの多様性と普遍性の理論(The Theory of Culture Care Diversity and Universality)」と題されている.

　文化ケアの多様性と普遍性の理論における概念は59頁のとおりである.各々の概念について,このChapterで順次定義,解説していくことにする.

## A 文化ケアの多様性と普遍性の理論の分析

　この節では,レイニンガーの理論の分析を行う.分析はレイニンガー理論についての彼女自身の出版物をもとにしている.それらは主に1991年の本の1章である'The Theory of Culture Care Diversity and Universality'からのものであり,同じく1985年の雑誌に掲載された彼女の論文,'Transcultural Care Diversity and Universality：A Theory of Nursing'や,彼女の1988年の雑誌中の論文,'Leininger's Theory of Nursing：Cultural Care Diversity and Universality'からのものである.

# 1. 理論の範囲

　文化ケアの多様性と普遍性の理論の目的について，レイニンガーは以下のように説明している(1991a)．「それは，ヒューマンケアの多様性と普遍性を発見すること……その上で，異なったまたは類似した文化をもつ人々に対して，その人々が文化的に適切な仕方で安寧や健康を維持もしくは再獲得したり，死に立ち向かったりするために，文化的に適合したケアを供給する方法を発見することである」(p.39)．この理論の中心テーマは「異なった文化は異なった方法のケアを知覚し，知り，実践する．しかるに，ケアには，世界中のあらゆる文化において一部共通するものがある」(Leininger, 1985, p.210)ということである．

　文化ケアの多様性と普遍性の理論は大理論に分類される．この分類は，述べられている理論の目的によって支持され，その目的は，この理論は様々な文化の，より具体化された中範囲理論を生むためのガイドであると記されている．大理論としての分類はレイニンガー(1991a)の以下の解説によっても確認される．それによると彼女の理論は「時代を超えて，あらゆる文化の発見に際して用いられるように概念化」(p.41)されたものであり，かつこの理論は「世界中の看護活動を知り，説明する」(p.41)ための要求に応えている．

# 2. 理論の背景

## ■ メタパラダイム概念と命題

　レイニンガー(1988, 1991a, 1991e)は，看護学の中心的な焦点として広く引用されているメタパラダイム概念である人間・環境・健康・看護やその関連命題をしりぞけた．むしろ，彼女はメタパラダイムの構成概念として「ヒューマンケア，環境上の背景，安寧(または健康)」(1991e, p.406)を提唱

し,「ケアは看護の真髄であり看護の中心的, 支配的そして統合的な焦点である」(1991a, p.35)と主張する命題を提案している.

## ■ 哲学的主張

レイニンガー(1991a)の主張は看護の全体論的視点に準じている.

> 私は文化ケアを, 別々の物理的, 生物学的, 心理学的, 社会的, もしくは文化的視点で区切られた, または断片化された理念として概念化しなかった. その代わりに, 私は文化とヒューマンケアを全体論的, 統一的視点で理論づけ, そうすることでケアの生活様式全体を営む個々人や集団, もしくはそれらの人々の安寧や病気に影響を及ぼすものを反映させるようにした(p.23).

文化ケアの多様性と普遍性の理論を支える基盤としての哲学的主張は, レイニンガー(1991a)の看護と文化ケアについての信念である. 彼女は以下のように述べている.

> 人類学的洞察や看護の本質を基盤におくと, 私は, 看護とは文化を超えたケア現象であり生きられた体験であると信じていた(p.40).

レイニンガー(1991a)の信じるところによると, 文化ケアは,

> それによって1つの学問, 専門職として看護を知り, 解釈し, 説明するためのある顕著な特徴を提供する. ……(同様に)1つの学問, 専門職として看護を知り, 説明し, 解釈し, 予想し, 正当化するための独自の知識も提供する(p.35).

文化ケアの多様性と普遍性の理論を支える特定の哲学的主張はレイニンガー(1985)の一部の「哲学的, 認識論的前提」に明らかである.「[その前提は] ほとんど人類学から引用されているが, 看護を記述し, 解釈し, 予想する新しい, 再体系化された主張である」(p.210). それらの主張は以下のとおりである.

1. ケアは人間の生存，発展のために，そして病気，障害，死などの危機的または頻発する人生の出来事に立ち向かうために必要欠くべからざるものだった．
2. 人間は他人の要求，安寧，［そして］生存を心配し，それらに関心をもち，敬意を払うことのできるケアをする存在である．
3. 人間は，様々な環境のなかで，様々な方法で乳児，若者，高齢者たちをケアできる能力ゆえに時間と空間を超えて生き残ってきた文化的存在である．
4. ヒューマンケアは普遍的であるが，その表現，意味，型（または生活様式），行動様式は多様である．
5. 看護師は異なった文化をもつ人々に看護ケアを提供するという，本質的に文化を超えたケアの専門職である．しかし看護師はこの視点を十分評価し，実践していない．
6. 看護は，世界中の多様な文化をもつ人々にとって効果的，合理的，適切であるために，文化を超えたケアの知識と技術を基礎としなければならない．
7. 文化的基盤に根ざした看護ケアは健康増進と維持，病気と障害からの回復を決定づけるための重大な要因である．
8. ケアなしでは効果的な治療(cure)はできないが，治療できなくてもケアしているということはありうる．
9. ヒューマンケアのパターン，状況，行動は，ほとんど文化的ケアの価値，信念および特定の文化の実践や，ケアする存在としての人間の普遍的性質に対する実践を基盤にしている．
10. ケアの表現，型，生活様式は異なった文化背景で異なった意味を担う．
11. 人間の文化にはすべて，民間のヘルスケアと専門的なヘルスケアの実践がある(p.210)．

この後発表された論文でレイニンガー(1991a)はいくつかの陳述を行い，それを「仮定的前提」と呼んだ．これらの前提は「看護師が文化ケアの現象を発見する際の指針として」(p.44)用いることができる．この陳述のいくつかは文化ケアの多様性と普遍性の理論を支える補足的な哲学的主張となっている．他の「仮定的前提」は理論上の命題と意向(will)になっており，したがってこの章の理論の内容の項で紹介する．哲学的主張を表す仮定的前提は

以下のとおりである．

1. ケア(ケアリング)は安寧，健康，癒し，成長，生存のために，そして障害や死に向き合うために必要欠くべからざるものである．
2. 文化ケアは，看護ケア現象を知り，説明し，解釈し，予想して看護ケア実践を導くための，最も広い全体論的手段である．
3. 看護は文化を超えた人間的な，そして科学的なケアの学問および専門職であり，その中心的な目的は世界中の人々の役に立つことである．
4. ケア(ケアリング)は治療や癒しに必要欠くべからざるものである．というのも，ケアリングなしでは治療はありえない．
5. 文化的に適合するもしくは有益な看護ケアが起こりうるのは，個々人の，グループ，家族，地域，または文化のケア価値，その表現，もしくはパターンを看護師が知り，人々に意味のある方法で適切にそれらを用いた場合のみである．
6. 専門的なケア提供者とクライエントである(一般的な)ケアの受け手の間の文化ケアの相違点と類似点は，世界中のどんな人間の文化においても存在する(pp.44-45)．

もう1つレイニンガーの文献から引用した哲学的主張に，「人々は文化的信念とその慣習体系のなかで生まれ，生き，病気になり死んでいくが，その成長と生存をヒューマンケアに依存している」(1988, p.155)というのがある．

文化ケアの多様性と普遍性の理論に関係する研究方法論がもとにしている哲学的主張をもう2つあげておく．

1. 質的パラダイムは新たな知識獲得方法をもたらし，ヒューマンケアの認識および存在論的次元を文化を超えて発見するための異なった方法をもたらす(Leininger, 1991a, p.45)．
2. ケア現象は社会構造，言語，文化集団の世界観を調査することにより発見される(Leininger, 1985, p.210)．

調査によると，レイニンガーの哲学的主張は，相互作用の世界観を反映し

ていることがわかる．この分類はレイニンガー(1991a)の以下の主張によって支持される．それは，彼女の研究は「因果的，直線的な，もしくは実証論的関係や融通のきかない社会構造体系の視点」(p.50)を反映しているものではなく，「ケア様式にはすべて，看護師とクライエント(消費者)が協力してそれぞれのケアの様式を，文化に適合した看護ケアとするために，確認し，計画し，実行し，評価するという協同参加が必要である」(p.44)という主張である．

## ■ 概念モデル

　レイニンガー(1991a)はメタパラダイム概念として人間，環境，健康，看護をしりぞけたが，それらの用語の説明を系統立てて述べており，それらはまとめて，文化ケアの多様性と普遍性理論の基礎となる概念モデルに相当するものとなっている．人間は家庭，集団，社会制度，文化的観点からみられるのと同様，個々のヒューマンケアをする文化的存在としてみられている(Leininger, 1985, 1988, 1991a)．

　環境は，レイニンガー(1991a)によると，「看護にとって大変重要」(p.40)である．彼女は環境を自然科学的な生態学的なものとして言及し，「個人や文化的集団がそこにおいて生活する」(Luna and Cameron, 1989, p.230の対談から引用)背景としてみている．健康は，レイニンガー(1985, 1991a)にとって，安寧，病気，障害などを含む広い範囲の健康状態を包含するものである．

　レイニンガー(1991a)は看護を「文化を超えたヒューマンケアの学問と専門職」として概念化し，ケアリングを「すべての看護文化における，看護の普遍的特徴」(p.26)として概念化している．看護は以下のようにはっきりと定義されている．

　　(看護は)個人や集団が，文化的に意味のある有益な方法で，安寧(または健康)を維持したり，取り戻したりできるようにする，もしくはそれを助け，支援し，促進するために，あるいは人々を助けて障害や死に立ち向かわせるため

に，ヒューマンケアの現象と活動に焦点を合わせたヒューマンスティックで，科学的な専門職かつ知的学問である(p.47).

## ■ 先行する知識

レイニンガーの小児精神看護者としての初期の臨床経験，人類学の正式な研究，また独自の民族誌学・民族看護学の研究が，文化ケアの多様性と普遍性の理論の発展に主要な影響を与えた．どのような人物も既存の理論も，この理論の先行知識としては役立たなかった．理論に影響を与えたものを説明する際，レイニンガー(1991a)は以下のように解説している．

> 私はしばしばどのような看護師，人物，イデオロギーが私の思考に影響を与えたかを尋ねられる．私はむしろ率直に，私の思考にそれ自体で直接影響を与えた人物，思想の哲学学派，イデオロギーは何もなかったと答えざるをえない．私は創造的な思考を通じて文化とケアの潜在する相互関係を研究することによりこの理論を開発した．また，私の過去の専門的な看護経験と人類学的洞察から思索することにより理論を開発した(p.20).

さらに，レイニンガー(1991a)は，彼女が「精神生物学(psychobiology)，人類学，看護学の特定な学派を選ぶ」(p.23)ことを避けたと指摘している．その代わり，彼女は文化についての理論上の考えを人類学から，ケアについては看護学から選択的に引き出した．

レイニンガー(1991a)は，しかしながら，実際に何人かの学者に「その批判的思考が参考になった」(p.20)と感謝している．ワシントン大学人類学部のフォゲルソン(Fogelson)，スピロ(Spiro)，リード(Read)，ワトソン(Watson)，ジェイコブス(Jacobs)教授らである．

彼女はまた，彼女の思索においてマーガレット・ミード(Margaret Mead)の寄与があったとして謝意を表している．同様にワシントン大学看護学科の学生や教授団，特にドロシー・クロウリー(Dorothy Crowley)，オリバー・オズボーン(Oliver Osborne)，デローレズ・リトル(Delores Little)，ビバ

リー・ホーン(Beverly Horn)との「頻繁な学問的対話」(p.21)に対しても謝意を表している．

さらに，1970年の彼女の著書において，レイニンガーは「人間に関するほとんどの人類学上の理論，概念，研究結果は看護に直接，または間接的に関連している」(p.27)と記している．彼女は人類学が看護学になしえた特別の寄与を下記のとおり，明確にした．

1. 長期間にわたる視点からの，人間の存在と発達の概念．
2. 人間に対する比較文化的視点．
3. 文化概念．
4. 人間理解における全体論的，文化的背景による接近方法．
5. 健康および病気の状態は個人の文化的背景によって強く影響され，時には根本的に決定されるという認識．
6. 子育てと文化集団の社会化過程に対する比較文化人類学的洞察．
7. フィールドで参加観察により研究する方法．
8. 比較および記述的な言語の形式とその意味に関する言語学上の知識(pp. 18-26)．

加えて，レイニンガー(1991b)はイーミックおよびエティックについてのパイク(Pike)の意見を引用し，それに謝意を表している．「1950年代後半，私は偶然パイク(1954)の言語学の研究における『イーミック』と『エティック』の用語の使用について知った．そしてそれらの用語がヒューマンケアを文化を超えて解明し，理解する上で，大変役に立つに違いないと考えた」(p.77)と解説している．

文化ケアの多様性と普遍性の理論に特有な内容はレイニンガーの人類学の知識や看護学の視点からばかりでなく，彼女自身の研究結果にも起因する．「いくつかの小さな研究で……私は，文化ケア現象は世界観や宗教的(霊的)，血族関係および社会構造の他の領域に広く埋め込まれていることを発見した」(1991a, p.35)と彼女は注釈している．

## 3. 理論の内容

　レイニンガーの出版物の分析で，文化ケアの多様性と普遍性の理論の概念はケア，ケアリング，文化，言語，民族史，環境上の背景，全体論的健康(安寧)，世界観，文化ケア，ケアシステム，文化に適合した看護ケアであることがわかる．レイニンガーは多年にわたり，これらの概念の定義を洗練してきた．他に注釈がなければ，ここにあげる定義は彼女の著書(1991a)の章から引用されたものである．

　**ケア**：レイニンガーは名詞として用い，「人間の状態や生活の仕方を改良，改善するために，明らかにニードのある，またはニードがあると予想される他者に働きかけ，または他者のために経験と行動を助け支援し，できるようにすることに関係した，抽象的なそして具体的な現象をさす」(p.46)としている．

　**ケアリング**：レイニンガー(1988, 1991a)は動詞や動名詞として引用し，「人の状態や生活の仕方を改良・改善したり，死と立ち向かわせるために，明らかにニードのある，またはニードがあると予想される他の個人や集団を助け，支援し，それができるようにすることに向けられた行為や活動をさす」(1991a, p.46)としている．

　**文化**：「ある特定の集団の学習され，共有され，伝達された価値，信念，規範，生活の仕方であり，思考，決定，活動をパターン化した方法で導くものをさす」(p.47)．文化概念は，いくつかの文化的および社会的構造の次元を包含する．その次元とは，集合的に「ある特定の文化(下位文化，社会)の相互に関係のある構造的，組織的要因のダイナミックなパターンと特徴をさし……それらの要因がどのように相互に関連して機能し，異なった環境的背景のなかで人間の行動に影響を与えるのかをさす」(p.47)．レイニンガーは，その次元を列挙して，科学技術的要因，宗教・哲学的要因，血族・社会的要因，政治・法的要因，経済的要因，教育的要因，文化的価値観と生活様式などとして明らかにしている．これらの次元の定義はされていない．

**言語**：レイニンガー(1991a, p.45)によって言及されているが，明確に定義されてはいない．彼女はまた「言語的背景」(1985, p.209)や「ケアについての言語の慣用法，シンボル，意味」(1988, p.155)に言及している．

**民族史**：「主に人間中心の(民族の)そして短期もしくは長期にわたり特定の文化的背景のなかで人間の生活の仕方を描写，説明，解決するような，個人，集団，文化および制度についての過去の事実，出来事，事例，経験をさす」(p.48)．

**環境上の背景**：「ある出来事，場面もしくは特定の経験の総計であり，特定の物理的，生態学的，社会政治的，および/もしくは文化的背景における人間の表現，解説，および社交上の相互作用に意味づけをするものをさす」(p.48)．

**全体論的健康(安寧)**：明確に定義されてはいない．健康は「文化的に定義され，価値づけられ，実践されている安寧の状態をさしており，文化的に表現された，有益な，パターン化された生活の仕方で日常の役割活動ができる個人(または集団)の能力をいう」(1991a, p.48)．

**世界観**：「人生や自分のまわりの世界について像を描いたり，価値のスタンスをとったりするために人々が考える世界や彼らの宇宙についての見方」(p.47)をさしていう．

**文化ケア**：「他の個人や集団が，安寧や健康を維持し，人間としての条件や生活の仕方を維持し，人間としての条件や生活の仕方を改善し，病気，障害，死に対処できるようにする，またはそれを助け支援する主観的および客観的に伝達された価値，信念，およびパターン化された生活の仕方をさしていう」(p.47)．文化ケアの2つの側面は文化ケアの多様性と文化ケアの普遍性である．

文化ケアの多様性とは「ヒューマンケアの表現を援助し，支持し，能力を与えることにかかわる，集団間や集団内におけるケアの意味，パターン，価値，生活の仕方，シンボルの変化，および/もしくは相違をさしていう」(p.47)．

文化ケアの普遍性とは「多くの文化で明らかにみられ，人々を援助するた

めの援助的，支持的，促進的，もしくは能力を与えるような方法を反映するケアの共通的，類似的，もしくは統一的な意味，パターン，価値観，生活様式，シンボルを意味する」(p.47).

**ケアシステム**：それ自体は定義されていない．しかしレイニンガー(1985)は健康システムに対しては定義している．彼女は，「健康システムは人々の健康に対するニード，関心，健康状態に役立つことを目的とした組織の価値，規範および構造上の特徴をさす」(p.209)と述べている．ケアシステム概念には2つの次元があり，1つは一般的な素人のケアシステムであり，1つは専門的なヘルスケアシステムである．

一般的な素人のケアシステムは，民間の，土着の，または自然主義的な素人のケアシステムとも呼ばれ，「人々を癒したり助けたりする，特別な意味や効果をもった伝統的もしくは地方の土着のヘルスケアや治療法をさし，一般的にその地方の実践者によって家庭もしくは地域の環境背景のなかで行われるケアをいう」(1988, p.156)．一般的なケア(ケアリング)とは「文化的に学習され伝達された素人の，土着の(伝統的な)，もしくは民間の(ホームケア)知識や技術をさし，それらは明らかに要求のある，または要求の予想される他の個人，集団，もしくは制度に向けた，またはそれらのための，人の健康状態(安寧)，障害，生活の仕方を改良改善したり死と立ち向かわせたりするのに援助的，支持的，能力を与えるような，もしくは促進的行為(または現象)を提供するために使用される」(1991a, p.38).

専門的なヘルスケアシステムは「専門的なケアもしくは治療(cure)サービスで，特別な教育機関において正式な専門的学習プログラムを通じて教育された多様な医療従事者によって提供される」(1988, p.156)．専門的看護ケア(ケアリング)は「正式なおよび認識を通して学習された専門的なケア知識および実践技術で，教育機関を通して得られたもので，人の健康状態(もしくは安寧)，障害，生活様式を改善する目的で，あるいは死に直面するクライエントに対応する目的で，他の個人や集団に対し援助的，支持的，能力を与えるような，もしくは促進的な行為を提供するために用いられるものをさす」(1991a, p.38).

**文化に適合した看護ケア**：「認識を基礎にした，援助的，支持的，促進的，もしくは能力を与えるような行為または意思決定をさし，それらが意味ある有益な，満足のいくヘルスケアや安寧をもたらすサービスを提供する，またはそれを支援する目的で，個人や集団もしくは制度上の文化価値，信念，および生活様式に適合するようぴったりあつらえたものであること」(p.49)．この概念の次元でもある文化的看護ケアの3つの模範は，文化ケアの保持または維持，文化ケアの調整または取り引き，そして文化ケアの再パターン化または再構成である．

　文化ケアの保持または維持は，「特定の文化をもった人々を助けて，彼らが安寧を維持し，病気から回復し，または障害そして/または死と立ち向かうことができるように適切なケアの価値を保存そして/または維持させるような援助的，支持的，促進的，もしくは能力を与えるような専門的行動および意思決定をさしていう」(p.48)．

　文化ケアの調整または取り引きは「ある指定された文化をもつ人々が，専門的なケア提供者から有益で満足のいく健康上の成果を得られるよう，他者に合わせたり交渉したりするのを助けるような援助的，支持的，促進的，もしくは能力を与えるような創造的，専門的行動および意思決定をさしている」(p.48)．

　文化ケアの再パターン化または再構成は「クライエントが彼らの生活の仕方を再整理し，変え，または大きく修正して，新しい，異なった有益なヘルスケアパターンを得るのを助けるような援助的，支持的，促進的，もしくは権限を与える専門的行動および意思決定をさしており，それらはクライエントの文化的価値と利益を尊重しながらも，なおかつクライエントと協同して変化を起こす以前の状態より，より健康的で有益な生活の仕方を提供するものでなければならない」(p.49)．

## ■ 非関連命題

　文化ケアの多様性と普遍性の理論の概念の定義はこの理論の主要な非関連命題である．概念の内容をさらに説明している他の非関連命題をレイニン

ガーの著書の章から引用した(Leininger, 1991a). 1つの命題は文化ケアに焦点を合わせ，以下のように主張している．

　人々が文化ケアを当てにすること(一般的なまたは専門的なケアへの期待)の1番の優位性は，それが人々を健康に保ち，機能させ，日々生き延びさせるのを助けるのに重要なことであった(p.38)．

もう1つの命題は文化ケアの多様性と文化ケアの普遍性という文化ケアの次元についての主張である．

　その命題の主張とは，文化ケアの概念，意味，表現，パターン，プロセス，そしてケアの構造形態は世界のあらゆる文化において異なっていて(多様)，かつ(共通性や普遍性に向かって)類似している(p.45)．

他の2つの命題はケアシステム概念の2つの次元を説明したものである．

　どのような人間の文化も一般的な(素人の，民間の，もしくは土着の)ケアの知識と実践があり，そして通常，文化を超えて異なる専門的なケアの知識と実践もある(p.45)．
　民間のヘルスケアシステムと専門的なヘルスケアシステムは，人々に好ましい形，もしくはあまり好ましいとはいえない形で提供されるケアの質と，個人や集団がそのケアを手に入れやすいかどうかに多大な影響を与えているといわれてきた．これら2つの主要なヘルスケアシステムは，健康的で満足のいく，有益で患者の文化ケアシステムの価値やニードに適合したヒューマンケアを提供することができた(p.37)．

さらにもう1つの命題は，文化に適合した看護ケアに焦点を合わせている．

　クライエントの信念，価値およびケアの生活様式に合理的に適合していない看護ケアを受けた患者は，文化的葛藤，ノンコンプライアンス，ストレス，倫理的あるいは道徳上の懸念のサインを示すようになるだろう(p.45)．

### ■ 関連命題

　関連命題はサンライズモデル(Sunrise Model，図 3-1)で描写される．レイニンガー(1985)はこのモデルは「日の出(のケア)」(p.210)を象徴すると説明している．円の上部は世界観，文化的および社会的次元を表示しており，それらは「言語や環境上の背景を通じてケアと健康に影響を及ぼしている」(p.210)．図の下部はケアシステムと文化的に適合した看護ケアの次元もしくは型を示している．「このモデルの上部と下部は」一緒になって「太陽全体を ── またはヒューマンケアと健康を知るために看護師が探求しなければならない宇宙 ── を描写している」(p.210)．

　図中の双方向の矢印(⇔)は「影響を及ぼし合うもので直線的な因果関係にはないもの」を象徴し，「矢印は異なった領域にまたがり主要な因子を横切って，因子間の相互関係や影響を及ぼし合うものの流動性を描写している」(Leininger, 1991a, p.53)．破線(……)は「最大多数の人間の自然界を反映する生活の開放的世界または開放的システムを示している」(p.53)．

　サンライズモデルは，文化ケアの多様性と普遍性の理論の概念間の多くの相互関係を図解している．もっと詳しくいえば，この図は文化ケアの全体像を描写している．また，人々が自分の生活やまわりの世界について絵を描き，価値づける時に用いる世界観は，文化的および社会的構造の次元(科学技術的，宗教的・哲学的，血族的・社会的，政治的・法律，経済的，教育的要因；文化的価値観と生活様式)に影響を及ぼしかつ影響を受けることを図解している．文化的および社会的構造の次元は，環境上の背景，言語，民族史とともに，ケアの表現や，パターンおよび実践に影響を及ぼしかつ影響を受けており，それらは次に，個人，家族，集団，地域，組織の全体論的健康もしくは安寧に影響を及ぼしかつ影響を受けており，またそれらは一般的な素人のおよび専門的なケアシステムに影響を及ぼしかつ影響を受けており，それらは次に看護ケアの決定と行動に影響を及ぼしかつ影響を受けており，またそれらは文化に適合した看護ケアの3つの次元もしくは様式に影響を及ぼしかつ影響を受けている．サンライズモデルはまた文化および社会構造の

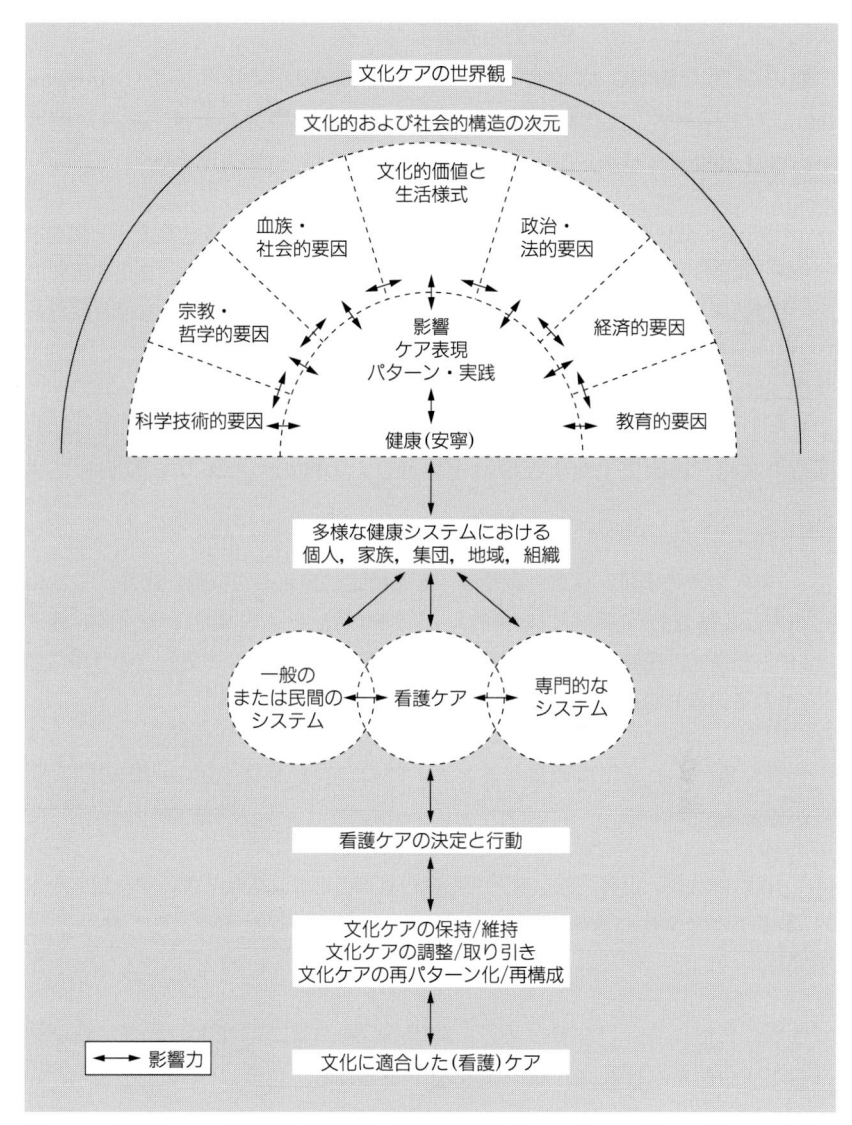

**図 3-1 文化ケアの多様性と普遍性の理論を描写するレイニンガーのサンライズモデル**

〔Leininger, M. M. (1991). Culture Care Diversity and Universality：A Theory of Nursing (p. 43). New York：National League for Nursing. Copyright 1991 by the National League for Nursing より許可を得て掲載〕

次元が互いに及ぼし合う影響力も描写している．

　他の関連命題は，レイニンガーの著書の章から引用した(Leininger, 1991a)．文化ケアと文化概念の文化的および社会的構造の次元，それに環境上の背景の間のつながりが1つの関連命題で明らかにされている．

　　　文化ケアリングを完全に理解し予想するためには，看護者は看護データを宗教，親族関係，言語，技術，経済，教育(公式および非公式の)，文化的価値および信念，物理的(生態学的)環境の影響を受けたものとして扱わなければならないだろう(p.38)．

　もう1つの関連命題は文化ケアと，世界観，言語，文化概念の文化・社会構造の次元，民族史上および環境上の背景との間のつながりを説明している．

　　　文化ケアの価値，信念，実践は，ある特定の文化の世界観，言語，宗教的(もしくは霊的)，親族的(社会的)，政治的(もしくは法律的)，教育的，経済的，技術的，民族史および環境上の背景の影響を受け，かつそれらのなかに埋もれているものである(p.45)．

　ケアシステムと文化に適合したケアの間のつながりは下記の関係命題で明らかである．

　　　一般的なケアと専門的なケアを結合させることは，ヘルスケアサービスを求める人々が文化に適合したケアを受けられるようになることにつながる(p.37)．

　さらに文化に適合した看護ケアを健康(安寧)および環境上の背景に結びつける関連命題をあげれば，次のような主張となる．

　　　有益で健全な満足を与える，文化的基礎づけのある看護ケアは，個人，家族，集団，および地域の安寧に，それらの環境上の背景において，貢献する(p.45)．

# B 文化ケアの多様性と普遍性の理論の評価

この節はレイニンガーの文化ケアの多様性と普遍性の理論の評価について述べる．この評価は，理論の分析結果と並んでこの看護理論を用いたり，それについて解説した他の著者の出版物にもとづいて行われている．

## 1. 重要性

レイニンガー(1988, 1991a)は文化ケアの多様性と普遍性の理論のメタパラダイム上の起源を，ヒューマンケア，環境上の背景および安寧として明快に言及している．さらに，彼女はこの理論の哲学上の基礎を，一連の哲学的および認識論的仮定や仮定的前提のなかで明確にした．しかしながら，分析によると，レイニンガーが仮定的前提と呼んだいくつかの主張は，実際には理論の命題となっていることが明らかだ．全体論的看護，文化ケアおよび理論に関係した研究方法論についてのレイニンガーの信念を扱っている他の哲学的主張は，彼女の出版物から容易に引用することができた．

レイニンガーは，文化ケアの多様性と普遍性の理論の概念的基礎を，看護の概念モデルとしては明確に記述していない．しかし彼女は，人間，環境，健康，および看護を含めた看護の概念モデルの構成要素を説明している．

文化ケアの多様性と普遍性理論は，卓越した看護理論である．レイニンガー(1991a)がそう指摘したように，この理論は「人類学から『借りた』ものでは決してなく，新たに開発されたもので，安寧や健康に影響を及ぼすと予想される知識の認識論的および存在論的側面を発見するために看護的観点で学ばなければならないもの」(p.24)だった．パイク(Pike, 1954)を除いて，レイニンガーは，人類学と看護学の学者による出版物を，先行する知識の特定の出典としてあげなかった．しかし何人かの学者については，彼女の考え

に影響を与えたとして名前をあげている．

　レイニンガーの文化についての多くの出版物や理論は看護学に価値のある影響を与えてきた．レイニンガー(1991a)は，「教授法，カリキュラム，管理，地域の臨床実践，相談，看護研究に文化を超えた看護ケア知識を投入したとき，革命に近い変化をもたらすであろう」(p.41)ことを何年も前に認識したと主張している．確かに，レイニンガーが1960年代に文化の重要性について彼女の考えを出版し始めて以来，国際間の看護に対する興味や多文化主義に対する関心は大きく発展した(Leininger, 1991 f；Mendelbaum, 1991；Meleis, 1989)．

　レイニンガーの理論の重要性について，コーエン(Cohen, 1991)は以下のように述べている．

　　レイニンガーは，人々の文化，価値，信念，パターン，および生活様式を考慮に入れるケアリングを学ぶ方法を看護にもたらすために，そして文化的に適合したケアをもたらすために，彼女の人類学の素養を利用した．世界が狭くなりつつあり，自分たちの社会が多様な文化から構成されている時代において，以上のことは特に注目すべきことである……(彼女の理論は)文化の多様性と並んで普遍性に対する認識を高め，施設や地域内でのケア提供における民族中心主義性を減じてきた(pp.907-908)．

　したがって，文化ケアの多様性と普遍性の理論における特別な重要性は，人々の健康体験に及ぼす文化の影響を理解することに関する貢献である．レイニンガー(1991a)は彼女の研究を「世界中の多様な文化や類似した文化を説明しながら，文化を超えた看護に関する現象の多くを説明する主要な理論」(p.29)であるとみなしている．この理論の特色は，一般的な(土着のまたは民間の)ケアと専門的な看護ケアの違いを明らかにしたことである．

## 2. 内的一貫性

　文化ケアの多様性と普遍性の理論は，それが基礎としている哲学的主張と

概念モデルに適合している．レイニンガーは文化ケアの多様性と普遍性の理論のほとんどの概念とその次元に明確な定義づけをしているので，語義は明瞭である．言語は定義されていないがそれらの定義は自明のようにみえる．さらに文化概念の文化および社会構造の次元も全く定義されていないが，これらの定義も自明のようである．さらに全体論的健康も定義されていないが，健康については明確な定義がなされている．

　理論の主要な出版物(Leininger, 1985, 1988, 1991a)のそれぞれにおいて，語義上の一貫性は明らかである．しかしながら出版物どうしの間にはいくつかの不一致もみられる．1991年の出版物(Leininger, 1991a)ではケアシステム(care system)という用語が使われたが，それは1985，1988年の出版物(Leininger, 1985, 1988)では保健システム(health system)だった．さらに，ケア(保健)システム概念は1985年の出版物では3つの次元(民間のシステム，専門的なシステム，看護システム)をもっていることになっていた．しかし1988年の出版物では2つの次元〔民間の保健(安寧)システムと専門の保健システム〕になっている．その上，民間の保健システムは，1991a年の出版物においては民間の，土着の，一般的な，または自然主義的な素人のケアシステムと呼ばれている．

　概念は冗長ではない．それぞれの概念がたとえ関連があっても別個の現象をさしている．

　文化ケアの多様性と普遍性の理論の分析により，この理論の概念間には，適切なつながりをもった構造的一貫性があることが明らかになった．サンライズモデルはこの理論の概念間のそうしたつながりを明快に描写している．事実，サンライズモデルは明言された目標を達成している．その目標とは，「異なった，しかし非常に近い関係にある理論の様々な次元の全体像を描写し，〔そして〕理論において影響を及ぼし合う次元，構成要素，様相，または主要な概念を正しく位置づけして描写し，それらの次元の統合された全体像を作ること」(Leininger, 1991a, p.49)である．しかし，レイニンガーはサンライズモデルで描写された関連命題を文章の形では説明していない．理論の概念間の他のつながりはレイニンガーの出版物から引用された関連命題に

記されている.

## 3. 簡潔性

　文化ケアの多様性と普遍性の理論は比較的簡潔な理論である．この理論は多くの概念を包含しているが，そのどれもがレイニンガーの考えを効果的に伝えるために不可欠である．この理論の分析で，この理論は，レイニンガー(1991a)が定義した18の用語のリストから予想されるより，もっと簡潔に表示されうることがわかった．その簡潔な形の表示はある一部の用語を，他の用語の次元として分類することによって可能となる．特に，文化および社会構造の次元に与えられた定義で，それらの次元が文化概念の構成要素であることは，はっきりと確認されている．同様に，文化ケアの保持または維持，文化ケアの調整または取り引き，文化ケアの再パターン化または再構成は文化に適合した看護ケアの次元である．最後に，一般的および専門的なケアシステムに与えられた定義は，この2つがケアシステム概念の次元であることをはっきりと示している.

## 4. 検証性

　文化ケアの多様性と普遍性の理論は通常の演繹的な意味合いそのものからいえば，検証可能な理論ではない．むしろ，理論のサンライズモデルにもとづいた質的帰納的研究の方法論を用いることが文化ケアの経験にもとづいた知識を生む．レイニンガー(1991a)はこう説明している．「私は文化ケアの知識の発見を，主として人々の見解や経験を知るための質的，帰納的研究方法から導かれた進化的な過程として描いている」(p.31)．より具体的にいえば，この理論は「多様な文化におけるケアについて新しい知識を生んだり，異なった洞察を得たりするために主に用いられる」(p.158)．したがって，文化ケアの中範囲理論は民族看護学研究と呼ばれる質的研究方法によってもたらされる．この研究方法は文化ケアの多様性と普遍性の理論に適合してい

るものである．研究による発見が実践に用いられる段階になって，理論検証が行われることになる．

ゆえに，レイニンガー(1991a)にとって研究の目的とは「文化ケア，パターン，表現，実践の意味を解明し，詳述し」(p.34)「人々が，文化全体の生活様式，信念および環境においてどのようにケアを認識的に知り，記述し，解釈したかを発見すること」(p.34)である．民族看護学研究方法の特定の目的は「文化ケアの多様性と普遍性理論に特に関連した看護現象を解明し研究するための自然主義的であり，大いにイーミック(内部者の見方)的で広範囲に調査し発見する方法を確立すること」(Leininger, 1991b, p.75)である．

興味の対象としての現象は，「イーミック的な人々にもとづいた(内部文化)知識」(1991b, p.43)であり，それは「ヒューマンケア，安寧，および健康と環境に影響を及ぼすもの」(1991b, p.75)を含む知識である．レイニンガーは「人々のイーミック的な考えを理解することは非常に重要なことで，研究者のエティック(外部者の見方)的なもしくは外部より導かれた，仮定的で前もって設定された特定の考えを強調するよりも，ずっと重要なことだった」(1991a, p.34)と説明している．民族看護学の研究方法を用いることで，研究者は「地元の情報提供者から，彼らの自然な環境上の背景のなかで，彼らの知られたまたは隠れたヒューマンケアの側面を学ぶこと」(1991a, p.35)が可能になる．

サンライズモデル(図3-1)は研究のための一般的な構造を示している．レイニンガー(1991a)は以下のように説明している：

> 研究者は世界観から始めてサンライズモデルの頂上から底部へと仕事を進める．しかし，看護師の研究者は専門的なシステムにおけるケアと看護に焦点を合わせることで研究を始めたいと考えても構わない(モデルの下部)．そうすることで看護師は病院や家庭での個人や集団のケアを研究し，研究を徐々に世界観，文化，および社会構造の次元へ進め，親族関係，宗教，その他モデルに描写されている領域を網羅する．同時に，研究者は自身の研究領域に焦点を合わせたままの状態を保ち，情報提供者や文化背景からイーミック的な資料を得るための研究の展開方法に影響を受けたおおまかな研究計画のほうに移行する．

多くの場合は，研究者はモデルの頂上の世界観や社会構造の特徴から始めて徐々に専門的および一般的ヘルスケアシステムや同様に看護行為や意思決定の可能的な様式へと研究を進める(pp.50-51)．

データは「ガイド(enablers)」によって収集される．レイニンガー(1991b)はこの用語を「測定用具(instruments)」という用語より好んで用いた．「測定用具」では「あまりに非人間的で機械的，そしてあまりに客観的，実験化や量的パラダイムの他の方法や論理的特徴に適合しすぎている」(p.91)と考えたのである．レイニンガー(1991b)によって開発された特定のガイドには，見知らぬ人-友人モデル(Stranger-Friend Model)，観察-参加-反映モデル(Observation-Participation-Reflection Model)，民族看護学データ分析ガイドの段階(Phases of Ethnonursing Date Analysis Guide)，文化変容ガイド(Acculturation Enabler Guide)，ヘルスケア生活史ガイド(Life History Health Care Enabler)，文化ケア価値および意味のガイド(Cultural Care Values and Meanings Enabler)，文化論理学的ケアアセスメントガイド(Culturalogical Care Assessment Guide)，視聴覚的ガイド(Audio-visual Guide)，民間的・専門的ケアガイド(Generic and Professional Care Enabler Guide)などがある．レイニンガー(1991b)は，文化ケアの多様性と普遍性の理論にもとづいた掘り下げた研究のためには，研究者はこれらのガイドの1つ以上を用いるか，または他のガイドを開発することになるだろうと注釈している．データの収集，処理，分析は，レイニンガー-テンプリン-トンプソンの民族学データのための質的ソフトウェア(Leininger-Templin-Thompson Ethnoscript Qualitative Software)プログラムを用いることで容易になる(Leininger, 1990, 1991b)．

民族看護学研究方法には，「情報提供者の倫理的権利に対する鋭い感覚」(1991a, p.56)が必要である．この方法はまた，研究指導者とともに働くことや質的研究の方法論的および倫理的側面に重きをおいたセミナーに参加することによって学習される確実な技術も必要とされる．レイニンガー(1991b)は「挑戦すべき課題は，人々の関心ある仲間になることであり，人々と協同

して彼らの過去や現在の文化的信念，価値それにヒューマンケアや健康，安寧，その他の看護の次元についての考えを発見することである」(p.85)と指摘している．もう1つの課題は「非常にあいまいで，不確実，主観的な，もしくはあやふやに認識されている複雑な一連の考えに耐えられること」(p.86)である．一番大事なことは，研究者は「忍耐し，時間をかけ，それに他者に対する純粋な興味」(p.86)をもっていなければならない．さらに研究者は，下記の必要事項を堅く守らなければならない．

1. 研究者は，民族看護学の研究方法で経験を積んだ指導者を探すべきである．
2. 研究者は，慣れ親しんだ，自然な環境にある人々の場に移り住むべきである．
3. 研究者は，その文化にいる人々とコミュニケーションをするために，そして考えや文書を解釈するために適切な言語技術をもっていなければならない．
4. 研究者は，非構造的オープンエンド形式の質問を用いて，できる限り自然な形で学習者の役割に徹することで鋭い観察者，聴取者，反映者，正確な通訳とならなければならない．
   もっと詳しくいえば，
   a. 研究者は，情報提供者とともに働く際に自由な発見者，積極的な聴取者，純粋な学習者の態度を維持しなければならない．
   b. 研究者は見，聞き，経験したことすべての「なぜ」に対して積極的で好奇心のある姿勢を維持し，情報提供者が分け与えてくれるどんなものにも感謝の気持ちをもたなければならない．
   c. 研究者は，提供されたことはどんなものでも，情報提供者の考えを保存するためのすべての意味，説明，もしくは解釈のために注意深い良心的な方法で記録しなければならない．
5. 研究者は，個人的な傾向，偏見，意見，および専門的な解釈をさし控え，留保し，またはコントロールしなければならない．
6. 研究者は，研究される現象の文化的背景に焦点を合わせなければならない (Leininger, 1991b, pp.85-87, 106-108, 111)．

レイニンガー(1991b)は，もし絶対必要であれば他の質的研究方法を民族看護学と結合させることができると書き留めている．彼女は両立できる研究方法は生活史，民族誌学，現象学，および民族科学を含むと主張している．

レイニンガー(1991a)は「特定の理論的仮説，見解またはきっちり組織立てられた理論的体系が用いられなかった，［その理由は］帰納的で自由な発見過程に適合しないだろうからである」(p.46)と主張した．この主張にもかかわらず，彼女は実際には文化ケアの多様性と普遍性の理論から導かれた検証可能な仮説に相当する陳述をいくつか述べている．この理論の中心的な検証可能な仮説は「世界中において多様な文化ケアのパターン，プロセス，意味，特質，機能，および構造がある一方では，いくらかの普遍性も存在する」(Leininger, 1991a, p.36)である．

さらに具体的に，レイニンガー(1985)は以下のように仮定している．

> 人間の多様性，状況，人々のライフスタイルの変化により，文化の多様性よりも普遍的なケアのパターン，プロセス，行為のほうが少ない．しかし，情報や文化変容プロセス，人間の選択権の急速な世界的拡散により，次世紀では多様なケアの型より普遍的な型のほうが多くなると予想される(p.210)．

おもしろいことだが，もしレイニンガーの普遍的なケアのパターンが増加するという予想が将来正しければ，普遍性と多様性に焦点を合わせた理論の必要性というのはなくなるかもしれない．

レイニンガー(1985)が関連命題と呼んだ他の主張も検証可能な仮説である．それらの主張は以下のとおりである．

- 異なった文化をもつ人々が，思考や生活の反復する型を有するケアを定義し，解釈し，知る方法の間には，確認できる明確な関係がある．
- 文化ケアの価値，信念そして文化の実践のイーミック(内部者の見方)は人々の日常のケアのパターンと密接な関係性を示す．
- 文化ケア概念の意味とその用い方は異なった文化間では変化し，看護ケアをする者，受ける者の実践に影響を及ぼす．

- 民間および専門のケア実践に関して，社会構造要因と世界観の間には意味深い関係がある．
- 看護ケアの下下位システム(subsubsystem)は専門のヘルスケアシステムと密接に関連しているが，民間のヘルスケアシステムとは著しく異なっている．
- クライエントの文化ケアの価値，信念，習慣の利用を考慮に入れた看護ケアの決定と行動は，看護ケアにそのクライエントが満足することと明確に関連している．
- 文化ケアの保持，調整および/もしくはクライエントのケアにおける再パターン化の利用にもとづいた看護ケア行動または意思決定は，有益な看護ケアと明確に関連している．
- ケアをする者がクライエントの文化ケアの価値，信念を利用しない場合，異文化間葛藤やストレスの徴候が現れるのは明らかである．
- ケアをする者と受ける者の意味づけや表現の著しい違いは相方にとって不満な結果をもたらす．
- クライエントが技術的な看護ケア行為に大きく依存することは文化ケアと密接に関連しており，そのことは，個人的なケア行為を減じることになる．
- 宗教および親族関係によるケア要因は，技術的要因よりは変化に対して弾力的である．
- 文化ケアの価値に対する西欧的な考えは，非西欧的なケアの価値の考えとは著しく異なっている．
- 個人主義と独立を尊重する文化においてはセルフケアの実践が明白であり，人間の相互依存を支持する文化においては他の人によるケア実践が明白である．
- 英国系アメリカ人の看護者-クライエント教授方式は非西欧的な価値志向のクライエントには機能しないであろう(pp.210-212)．

## 5. 経験的適切性

文化ケアの多様性と普遍性の理論は大理論であるから，経験的適切性の評

価は研究結果の一般化ではなく，この大理論の中範囲理論産出能力に焦点を合わせることになる．この見方からすれば，この理論は経験的に適切であるといえるだろう．

　さらに詳しくいえば，文化ケアの多様性と普遍性の理論から導かれた1960年から1991年の間に行われた研究のレビューで，中範囲理論の形式での少なからぬ経験にもとづいた支持が明らかにされた．その中範囲理論とは，54の西欧および非西欧文化圏の文化ケアの価値，言語上の意味，行動様式と，また同じくそれらの文化の研究によって確認された175のケア構成要素分類の記述である(Leininger, 1991d)．レイニンガーや彼女の学生，他の研究者によって行われた23の文化の研究から得られた結果の概要がレイニンガー(1991d)によって作成された．これらの概要のうちの2つを**表3-1**に示した．ニューギニア東高地のガドサップ・アクナ(Gadsup Akuna)に関する研究結果は最初の文化を超えたケア研究から得られたもので，1960年代初頭にレイニンガーによって行われ，後年にも何回か調査が続けられたものである．研究結果の詳しい記述は，文化ケアの多様性と普遍性の理論の文献のなかに提示されており，レイニンガーの著書(1991c)を読めばわかる．フィリピン系アメリカ人文化に関する研究結果はスパングラー(Spangler, 1991, 1992)や他の文化を超えた看護研究者から得られたものである．情報提供者たちは米国で少なくとも20年間は生活してきた人たちである．概要に表された他の文化は中，上流階級の英国系アメリカ人，古宗教集団アーミッシュ派のアメリカ人，アパラチア山脈(訳注：北米東海岸の山脈)に住む人々，北アメリカインディアン，南東アメリカインディアン，メキシコ系アメリカ人，ハイチ系アメリカ人，アフリカ系アメリカ人，日系アメリカ人，ベトナム系アメリカ人，中国系アメリカ人，アラブ系アメリカ人のイスラム教徒，ポーランド系アメリカ人，ドイツ系アメリカ人，イタリア系アメリカ人，ギリシャ系アメリカ人，ユダヤ系アメリカ人，リトアニア系アメリカ人，スウェーデン系アメリカ人，フィンランド系アメリカ人，デンマーク系アメリカ人などの文化である．理論にもとづいた研究で出版されているものすべては，Chapterおわりの文献解題にあげてある．

### 表 3-1　文化ケアの多様性と普遍性の理論にもとづく 2 つの研究の結果概要

| 文化価値は： | 文化ケアの意味と行動様式は： |
| --- | --- |

**ニューギニア東高地のガドサップ・アクナの場合**

| | |
| --- | --- |
| 1. 平等主義<br>2. 顕著な性役割の違い<br>3. 家長性を認める<br>4. 共同体としての統一<br>　（「一房のブドウ」/「系統」）<br>5. 社会的罪（魔術）を防ぐ<br>6. 祖先の「生活のエッセンス」および義務を保持する<br>7. 「よい女性，子ども，豚，庭」をもつ | 1. 見張り（魔術の予防）<br>　・近くの見張り<br>　・遠方の監視<br>2. 保護（保護的男性ケアリング）<br>　・ライフサイクルを通じてガドサップを守る<br>　・文化的タブーと規則の遵守<br>3. 養育<br>　・人々が成長し生き残るのを援助する方法<br>　・ライフサイクルを通じて自分の必要とする物を知る（ニードの予測）<br>　・安全な食べ物を摂取する<br>4. 予防（文化的タブーを破ることを避ける）<br>　・病気と死を防ぐ<br>　・村間の戦い，闘争を防ぐ<br>5. タッチング |

**フィリピン系アメリカ人の文化の場合**

| | |
| --- | --- |
| 1. 家族の一体感と親密さ<br>2. 年長者/権威者を尊重する<br>3. 「自分自身を神にゆだねる」（バハラーナ）<br>4. 社会文化的きずなに対する義務<br>5. 熱烈な-冷静な信念<br>6. 民間の食事療法と実践を使用する<br>7. 宗教の尊重<br>　（主にローマカトリック） | 1. 円滑な関係を維持する（パキキサーマ）<br>2. 顔をつぶさない，自尊心を保つ（アモール，プロプリオ）；恥を避ける（ヒヤ）<br>3. 権威の尊重および服従<br>4. 静かにする；プライバシー<br>5. 相互依存（ウタング・ナ・ loob）<br>　「ギブアンドテイク」の関係<br>6. 他者を慰める<br>7. 優しさ<br>8. できるだけ快活でいる |

〔Leininger, M. M. (1991d). Selected culture care findings of diverse cultures using culture care theory and ethnomethods. In M. M. Leininger (Ed.), *Culture care diversity and universality : A theory of nursing* (p. 358). New York : National League for Nursing. より許可を得て転載〕

表 3-2 文化ケアの多様性と普遍性の理論にもとづく研究から導かれたケア/ケアリングの構成要素

### ケアおよび/またはケアリングの意味と行動様式

1. 受容
2. 親切な
3. 責務
4. 行動(する)(のために/について/とともに)
5. ～に適合させる
6. ～への愛情
7. 緩和(痛み/苦しみ)
8. 予想(すること)
9. 他者を援助(すること)
10. ～へ/～に対する配慮
11. ～に対する態度
12. 断定的な見方をしない
13. 他者を認識していること
14. 本物であること(本当の)
15. 清潔であること
16. 誠実であること
17. 熱心であること
18. 親切/快活であること
19. 規律正しいこと
20. そばに居ること
21. 注意深いこと
22. 贈り物を贈ること
23. ケア(ケアリング)
24. カリタス(慈善)
25. きれい好き
26. ～に接近
27. 認識的に知ること
28. 慰める(こと)
29. ～へ/～に対してのコミットメント
30. コミュニケーション(すること)
31. 共同体認識
32. 同情(的な)
33. ～にコンプライエンスする
34. ～を/について/～に対する、関心
35. ～との適合、一致
36. 一貫していること
37. ～を考慮
38. 相談(すること)
39. コントロールすること
40. 相手との親交
41. 協同
42. 連携
43. ～に/に向かって対処する
44. 創造的な思考/行動
45. 文化的ケア(ケアリング)
46. 治療(すること)
47. 依存
48. 他者への直接的援助
49. 洞察力
50. ～のために/～とともに行う
51. 正しい食事をとる
52. 耐えること
53. 具体化
54. 情緒的支援
55. 同感
56. 可能にすること(能力付与)
57. ～に/～に関して没頭すること
58. 調和をつくること
59. ～に/～に関して没頭すること[原文のまま]
60. ～ともに経験すること
61. 感情を表現すること
62. (他者に対する)信頼
63. 家族参加
64. 家族支援
65. ～を/について感じること
66. 子としての情愛
67. 他者に対する寛大さ
68. 優しいことと不変不動であること
69. 困っている他者に与えること
70. ～に/慰めを与えること
71. 集団援助
72. 集団認識
73. 成長を促進すること
74. ～に対する助力
75. ～との調和
76. 癒し
77. 健康指導
78. 健康(安寧)
79. 健康維持
80. 自身/他者を助けること
81. 親族/集団を助けること
82. 尊敬(すること)
83. 希望(を抱くこと)
84. 親切にもてなすこと
85. 状態を改善すること
86. ～へ心を向ける
87. ～を大目にみること
88. 指示(すること)
89. 清廉潔白
90. ～に対する/についての関心
91. 親しさ/親密さ
92. ～への/～に対する関与
93. 親切(親切であること)

(つづく)

表 3-2 （つづき）

### ケアおよび/またはケアリングの意味と行動様式

- 94. 文化を知ること
- 95. （相手の実態を）知ること
- 96. 文化的価値/タブーを知る
- 97. 制限すること（限界を設ける）
- 98. ～に/～について傾聴すること
- 99. 愛すること（他者を愛する）
  ──キリスト教的愛
- 100. 調和を維持すること
- 101. 相互関係を維持すること
- 102. プライバシーを維持すること
- 103. 他者に仕えること
  ──子に対する愛
- 104. ニードを満たすこと
- 105. 養育（～に栄養物を与える）
- 106. ～へ服従
- 107. ～に対する義務
- 108. 規律正しさ
- 109. 他者ケア（ケアリング），非セルフケア
- 110. 忍耐
- 111. 慣例通りに行うこと
- 112. 表現を自由にさせること
- 113. 個人に向けられた行為
- 114. 物理的行為
- 115. ともに祈願すること
- 116. 存在（そばに居ること）
- 117. 保存すること（保存）
- 118. 予防（する）
- 119. 促進すること
- 120. 自立を促進すること
- 121. 保護すること（他者/自身を）
- 122. 清めること
- 123. 静けさ
- 124. 慰めること
- 125. 受けとめること
- 126. 相互利益
- 127. 美点を反映すること
- 128. ～ともに/～について熟考すること
- 129. 社会復帰させる
- 130. ～に対する心づかい
- 131. ～に関係していること
- 132. 尊敬すること
- 133. 生活様式について/対しての尊敬
- 134. プライバシー/意志を尊重すること
- 135. 性差を尊重すること
- 136. 適切に反応すること
- 137. 状況に反応すること
- 138. 他者に責任をもつ
- 139. 元の状態に戻る（こと）
- 140. 犠牲にすること
- 141. 顔を立てること
- 142. 自己を信頼する（こと）
- 143. 自己責任
- 144. 他者のニードに対する感受性
- 145. 他者に奉仕すること（カリタス）
- 146. 他者と分かち合うこと
- 147. 沈黙（～を用いる）
- 148. 言葉を話すこと
- 149. 精神的な癒し
- 150. 精神的なつながり
- 151. 刺激（する）
- 152. ストレスの緩和
- 153. 救援
- 154. ～とともに/～のために苦しむ
- 155. 支援（すること）
- 156. 見張り（見守る）
- 157. 象徴（する）
- 158. 共感
- 159. 環境を保護すること
- 160. 技術的熟練
- 161. テクニック
- 162. 優しさ
- 163. タイミングのよい行動/決定
- 164. 触れる（こと）
- 165. 信頼する（こと）
- 166. 理解すること
- 167. 民俗的な食事/実践の使用
- 168. 限界設定（制限）の使用
- 169. 看護知識を用いること
- 170. 相手のやり方を尊重する
- 171. 注意深さ
- 172. 安寧（健康）
- 173. 安寧（家族）
- 174. 全体的アプローチ
- 175. 懸命に働くこと

〔Leininger, M. M. (1991d). Selected culture care findings of diverse cultures using culture care theory and ethnomethods. In M. M. Leininger (Ed.), *Culture care diversity and universality : A theory of nursing* (p.368-370). New York : National League for Nursing. より許可を得て転載〕

表 3-2 にあげられた 175 のケア構成要素は，研究された 54 の文化から得られたケアおよびケアリングの意味と行動様式を表したものである．レイニンガー(1991d)は「各文化からの情報提供者は 4 つもしくは 5 つの有力な構成要素を，その重要な意味や行動様式をあげて確認した」と説明している．「8 つ以上の主要な構成要素を確認した文化圏はなかった」(p.368)．

研究結果は次のようなことも明らかにした．

1. 54 の文化間では，特に西欧と非西欧文化間においては，普遍性よりも多様性の徴候が多くみられる．
2. 文化ケアの意味と実践を明らかにする作業は非常に困難である．その理由は主としてそれらが社会構造に深く埋め込まれているからであり，非西欧文化においては特に親族関係や宗教的信念，政治的要因に埋め込まれているからである．一方西欧文化においては，ケアは主として高度技術的な職務，経済的要因，政治的決定事項，およびクライエントのケアニードを理解する言語上の問題としてとらえられている．
3. 文化的背景とケア価値によって，ケアの表現の仕方やクライエント，特に家族や文化社会にとってのケアの意味づけが大きく違ってくる．
4. ケアの意味とケアの用い方には，しばしばその文化およびその地方の言語に対する知識が必要である．
5. 西欧文化社会における高度技術の看護実践は，クライエントと看護者(または専門的スタッフ)の間の距離を広げがちである．特に高度技術の看護実践を頻繁に用いる病院や施設内の環境においてはそうである．
6. ある文化の一般の(素人のまたは民間の)実践が，専門的な看護実践を導くような貴重なケア知識を提供している一方で，そのような一般的ケアは看護者やその他の保健専門家にいまだほとんど理解されず評価されてもいない．
7. 文化ケア理論を，民族看護学研究の方法にそって用いている看護研究者とともに主要または一般情報提供者として研究に関わってきたクライエントは，一般的に非常に肯定的な感情，プライド，およびより多くの看護者が「クライエントに近づき」そしてクライエントのより広い生活世界観に入ってくるだろうという希望をもっている．
8. クライエントは「自分たちの文化的理念，信念，生活様式が，専門的な健

康スタッフによって十分に考えられ,自分たちが適切に援助されるべきであることを知る(Leininger, 1991a, pp.57-58).

レイニンガー(1991d)は,ヒューマンケアとケアリングに関して何が普遍的で何が多様かについての彼女の質問に,「[表3-1]にあげられているケアの構成要素は部分的にしか答えていない」(p.354)と記している.さらに彼女は以下のように解説している.

　現在私は,私の理論の教義に照らして,異なった文化におけるケアの構成要素から得たデータを参考にしながら,ケアの知識を比較統合する作業をすすめている.うまくいけば,この統合により普遍的ならびに多様なケアの意味,実践,ケア構造が確認できるようになり,この知識は最終的には臨床実践とカリキュラム・教育目的のどちらにも利用されうるようになるだろう(p.355).

しかしながら,文化ケアの多様性と普遍性の理論がすべての文化に対して一般化できるかどうかは疑問である.ブルーニ(Bruni, 1988)は「この理論形成の源泉は,米国の文化人類学である」(p.28)と指摘した.彼女は以下のように詳しく説明している.

　この方法に従えば,西欧社会は基本的に様々な別個の民族的もしくは文化的集団で構成される多文化組織として概念化される.機能上の問題はそれゆえに民族的もしくは文化的傾向に沿って分析される.というのは,これらが社会における分割の主要な境界線を構成していると認められているからである.文化変容(1つの集団が別の文化を内に取り込む変化過程)による困難事や文化ショック(そこで信念や実践の不一致が葛藤を生む)が研究の主要な分野として確認される.このようにして文化を超えた看護学の研究者は,多文化社会にヘルスケアを提供することに関わりながら以上のような問題の分析に関与している(p.28).

ブルーニ(1988)はレイニンガーの理論の人類学的基礎は静的で文化を型にはめることになると主張している.ブルーニはまた文化人類型枠組みは「あ

る人物(または彼/彼女の両親)の母国が彼/彼女の経験の最も重要な側面を明らかにするという仮定」(p.29)によって制限されていること指摘した．この仮定では人々の健康に関連した経験を制限的にしか分析しない結果になる．というのは，「階級や性などの関連のある構造上の変数」(p.26)を除外するからである．しかしながら，文化ケアの多様性と普遍性の理論の経済的，教育的要因の文化的および社会的構造の次元が実際には階級を考察するための基礎を提供しているし，性については，少なくともこの理論の1つの応用として扱われてきている(Roth, Riley, and Cohen, 1992)．

　ブルーニの批判は文化ケアの多様性と普遍性の理論は西欧の多文化社会以外に適切に応用されうるのか，また人々の健康に関連した経験を正確に理解するために文化が中心的な変数でありうるのはどうかという疑問を呼び起こす．しかしレイニンガーはこの理論は「文化に縛られず世界中のどの文化社会においても用いることができる」(Leininger, 1991 f, p.152)と常に主張してきた．また，文化は健康とケアにとって最も有力な状況であるとも一貫して主張している．

　文化ケアの多様性と普遍性の理論にもとづく多くの研究がこれまで行われてきたが，よりいっそうの研究が必要である．特に，本Chapterの「4．検証性」の節にあげてあるレイニンガーが主張した仮説に関する経験にもとづいた証拠を提供するための研究が必要である．さらに，レイニンガーの主張にかかわらず，この理論が世界中どこでも適用可能かどうかを見極めるために，組織的研究が必要である．

## 6. 実践的適切性

### ■ 看護教育

　レイニンガーは，看護師は文化ケアの知識の素養をしっかりと身につけなければならないと繰り返し指摘している．確かに，看護師は広範囲にわたる文化知識の基礎を習得しその知識を創造的に用いることを学ばなければなら

ない．さらに，看護師はクライエントの生活様式に非常に注意深く敏感であるようにすることを学び，クライエントとともに，一緒に参加者として取り組む方法を学ばなければならない．最後に，看護師は，「医学上の症状，疾患，もしくは職務」(Leininger, 1991a, p.57)よりもむしろケアの構成要素(**表3-2**)に焦点をあてることを学ばなければならない．

文化ケアの多様性と普遍性の理論を適用するために必要な知識は文化を超えた看護学教育プログラムによって習得することができる．正式な研究・実践領域として，文化を超えた看護学が焦点をあてていることは，「文化的信念，価値，多様な文化社会における生活様式であり，また，ある特定の文化をもつ個人，家族，集団に文化的に個有の，もしくは文化的に普遍なケアを与えるためにこの知識を用いること」(Leininger, 1989b, p.252)である．教育プログラムには人類学，社会科学，人文科学，一般教養が含まれる．これらの分野の知識が，看護学的洞察に統合されて，「ある文化やケアの方法にとってのきわめて重要な領域を拾い出し理解する」(Leininger, 1991a, p.54)ために必要とされる．

文化を超えた看護教育プログラムはジェネラリスト，スペシャリスト両方を養成する(Leininger, 1989b)．文化を超えた看護のジェネラリストは，「主に文化を超えた看護スペシャリストによって一般化されてきた文化を超えた看護の概念，原則，実践の一般的利用」(p.253)を目的として学士課程で養成される．スペシャリストは博士課程で養成され，少数の文化について深く掘り下げた知識を有し，現場での実践家，教育者，研究者，相談者としての職務を果たすことができる．資格証明書は文化を超えた看護学やそれと同等の教育を受け，文化を超えた看護の基礎的臨床能力を実証した看護師に対して，Transcultural Nursing Societyから与えられる．

## ■ 看護実践

この理論の究極の目標は文化的に適合した看護ケアを提供することである．さらに具体的には，この理論の目標は「人々にとって文化的に適合したケアを改善し，提供することであり，そのケアとは患者，家族や文化集団の

健康的な生活様式に有益で，ぴったり合い，役に立つものである」(Leininger, 1991a, p.39)．

レイニンガー(1967, 1985, 1988, 1991a)は文化ケアの多様性と普遍性の理論は世界中のあらゆる文化における個人，集団，組織の看護ケアを指導するために用いることができると，繰り返し主張してきた．この理論はまた看護管理者がより効果的に学生，教職員，スタッフ，様々な文化社会のクライエントを扱うために教育と実践両方で用いることも可能である(Leininger, 1989a)．

具体的な看護実践または臨床プロトコールは文化ケアの多様性と普遍性の理論にもとづいた研究結果より導き出される．レイニンガー(1991a)は，研究結果は「文化的価値，信念，人々の生活様式と混ぜ合わさり，指定された文化をもつ人々にとって有益で，満足を与え，有意義であると評価されたケア」(p.39)を提供するために用いられると説明している．

もっと具体的にいえば，看護判断，意思決定，行動は文化的に適合した看護ケアの3つの次元，様式によって導かれる(文化ケアの保持もしくは維持，文化ケアの調整または取り引き，文化ケアの再パターン化または再構成)．レイニンガー(1991a)は「文化ケアの知識を基礎にもつ看護者はこれらの3つの様式に関してクライエントの看護を計画し意思決定する」(p.42)と指摘している．彼女はまた，時には文化的ケアのある1つの様式だけが必要とされる時もあると指摘している．

レイニンガー(1991a)は看護の実際の活動を示すために「判断」「意思決定」および「行動」という用語を使っている．彼女は「看護介入(nursing intervention)」という用語の使用を拒否している．というのは「この用語はしばしば西欧の専門的看護イデオロギーと文化的に結びつけられているからである．看護介入は，一部の文化情報提供者に文化を干渉されたり実践させられるというような考えを伝える傾向がある」(p.55)．彼女はまた「看護問題(nursing problem)という用語も使わなかった．その理由は「クライエントが問題を何もかかえていないということがよくある，あるいはクライエントにとっての問題が民族に関係があると看護師によって見なされないかもし

れない」からである.「実際,看護問題とは,民族の問題ではないかもしれない」(p.55).

レイニンガー(1991a)は,看護ケアのあらゆる局面における看護師とクライエントの重要性を強調した.彼女は「あらゆるケア形態は,文化的に適合した看護ケアを求めて,協力してそれぞれのケアの様式を確認,計画,遂行,評価するという看護師とクライエント(消費者)の共同で参加することが必要である」(p.44)と述べている.

文化ケアの多様性と普遍性の理論は実践的適切性を実証している.この理論を反映した臨床プロトコールを遂行することが可能であることは明らかであり,臨床家はこれらのプロトコールを遂行する正当な能力をもつ.文化ケアの多様性と普遍性の理論にもとづいた看護実践の広がりが,看護実践への期待と結びつき,理論を用いることの現実的な効果が調査されている.例えば,ロスと共同研究者(Roth, Riley, and Cohen, 1992)は,上行性および下行性大動脈瘤をもつ妊娠した中東の女性に対し,妊娠と出産に関する彼女のイスラム教徒としての文化的信念とケア習慣を考慮に入れた総合的な看護ケアプランを開発した.この女性はテキサス州,ヒューストンの医療センターの心血管集中治療室に入院していた.著者らは「異文化間の相違を認識することは,スタッフが,女性であると同時に人間としてのクライエントに焦点を合わせることに役立った」(p.316)と記録した.さらに,クミーラルジック(Chmielarczyk, 1991)は北西アフリカのハウザ(Hausa)地方の人々をケアした経験を報告した.彼は「レイニンガーの文化ケア理論は,ハウザの人々に文化に適合したケアを計画し提供するのに非常に適切な理論だった.それ以上に,文化を超えた看護学は……その文化が地球上の正反対の位置にあり,ケアする者が外国人である場合には,誠実な努力を要することがかなり必要になる」(p.19)と記している.文化ケアの多様性と普遍性の理論を用いた他の研究報告については,Chapterおわりの文献解題にあげてある.

## C 結論

　レイニンガーは，文化的背景における看護ケアに焦点を合わせた理論の解明によって看護知識の進展に重要な貢献を果たした．文化に適合した看護ケアが結果として「ケアする者とクライエントの間の文化的ストレスと衝突を減少させる」(Leininger, 1985, p.210)ことになるかどうかを確定することに特に注意を払いながら，文化ケアの多様性と普遍性の理論を用いた研究結果に対する継続した考証が必要である．

■ 参考文献

Bruni, N. (1988). A critical analysis of transcultural theory. *Australian Journal of Advanced Nursing, 5*(3), 26-32.
Chmielarczyk, V. (1991). Transcultural nursing: Providing culturally congruent care to the Hausa of Northwest Africa. *Journal of Transcultural Nursing, 3*(1), 15-19.
Cohen, J. A. (1991). Two portraits of caring: A comparison of the artists, Leininger and Watson. *Journal of Advanced Nursing, 16,* 899-909.
Leininger, M. M. (1967). The culture concept and its relevance to nursing. *Journal of Nursing Education, 6*(2), 27-39.
Leininger, M. M. (1970). *Nursing and anthropology: Two worlds to blend.* New York: John Wiley & Sons.
Leininger, M. M. (1985). Transcultural care diversity and universality: A theory of nursing. *Nursing and Health Care, 6,* 208-212.
Leininger, M. M. (1988). Leininger's theory of nursing: Cultural care diversity and universality. *Nursing Science Quarterly, 1,* 152-160.
Leininger, M. M. (1989a). Cultural care theory and nursing administration. In B. Henry, C. Arndt, M. DiVincenti, & A. Marriner-Tomey (Eds.), *Dimensions of nursing administration: Theory, research, education, practice* (pp. 19-34). Boston: Blackwell Scientific Publications.
Leininger, M. M. (1989b). The transcultural nurse specialist: Imperative in today's world. *Nursing and Health Care, 10,* 250-256.
Leininger, M. M. (1990). *Leininger-Templin-Thompson ethnoscript qualitative software program: User's handbook.* Detroit: Wayne State University.
Leininger, M. M. (1991a). The theory of culture care diversity and universality. In M. M. Leininger (Ed.), *Culture care diversity and universality: A theory of nursing* (pp. 5-65). New York: National League for Nursing.
Leininger, M. M. (1991b). Ethnonursing: A research method with enablers to study the theory of culture care. In M. M. Leininger (Ed.), *Culture care diversity and universality: A theory of nursing* (pp. 73-117). New York: National League for Nursing.
Leininger, M. M. (1991c). Culture care of the Gadsup Akuna of the Eastern Highlands of New Guinea. In M. M. Leininger (Ed.), *Culture care diversity and universality: A theory of nursing* (pp. 231-280). New York: National League for Nursing.
Leininger, M. M. (1991d). Selected culture care findings of diverse cultures using culture care theory and ethnomethods. In M. M. Leininger (Ed.), *Culture care diversity and universality: A theory of nursing* (pp. 345-371). New York: National League for Nursing.
Leininger, M. M. (1991e). Looking to the future of nursing and the relevancy of culture care theory. In M. M. Leininger (Ed.), *Culture care diversity and universality: A theory of nursing* (pp. 391-418). New York: National League for Nursing.
Leininger, M. M. (1991f). Letter to the editor: Reflections on an international theory of nursing. *International Nursing Review, 38,* 152.
Luna, L., & Cameron, C. (1989). Leininger's transcultural nursing. In J. J. Fitzpatrick & A. L. Whall, *Conceptual models of nursing: Analysis and application* (2nd ed., pp. 227-239). Norwalk, CT: Appleton and Lange.
Mandelbaum, J. (1991). Why there cannot be an international theory of nursing. *International Nursing Review, 38,* 48, 53-55.
Meleis, A. I. (1989). International nursing: A need or a luxury? *Nursing Outlook, 37,* 138-142.
Pike, K. (1954). *Language in relation to a unified theory of the structure of human behavior.* Glendale, CA: Summer Institute of Linguistics.
Roth, C. K., Riley, B., & Cohen, S. M. (1992). Intrapartum care of a woman with aortic aneurysms. *Journal of Obstetric, Gynecologic, and Neonatal Nursing, 21,* 310-317.

Spangler, Z. (1991). Culture care of Philippine and Anglo-American nurses in a hospital context. In M. M. Leininger (Ed.), *Culture care diversity and universality: A theory of nursing* (pp. 119-146). New York: National League for Nursing.

Spangler, Z. (1992). Transcultural care values and nursing practices of Philippine-American nurses. *Journal of Transcultural Nursing, 4*(2), 28-37.

## ■ 文献解題

### ● 主な出典

Leininger, M. M. (1978). *Transcultural nursing: Concepts, theories, and practices*. New York: Wiley.

> この本で Leininger は，文化を超えた看護についての実践領域を紹介し，看護学と文化概念の関連性について解説している．米国や他の国における多様な文化の研究報告が再掲載されている．看護学のカリキュラムや臨床実践における文化的概念の使用が議論されている．この本の第2版は，1994年12月に F. A. Davis 社から出版される予定である．
> 訳注：実際には McGraw-Hill 社から1995年に第2版，2002年に第3版が出版されている．

Leininger, M. M. (1983). Cultural care: An essential goal for nursing and health care. *American Association of Nephrology Nurses and Technicians Journal, 10*(5), 11-17.

> Leininger は，文化ケアにおける中心概念，原理，研究結果を述べている．特に，メキシコ系アメリカ人やアングロサクソン系アメリカ人の文化についての例を提示している．

Leininger, M. M. (1985). Transcultural care diversity and universality: A theory of nursing. *Nursing and Health Care, 6*, 208-212.

> Leininger は，理論の前提や概念定義を含む，彼女の理論の概観について述べている．彼女は，サンライズモデルを描写し，いくつかの概念間において関係性があることを主張する命題の例を示している．これらの関係性は，著者の研究結果から例証されている．

Leininger, M. M. (1988). Leininger's theory of nursing: Cultural care diversity and universality. *Nursing Science Quarterly, 1*, 152-160.

> Leininger は，自身の理論についての詳細な説明をしている．

Leininger, M. M. (Ed.) (1991). *Culture care diversity and universality: A theory of nursing*. New York: National League for Nursing.

> Leininger は，彼女の理論の歴史的進展について述べ，理論のなかで改良した点を述べている．そして，適切な研究方法を書き，この理論の今後について議論している．加えて，Leininger と他の研究者たちが，Leininger の理論から導き出された研究結果を示している．

●レイニンガーおよび他の研究者による解説

Alexander, J., Beagle, C. J., Butler, P., Dougherty, D. A., & Robards, K. D. A. (1986). Madeleine Leininger: Transcultural care theory. In A. Marriner, Nursing theorists and their work (pp. 144-159). St. Louis: C. V. Mosby.

Alexander, J., Beagle, C. J., Butler, P., Dougherty, D. A., Robards, K. D. A., & Velotta, C. (1989). Madeleine Leininger: Transcultural care theory. In A. Marriner-Tomey, Nursing theorists and their work (2nd ed., pp. 146-163). St. Louis: C. V. Mosby.

著者らは，Leiningerの学術的，経験的な実績について述べ，彼女の理論に対する基本的な分析を示している．これらには，この理論についての大まかな批評も含まれている．

Bruni, N. (1988). A critical analysis of transcultural theory. Australian Journal of Advanced Nursing, 5(3), 26-32.

Bruniは，理論的な枠組みの基礎にある本質と，文化の概念の分析的で説明的な力に関連する，文化を超えた理論についていくつかの領域を調査している．文化を超えた理論に対する批評は，固定的な文化的枠組みへの適用が制限されていること，ヘルスケアの問題が生じ対処されるべきであるという構造的背景への注意が欠けていること，文化主義者の枠組みをもとにした多くのヘルスケア方略が結果的に不適合であることを含んでいる．

Cohen, J. A. (1991). Two portraits of caring: A comparison of the artists, Leininger and Watson. Journal of Advanced Nursing, 16, 899-909.

CohenはWatsonやLeiningerによるケアリングというテーマを，彼女らの看護の本質についての見方，理論開発方略への使用，看護知識発展への貢献に沿って探求している．

Cohen, J. A. (1992). JANforum: Leininger's culture care theory of nursing. Journal of Advanced Nursing, 17, 1149.

Cohenは，1991年に記した"Two portraits of caring：A comparison of the artists, Leininger and Watson"という論文をLeiningerの視点を通して内容を明確にし，訂正をした．彼女は，Leiningerとの個人的なコミュニケーションにもとづいて訂正したことを記している．

Davis, L. H., Dumas, R., Ferketich, S., Flaherty, M. J., Isenberg, M., Koerner, J. E., Lacey, B., Stern, P. N., Valente, S., & Meleis, A. I. (1992). AAN expert panel report: Culturally competent health care. Nursing Outlook, 40, 277-283.

American Academy of Nursingの専門委員会は，文化的に適した看護ケアを推奨することを報告している．Leiningerの理論とそれに関係する著作が議論されている．

Gaut, D. A., & Leininger, M. M. (1991). Caring: The compassionate healer. New York: National League for Nursing.

この編著作は，ケアリングについての投稿論文だけでなく，それとは別に1990年にテキサス州ヒューストンで開催されたInternational Association for Human Caring Research Conferenceで発表されたものが含まれている．「Caring：The compassionate healer —— a call to consciousness」という学術集会のテーマは，明らか

にこれらの論文から影響を受けている．

George, J. B. (1990). Madeleine Leininger. In J. B. George (Ed.), *Nursing theories: The base for professional nursing practice* (3rd ed., pp. 333-349). Norwalk, CT: Appleton and Lange.

　George は，Leininger の学術的，経験的な実績を確認している．そして，彼女の理論を分析して記述している．

Greipp, M. E. (1992). Undermedication for pain: An ethical model. *Advances in Nursing Science, 15*(1), 44-53.

　Greipp は，苦痛を体験しているクライエントの倫理的意思決定のモデルを述べている．このモデルは，一般システム理論にもとづいている．そして，Leininger の理論に対応している．

Hagell, E. I. (1989). Nursing knowledge: Women's knowledge. A sociological perspective. *Journal of Advanced Nursing, 14,* 226-233.

　Hagell は，Leininger の看護における近年の展望への貢献，Watson の看護知識の解説について述べている．看護教育の改良，改善についての提案が概説されている．

Leininger, M. M. (1967). The culture concept and its relevance to nursing. *Journal of Nursing Education, 6*(2), 27-39. [Reprinted in Auld, M. E., & Birum, L. H. (Eds.) (1973). *The challenge of nursing: A book of readings* (pp. 39-46). St. Louis: C. V. Mosby.]

　Leininger は，看護は，ヘルスケアを求める個人個人，個々の文化を明らかにする必要があることを強調している．文化人類学者の書物から引用して，Leininger は文化を定義している．ガドサップ(Gadsup)の人々の生活様式の記述は，看護師がヘルスケアサービスを提供する際に，文化的な信念を認識することの必要性を支持している．

Leininger, M. M. (1970). *Nursing and anthropology: Two worlds to blend.* New York: Wiley.

　Leininger は，看護学と文化人類学という学問についてと，それぞれが互いに寄与することを議論している．

Leininger, M. M. (1971). Anthropological approach to adaptation: Case studies from nursing. In J. Murphy (Ed.), *Theoretical issues in professional nursing* (pp. 77-102). New York: Appleton-Century-Crofts.

　Leininger は文化人類学的観点から，文化的・生物学的適応について議論している．そして，どのように文化人類学的概念が看護に適応されうるかを説明し，看護の立場からの症例研究について要点を説明している．

Leininger, M. M. (1973). Nursing in the context of social and cultural systems. In P. Mitchell (Ed.), *Concepts basic to nursing* (pp. 34-45). New York: McGraw-Hill.

　Leininger は，文化や社会システムの基本的な考えについて定義し，議論している．看護師が観察，研究そして評価する必要性の主な構成要素について記述されている．その社会システムの習性を理解することは，研究の最も必要な領域の1つにあげられる．そして，ヘルスケア習慣の変化や効果的な健康習慣の維持においても，重要な要

因としてみることができる．

Leininger, M. M. and Buck, G. (Eds.). (1974). *Health care issues: Health care dimensions.* Philadelphia, F. A. Davis.

Leininger, M. M. (Ed.). (1975). *Barriers and facilitators to quality health care: Health care dimensions.* Philadelphia: F. A. Davis.

Leininger, M. M. (Ed.). (1976). *Transcultural health care issues and conditions: Health care dimensions.* Philadelphia: F. A. Davis.

"Health Care Dimentions"の3著作は，看護学や健康に関するトピックに幅広く取り組んでいる他の学問からの多くの有識者による研究論文を収載している．

Leininger, M. M. (1980). Caring: A central focus of nursing and health care services. *Nursing and Health Care, 1,* 135-143, 176.

この論文の最初の部分で，Leiningerは，保健，人間の発達と関係性，安寧，生き延びることについての最も決定的で重要な要素としてケアリングを述べている．ヒューマニスティックで科学的な観点から，Leiningerはケアリングの定義と有効性を導き出している．ケアリング行動やケアの受け手の過程に対する看護師の認識や知識に関連した30の文化について，予備調査の結果が報告されている．この記事の次の部分でLeiningerは，ケアリングとケアリング科学の構築の探求を可能にする一般認識学的，哲学的，理論的主張について考察している．

Leininger, M. M. (Ed.). (1981). *Caring: An essential human need.* Thorofare, NJ: Slack. Reprinted 1988. Detroit: Wayne State University Press.

Leiningerは，この本がケアについて取り扱う初めての主要な本であることを主張している．ケアやケアリングに注目する他の学者の章と一緒に，Leiningerによる初期の著作が含まれている．この論文は，1978年，79年，80年にユタ州ソルトレイクシティーで開催された第1～3回の国際ケアリング学術集会(National Caring Conference)での発表をもとに作成されている．

Leininger, M. M. (1981). Transcultural nursing issues for the 1980s. In J. McCloskey & H. Grace (Eds.), *Current issues in nursing* (pp. 682-692). Boston: Blackwell Scientific Publications.

Leiningerは文化を超えた看護における6つの主要な問題を認識し，議論をしている．彼女は文化を超えた看護を，看護教育，臨床実践，研究のすべてにおいて基礎となる主要な枠組みかつ科学的知識として考察している．

Leininger, M. M. (1981). Transcultural nursing: Its progress and its future. *Nursing and Health Care, 2,* 365-371.

Leiningerは，健康の質や人々への看護ケアに影響するものとして，文化という要因の重要性を議論している．文化を超えた健康についての知識は，看護の哲学的・実践的基礎に融合させるべきであると，彼女は信じている．文化を超えた看護の学術的な確立の進展や看護教育や研究に関連する課題についても報告されている．最後に，著者は文化を超えた看護に共通する概念と，民間と専門家のヘルスシステムに対する信念や実践の相違について述べている．

Leininger, M. M. (Ed.). (1984). *Care: The essence of nursing and health.* Thorofare, NJ: Slack. Reprinted 1988. Detroit: Wayne State University Press.

この本は，Leininger が 1981 年に書いた "Caring：An Essential Human Need" の続編である．このテキストには，ケアリングに関する研究論文だけでなくケアについての哲学的，理論的，一般的な概念の章も包含されている．

Leininger, M. M. (1984). *Reference sources for transcultural health and nursing.* Thorofare, NJ: Slack.

この本には，文化を超えた看護についての各種資料や引用文献についてのリストが収載されている．

Leininger, M. M. (1984). Transcultural nursing: An essential knowledge and practice field for today. *The Canadian Nurse, 80*(11), 41–45.

Leininger は 1950 年代からの文化を超えた看護の進展について論評している．看護師が臨床実践のなかで抱くであろう文化への先入観に関する議論のなかで，彼女は文化を超えた看護とケアの概念についての重要性について強調している．最終的に，近年の看護教育，臨床実践，研究の発展や文化を超えた看護学会(Transcultural Nursing)の創設について述べている．

Leininger, M. M. (1984). Transcultural nursing: An overview. *Nursing Outlook, 32,* 72–73.

Leininger は 1970 年代初期からの文化を超えた看護の進展について概観している．文化を超えた看護についての特別プログラムの開発や，看護教育・実践に文化の概念を組み入れることの妥当性が議論されている．

Leininger, M. M. (1987). A new generation of nurses discover transcultural nursing [Guest editorial]. *Nursing and Health Care, 8,* 263.

Leininger は，看護教育，実践そして研究において文化を超えた看護を統合する必要性が増していることを考察している．

Leininger, M. M. (Ed.). (1988). *Care: Discovery and uses in clinical and community nursing.* Detroit: Wayne State University Press.

この編著作には，様々な文化集団におけるケアの価値観について扱った章が含まれている．そこで，社会構造，様々なクライエントの集団・文化集団のケアリングニードや，ケアリング集団の概念，ケアモデルの違いを用いてケアの方法を組み込み，表現している．
この本は 1981 年に発行された "Caring：An Essential Human Need" という本と 1984 年に発行された "Care：The Essence of Nursing and Health" の続編である．

Leininger, M. M. (1988). Madeleine M. Leininger. In T. M. Schorr & A. Zimmerman, *Making choices. Taking chances: Nurse leaders tell their stories* (pp. 187–192). St. Louis: C. V. Mosby.

Leininger は，彼女の看護に関する考えの発展や文化を超えた看護領域の確立における，彼女の家族，仲間や学術的な体験が与えた影響について議論している．特に興味深い記事は，Margaret Mead との関係についての彼女の論考である．

Leininger, M. M. (1989). The Journal of Transcultural Nursing has become a reality [Editorial]. *Journal of Transcultural Nursing, 1*(1), 1-2.

　Leiningerは，"Journal of Transcultural Nursing"という雑誌の開発を振り返っている．そして，新しい雑誌を刊行する際に直面する困難を共有している．Transcultural Nursing Societyの正式な出版物として，雑誌の目的が記述されている．

Leininger, M. M. (1989). Transcultural nursing: Quo vadis (Where goeth the field?). *Journal of Transcultural Nursing, 1*(1), 33-45.

　Leiningerは，文化を超えた看護の概要について述べて，歴史的に重要な3つの時代をもとに，文化を超えた看護領域の明確な発展をたどっている．すなわち，1955-1975年は，文化を超えた看護の領域を打ち立てる時代，1975-1983年はプログラムを作ったり，研究の発展をさせる時代，そして1983年から21世紀にかけては，文化を超えた看護を世界中に広める時代であると述べている．最後に，Leiningerは文化を超えた看護の今後について予測している．

Leininger, M. M. (1990). A new and changing decade ahead: Are nurses prepared? [Editorial]. *Journal of Transcultural Nursing, 1*(2), 1.

　東部地方の文化において政治的，経済的，社会的構造の変化があった際に，Leiningerは東ヨーロッパの国々における看護師の文化を超えた行き来や体験について予言している．そして，文化を超えた看護についての示唆が述べられている．

Leininger, M. (1990). Historic and epistemologic dimensions of care and caring with future directions. In J. S. Stevenson & T. Tripp-Reimer (Eds.), *Knowledge about care and caring: State of the art and future developments* (pp. 19-31). Kansas City, MO: American Academy of Nursing.

　Leiningerは，1950年から現在までの，看護におけるケア知識の発展の歴史的概要を述べている．彼女はケア知識の発展における彼女自身の役割について確認し，その知識を世界規模で適用したり，広げるための必要性について議論している．

Leininger, M. M. (Ed.). (1990). *Ethical and moral dimensions of care.* Detroit: Wayne State University Press.

　この編著作は，ケアに関する哲学的，倫理的，道徳的な問題を扱っている章を含んでいる．Leiningerによる章では，ヒューマンケアの倫理的，道徳的局面の理解における文化の役割に焦点をおいている．この本は，ヒューマンケアと健康に関するシリーズの第4弾である．すなわち1981年に発行された"Caring: An Essential Human Need"，1984年に発行された"Care: The Essence of Nursing and Health"，1988年に発行された"Care: Discovery and Uses in Clinical and Community Nursing"に続く．

Leininger, M. M. (1991). Transcultural nursing: The study and practice field. *Imprint, 38*(2), 55, 57, 59-61, 63, 65-66.

　Leiningerは，事例研究をもとに人々の文化的価値観と健康に対する信念を理解する必要があることを説明している．彼女は，文化を超えた看護の定義について議論し，その看護実践への影響について解説している．

Leininger, M. M. (1992). Reflections on Nightingale with a focus on human care theory and leadership. In F. Nightingale, *Notes on nursing: What it is, and what it is not* (Commemorative edition, pp. 28–38). Philadelphia: J. B. Lippincott. (Original work published in 1859).

 Leininger は，ヒューマンケアにおける Nightingale の視点を分析し，彼女の文化ケア理論と対比している．彼女はまた，Nightingale のリーダーシップの特徴を自分自身のそれと並べ，比較している．

Luna, L., & Cameron, C. (1989). Leininger's transcultural nursing. In J. J. Fitzpatrick & A. L. Whall, *Conceptual models of nursing: Analysis and application* (2nd ed., pp. 227–239). Norwalk, CT: Appleton and Lange.

 Luna と Cameron は Leininger の理論を記述し，その分析を述べている．そして，大まかに看護研究，教育と実践への関係性を考察している．

Rosenbaum, J. (1986). Comparison of two theorists on care: Orem and Leininger. *Journal of Advanced Nursing, 11,* 409–419.

 Rosenbaum は Orem と Leininger が使用したケアとセルフケアの概念について比較している．

Smith, M. J. (1988). Perspectives on nursing science. *Nursing Science Quarterly, 1,* 80–85.

 この記事は，1987 年 5 月に Discovery International 主催のもと，ピッツバーグで開催された看護理論家会議 (Nurse Theorist Conference) でのパネルディスカッションを記録したものである．このパネルディスカッションは，Mery Jane Smith が司会を務め，Imogene King, Madeleine Leininger, Rosemarie Parse, Hildegard Peplau, Martha Rogers, Callista Roy, Rozella Schlotfeldt が参加した．議題は，理論枠組みの独自性，理論枠組みの中心的な現象と看護診断の問題に焦点があたった．

Smerke, J. M. (1990). Ethical components of caring. *Critical Care Nursing Clinics of North America, 2,* 509–513.

 Watson と Leininger のケアリングにおける業績と同様に，Smerke は，ケアリングは看護にとって倫理的なよりどころであると断言している．科学や技術の専門化や発展といった要因は，ケアリングの意味や考えをむしばんでいる．クリティカルケアの文脈を用いて Smerke は，クリティカル領域の看護師が直面する倫理的ジレンマについて述べ，看護は進歩する技術とヒューマンケアリングの橋わたしをしなければならないと主張している．

Valentine, K. (1989). Caring is more than kindness: Modeling its complexities. *Journal of Nursing Administration, 19*(11), 28–34.

 Valentine は，看護師，患者，師長と看護理論家から得られたケアリングの測定用具をもとに導いたケアリングの概念モデルについて記述している．Leiniger のケアの概念を引用して，ケアリングのモデルを看護に適応可能にする方法について議論している．

Washington, R. A. (1991). A broader view [Editorial]. *Imprint, 38*(2), 4.

　Washington は，文化を超えた看護の概念の重要性を学んだ彼女の体験について考察している．

Wenger, A. F. Z. (1991). The role of context in culture-specific care. In P. L. Chinn (Ed.), *Anthology on caring* (pp. 95–110). New York: National League for Nursing.

　Wenger は，Leininger の理論と文化的背景の高低の概念を組み合わせた枠組みを利用して文化的背景とケアの間の関係性を考察している．彼女は，古い社会体制のアーミッシュ (Amish) に関する彼女の初期の研究〔Wanger, A. F. Z. (1989). The phenomenon of care in high context culture : The old order Amish. Dissertation Abstracts International, 50, 500 B を参照〕を用いて理論的な要点を説明している．

●実践

Campinha-Bacote, J. (1991). Community mental health services for the underserved: A culturally specific model. *Archives of Psychiatric Nursing, 5,* 229–235.

　著者は，薬物乱用かつ精神疾患と二重に診断をされているアフリカ系アメリカ人のクライエントへの，文化に関連するサービスの必要性について議論している．彼女は，Leininger の理論とサービス提供のモデルの使い方と，プログラムにもとづいた精神保健診療所への枠組みの成果を記述している．

Campinha-Bacote, J., & Ferguson, S. (1991). Cultural considerations in child-rearing practices: A transcultural perspective. *Journal of the National Black Nurses' Association, 5*(1), 11–17.

　著者らは，親子のサブシステムに介入する際，親としての存在がもつ信念システムや文化的価値観について考慮に入れることの重要性について議論している．著者らは，異なった文化的背景をもつ家族の規律の問題に焦点をあてた介入を指導するために使用されうる Leninger の理論にもとづいて，枠組みを示している．

Chmielarczyk, V. (1991). Transcultural nursing: Providing culturally congruent care to the Hausa of northwest Africa. *Journal of Transcultural Nursing, 3*(1), 15–19.

　Chemielarczyk は，Leninger の理論の文脈で，自身が過去に北西アフリカの Hausa 族の人々へ看護ケアを提供したときの経験内容について再調査している．

Giger, J., & Davidhizar, R. (1990). *Transcultural nursing: Assessment and intervention.* St. Louis: C. V. Mosby.

　著者らは，コミュニケーション，場所，社会組織，時間，環境調整そして生物学的多様性を含めた文化を超えたアセスメントの書式について詳細な説明を示している．このアセスメントの書式は，直接 Leininger の理論から引き出されたものではない〔Leininger, M. M. (1990). Leininger clarfies transcultural nursing [Letters to editor]. International Nursing Review, 37, 356, in this section を参照〕．

Good, M. E. (1992). The clinical nurse specialist in the school setting: Case management of migrant children with dental disease. *Clinical Nurse Specialist, 6,* 72–76.

Good は，歯の疾患をもつ移民の子どもへの専門看護師(CNS)の実践について，Leininger の理論をあてはめて記述している．彼女はまた，カリフォルニアでのSanta Cruz Country における子どもの歯のためのプロジェクト(Children's Dental Project)での専門看護師の機能についても記述している．

Joyner, M. (1988). Hair care for the black patient. *Journal of Pediatric Health Care, 2*, 281-287.

　　Joyner は，Leininger の理論が与える，文化の理解で患者-ケア提供者関係を高めることができるという枠組みについて主張している．彼女は，黒人の患者のなかでは髪のケアを実践することが，黒人の文化的信念，習慣に深く根差しているということを指摘している．

Kloosterman, N. D. (1991). Cultural care: The missing link in severe sensory alteration. *Nursing Science Quarterly, 4*, 119-122.

　　Kloosterman は，Leininger の理論が耐えがたい知覚変化という現象に対して新たな見識を示す可能性があることを主張している．彼女は集中治療病棟で知覚過多，知覚欠如そして寝られないことを体験する患者らが，文化的ケアの欠如を如実に体験していると示している．

Leininger, M. M. (1967). Nursing care of a patient from another culture: Japanese-American patient. *Nursing Clinics of North America, 2*, 747-762.

　　Leininger は，看護実践において文化を考慮に入れることの重要性を記述している．彼女は，日系アメリカ人の患者の事例研究でその要点を説明している．

Leininger, M. M. (1971). Some anthropological issues related to community mental health programs in the United States. *Community Mental Health Journal, 7*, 50-62.

　　Leininger は米国の地域精神保健センターやそのプログラムに関する主要な人類学的問題を示している．彼女は，実際になぜ地域中心のアプローチが多くの施設で十分に展開，実行されていないかという理由を明確にしている．患者の病いに対して現在の文化・社会が与える影響力を正しく理解することの重要性，そしてこれらの社会文化的データを既存の精神保健プログラムのなかに組み入れる必要性が強調されている．この論文は著者の複数の地域精神保健プログラムでの実践やコンサルタントとしての役割経験にもとづいている．

Leininger, M. M (1973). Witchcraft practices and psychocultural therapy with urban United States families. *Human Organization, 32*, 73-83.

　　Leininger によると，魔術行為は，ある集団における農村-都市間の文化受容に適応するための心理文化的葛藤としてみることができるとしている．スペイン人とメキシコ系アメリカ人の家族に行った研究をもとにして，著者は，魔法をかけられた人とその家族に対する心理文化的治療を促すことを目指した3つの局面からなる理論的枠組みを開発した．心理文化的看護療法を6組の家族に行った際の枠組みの適用について記述されている．

Leininger, M. M. (1977). Cultural diversities of health and nursing care. *Nursing Clinics of North America, 12*, 5-18.

Leininger は，文化を超えた看護と文化の多様性を定義している．彼女は，看護師とクライエントの間の文化的相違がどのようにクライエントへのケアに影響するかを説明している．異なった文化の患者と看護師を包含する状況が彼女の要点を主張するために使用されている．

Leininger, M. M. (1977). Transcultural nursing: A promising subfield of study for nurse educators and practitioners. In A. Reinhardt (Ed.), *Current practice in family centered community nursing* (pp. 36-50). St. Louis: C. V. Mosby.

Leininger は，文化を超えた看護について定義し，看護の新しい領域についての彼女の考えを共有している．彼女は，文化を超えた看護に関連した指針，可能性，そして注意点を考察している．

Leininger, M. M. (1986). Care facilitation and resistance factors in the culture of nursing. *Topics in Clinical Nursing, 8*(2), 1-12. [Reprinted in Wolf, Z. (Ed.). (1986). *Clinical care in nursing* (pp. 1-23). Rockville, MD: Aspen.]

Leininger は，ケア実践を促進または抑制する要因を確認し，ヒューマニスティックで科学的なケア実践にもとづく看護の専門性を発展させるための方法を示している．Leininger は，高度な技術，利益と損失，診断群，効率の賞賛と，看護師の利他的な態度や実践の衰退が看護におけるケアの意義に与える影響を議論している．

Leininger, M. M. (1989). The transcultural nurse specialist: Imperative in today's world. *Nursing and Health Care, 10*, 250-256.

Leininger は，看護師の役割がますます多文化的になるにつれて，選り抜きの文化の専門家として，文化を超えた看護の専門家の発展が看護実践，教育，研究の領域で必要とされることを強く主張している．文化を超えた看護の専門家の特性や役割が述べられている．

Leininger, M. M. (1989). Transcultural nurse specialists and generalists: New practitioners in nursing. *Journal of Transcultural Nursing, 1*(1), 4-16.

Leininger は，文化を超えた看護の専門家とジェネラリストの本質，特徴，教育的な準備，そして実践役割について示している．彼女は，世界における多元的共存(pluralism)の広がりと，文化を超えた看護が将来の社会的な要請としてだけでなく，研究や実践における正規の領域となることの必要性を主張している．

Leininger, M. M. (1990). Leininger clarifies transcultural nursing [Letter to the editor]. *International Nursing Review, 37*, 356.

Leininger は，文化を超えた看護アセスメントの書式が記載された Ginger と Davidhizar による記事を批評している〔Giger, J., and Davidhizar, R. (1990). Transcultural nursing : Assessment and intervention. St. Louis : C. V. Mosby, in this section. を参照〕．彼女は，著者らの書式が Leininger の文化を超えた看護の視点で議論されていないことと，文化ケアの相違性と普遍性の理論をもとにする看護のアセスメントには，彼女のサンライズモデルが適切な書式であることを主張している．

Norris, C. M. (1989). To care or not care. Questions! Questions! *Nursing and Health Care, 10*, 545-550.

Norris は，非ケアリング的な看護師のステレオタイプ化が，どのように患者ケアへのいっそうの技術的な方向づけに対応するかを説明している．著者は，科学的実践の厳密さに対する防衛としての，近年のケアの主導性を熟考している．ヘルスケアの文脈におけるヒューマンケアリングの価値は，社会的そして経済的な問題を提起する．著者は，ケアの概念的，操作的定義について説明し，ケアリングが学問の中心であるとする Leininger と Watson の主張に挑んでいる．ケアリングの市場性と研究への示唆が示されている．

Rosenbaum, J. N. (1989). Depression: Viewed from a transcultural nursing theoretical perspective. *Journal of Advanced Nursing, 14,* 7–12.

Rosenbaum は，抑うつに関連した現象を文化を超えて議論し，Leininger の文化を超えた相違性と普遍性の理論の文脈で抑うつを説明している．精神の健康と精神病は，文化的に適合した看護ケアを引き出すための社会構造や世界観のなかにみられる．

Roth, C. K., Riley, B., & Cohen, S. M. (1992). Intrapaturm care of a woman with aortic aneurysms. *Journal of Obstetric, Gynecologic, and Neonatal Nursing, 21,* 310–317.

著者は，2つの大動脈瘤をもつイスラム教徒の女性への広範囲な看護ケア計画を示している．Leininger を引用して，著者らは，女性の文化的価値，信念を考慮に入れた分娩，出産間の看護ケアの必要性を指摘した．

Symanski, M. E. (1991). Use of nursing theories in the care of families with high-risk infants: Challenges for the future. *Journal of Perinatal and Neonatal Nursing, 4*(4), 71–77.

Symanski は，Leininger の文化ケアの相違性と普遍性の理論と，King の目標達成理論の，ハイリスク乳児をもつ家族の看護ケアに対する貢献を論議している．

● 管理

Brenner, P., Boyd, C., Thompson, T. C., Marz, M. S., Buerhaus, P., & Leininger, M. (1986). The care symposium: Considerations for nursing administrators. *Journal of Nursing Administration, 16*(1), 25–30.

  Boyd, C. (1986). Nursing journal recruitment advertisements: Symbolic indicators of care, pp. 27–28.

  Boyd は，この研究の目的は，2つの看護雑誌の募集広告が示すケアの象徴と写真のパターンを明らかにすることであると説明している．異文化ケアへの Leininger の見解と同様に，無作為に選ばれた10枚の写真で，ケアの暗示的あるいは明示的な象徴的意味について分析している．看護師の種類と広告のなかで象徴化されている看護ケアの間の不均衡を考慮して，著者は，看護管理者に対し，自分たちの病院で提供される看護ケアの意味や実践をよりよく理解することの必要性を説明している．

  Brenner, P. (1986). Disseminating care research literature, pp. 26–27.

  ケア研究への看護サービス管理者らの参加に関して，Brenner は，優れた看護管理雑誌で発表された主な看護報告を調査している．Watson と Leininger の著作をもとに，査読された63論文と2件の報告の内容分析をして，ケアは主要な独立変数また

は従属変数として用いられたことが全くなく，むしろ仕事の満足やあるいは仕事の安定性に関連して媒介変数として使用されていることを明らかにした．ケアについての研究の必要性が主張されている．

Buerhaus, P. (1986). The economics of care, p 30.

Buerhaus は，健康維持のための組織間における競争の激化に直面した際，病院管理者は専門的看護ケアを売り込むことが要求されるとコメントしている．彼は管理者が，病院の重要な生産物として看護ケアの価値，意味そして特性をはっきり示すことの必要性を主張している．

Leininger, M. (1986). (Introduction), p. 25.

Leininger は，大学院博士課程の看護学生による，看護サービス管理者のケアの概念への関心，知識そして使用についての評論集を紹介している．

Marz, M. S. (1986). Conceptual care model for reducing stress of newly employed nurses, pp. 28-29.

Marz は，従業員のケアをアセスメントするための概念的基礎を記述している．支援，ケア，環境そしてストレスに関する複数の研究をもとに，この著者は，新人看護師を助け，ストレスを軽減し，職場で育てるための介入としてケアの使用方法を発見するための，創造的な取り組みを示している．

Thompson, T. C. (1986). Discovering the meaning and expressions of care by nursing service directors, p 28.

ケアについて看護サービス管理者らの哲学的な見方を研究するために，Thompson は，異なる臨床領域の看護師長に対して面接と観察を実施した．Leininger の業績と一致して，ケアは管理者らの考えや行動の重要な部分であることが提示されている．

Leininger, M. M. (1989). Cultural care theory and nursing administration. In B. Henry, C. Arndt, M. Di Vincenti, & A. Marriner-Tomey (Eds.), *Dimensions of nursing administration. Theory, research, education, practice* (pp. 19-34). Boston: Blackwell Scientific Publications.

Leninger は，彼女の理論を示し，その関係性と学術的かつ臨床的な看護管理への適合性・有用性について議論している．看護サービスや教育管理者についての調査や研究の領域が概説されている．

● 教育

Holtz, C., & Bairan, A. (1990). Personal contact: A method of teaching cultural empathy. *Nurse Educator, 15*, 13, 24, 28.

Holtz と Bairan は文化的共感モデル (cultural empathy model) を提案している．このモデルは看護学生が多様な文化的・社会経済的・地理的背景の患者と関わる際に，影響力のあるガイドとして看護教員に提供することができる．学生の自民族中心主義の考えを減らし，看護ケアと患者の満足を高めるための手段として肯定的な見解が示されている．

Leininger, M. M. (1978). Changing foci in nursing education: Primary and transcultural care. *Journal of Advanced Nursing, 3,* 155–166.

 Leninger は，米国で看護教育や看護実践における変化をもたらしている要因を示している．さらに，著者は看護教育と看護実践のよりよい発展を期待するものとして，文化を超えた看護とプライマリーナーシングという2つの主要な関連する動向について議論している．これらの動向が特定の地域的，国家的，国際的な健康教育とケアシステムを担うべきであると論じている．看護教育プログラムについての示唆が議論されている．

Leininger, M. M. (1978). Professional, political, and ethnocentric role behaviors and their influence in multidisciplinary health education. In M. Hardy & M. Conway (Eds.), *Role theory: Perspectives for health professionals,* (pp. 251–271). New York: Appleton-Century-Crofts.

 多分野的な健康教育に関する彼女の議論のなかで，Leininger は，学際的な行動の理解を促す要因として，自民族中心主義の重要性に注目している．

Leininger, M., & Watson, J. (Eds.). (1990). *The caring imperative in education.* New York: National League for Nursing.

 この編著作には，1989年にコロラド州のデンバーで開催された第11回 Nation/International Caring Conference で発表された論文が含まれている．ケアリングと教育課程におけるケアリングというこの学術集会の教育テーマが，26の章でよく解説されている．

● 研究

Beck, C. T. (1991). How students perceive faculty caring: A phenomenological study. *Nurse Educator, 16*(5), 18–22.

 Beck は，看護学生と教員のケアリング体験における学生の認識について，彼女の研究結果を報告している．そこで発見されたテーマは，思いやりのある存在，自己の共有そして因果関係であった．ケアリング行動は，思いやり，能力，信頼，誠実さとコミットメントを含んでいた．Beck は，看護学生はケアの概念やそれがどのように看護実践で使用されているかについて，教科を学ぶ初日から教えられる必要があると Leininger は思っている，と述べている．

Gates, M. F. (1991). Transcultural comparison of hospital and hospice as caring environments for dying patients. *Journal of Transcultural Nursing, 2*(2), 3–15.

 Gates は，Leininger の理論を用いて，病院のがん病棟と独立したホスピス病棟の比較研究の結果を報告している．彼女は，両方の環境でケアリングの雰囲気/状況が生じていることを見出した．

Higgins, P. G., & Dicharry, E. K. (1990). Measurement issues in the use of the Coopersmith Self-Esteem Inventory with Navajo women. *Health Care for Women International, 11,* 251–262.

 民族看護学の枠組みを使用して，著者らは29人のナバホ族の女性で，広く使用されている Coopersmith Self-Esteem Inventory の内容の妥当性について調査した．そ

の結果，文化的価値は，ナバホ族の女性の文化における自尊感情の意味だけでなく，自尊感情の測定に対する彼女らの反応も影響していたことがわかった．ラテンアメリカ系やインディアンの人々に，この測定用具はずっと使われてこなかったため，様々な文化や民族で，この測定の適当性についてのさらなる研究が必要とされている．

Horsburgh, M. E. C., & Foley, D. M. (1990). The phenomena of care in Sicilian-Canadian culture: An ethnonursing case study. *Nursing Forum, 25*(3), 14–22.

　　Horsburgh と Foley はカナダへ移住したシチリア人1世・2世のケアリングに対する信念や行為についての研究を報告している．この研究は，Leininger の理論にもとづいて行われている．

Leininger, M. M. (1969). Ethnoscience: A promising research approach to improve nursing practice. *Image, 3,* 2–8.

　　この論文で Leininger は，異なった文化や下位文化背景にいる人々の行動の健康-病気システムに関する研究について，新たな研究方法として文化人類学的研究方法や民族科学の方法を議論している．Leininger は，民族科学の方法にもとづいた主要概念，原理そして理論的視点を定義している．ガドサップの人々の医療従事者的役割に関する彼女の研究から，著者は民族科学的な研究方法を説明している．

Leininger, M. M. (1976). Two strange health tribes: Gnisrun and Enicidem in the United States. *Human Organization, 35,* 253–261.

　　Leininger は，ヘルスケアシステムの2つの下位文化，すなわちグニスラン(Gnisrun)とエニシデム(Enicidem)という部族の最も有力な文化的特性について記述している．民族誌学の研究方法を用いて，読者に対し看護学や医学についての興味をそそる視点を得られるような文化を超えた体験について示している．

Leininger, M. M. (1984). Qualitative research methods—to document and discover nursing knowledge [Editorial]. *Western Journal of Nursing Research, 6,* 151–152.

　　Leininger は，看護研究には，量的方法も質的方法も必要であるが，質的方法は看護学の研究者の間でずっと評価されず，十分に認知されてこなかったと主張している．

Leininger, M. M. (Ed.). (1985). *Qualitative research methods in nursing.* New York: Grune and Stratton.

　　この編著作には，民族誌学，民族看護学，哲学的分析，現象学そして歴史的研究を含む複数の質的研究方法が書かれた章が含まれている．

Leininger, M. M. (1987). Importance and uses of ethnomethods: Ethnography and ethnonursing research. *Recent Advances in Nursing, 17,* 12–36.

　　Leininger は，看護知識の発見や看護ケア実践の改善のため，重要な手段として民俗学的方法の特性，目的，使用方法について記述している．彼女はまた，民族誌学と民族看護学的方法を記述し，民族科学，現象学とグラウンデッド・セオリーの特徴について強調している．

Leininger, M. M. (1987). Response to "Infant feeding practices of Vietnamese immigrants to the northwest United States." *Scholarly Inquiry for Nursing Practice, 1,* 171–174.

Leininger は，ベトナム人の移民の乳児への授乳に関する Henderson と Brown による研究を批評している．彼女は，自身のベトナム人を対象にした研究の結果を共有している．

Leininger, M. M. (1990). Ethnomethods: The philosophic and epistemic bases to explicate transcultural nursing knowledge. *Journal of Transcultural Nursing, 1*(2), 40–51.

質的パラダイムによる民族学的方法は，看護知識についての認識の発見や，看護の他の次元での発展において大変価値があることが Leninger によって記述されている．Leininger は，文化を超えた看護の知識を詳しく説明する手段として民族学的方法を述べている．彼女は，この知識が異なる文化や同じ文化の人々に対する有意義かつ最適なケアの提供をどう可能にするかについて説明している．

Morse, J. M., & English, J. (1986). The incorporation of cultural concepts into basic nursing texts. *Nursing Papers, 18*(2), 69–76.

Morse と English は看護学生1年生で使われた，7冊の基本的な看護学テキストにおけるケアの文化的側面の取り込みについての研究結果を記述している．内容分析で，看護テキストにおける文化概念の組み込みが不十分であることを明らかにした．教員と著者らの責任において，これらの結果の示唆について議論されている．

Rosenbaum, J. N. (1990). Cultural care of older Greek Canadian widows. *Journal of Transcultural Nursing, 2*(1), 37–47.

Rosenbaum は，高齢のギリシア系カナダ人の未亡人の研究で集めたデータから引き出された，文化ケアのテーマについて報告している．この研究は Leiningaer の理論で概念化された．

Spangler, Z. (1992). Transcultural care values and nursing practices of Philippine-American nurses. *Journal of Transcultural Nursing, 4*(2), 28–37.

Spangler は，自身の研究結果について報告している．それは，Leininger の理論から導かれており，米国の病院で働くフィリピン人の看護師によるケアの臨床実践と看護ケアの価値について報告している．

Vallarruel, A. M., & Ortiz de Montellano, B. (1992). Culture and pain: A Mesoamerican perspective. *Advances in Nursing Science, 15*(1), 21–32.

Vallarruel と Ortiz de Montellano は，文化が人の痛みに対する反応や表現に影響することを説明している．古代メソアメリカにおける痛みの経験に関連した信念について，民族歴史学研究の結果では，次の6つのテーマが明らかにされている．すなわち，
- 痛みは人間の生活において，受け入れられ，予測され，そして必然的なものであった．
- 人間は義務の遂行に関わる痛みに耐えるために，神，人の集団に感謝の心をもった．
- 痛みに耐えることと禁欲的に耐える能力が尊重されていた．
- 人が経験した痛みの種類と量は，神によって予め決められたものであった．
- 痛みと苦しみは道徳に反した行為の結果としてみられていた．

・痛みを軽減する明確な方法として，人と周りの環境の均衡を維持することが示されていた。

著者らは，結果がメキシコ系アメリカ人の痛みに関係したケア，表現方法，意味の理解を促進すると論評した。

訳注：メソアメリカ＝考古学・民俗学・文化人類学上の文化領域名で，メキシコ，グアテマラ，エルサルバドル，ホンジュラス，ニカラグア，コスタリカなどにわたる地域をさす。

## ■ 博士論文

Cameron, C. F. (1991). An ethnonursing study of the influence of extended caregiving on the health status of elderly Anglo-Canadian wives caring for physically disabled husbands. *Dissertation Abstracts International, 52*, 746B.

Campinha, J. A. (1988). Consideration of the cultural belief systems of individuals experiencing conjure illness by public health nurses and emergency room nurses: An exploratory study. *Dissertation Abstracts International, 48*, 2923B.

Cunningham-Warburton, P. A. (1989). A study of the relationship between cross-cultural training, the scale to assess world views, and the quality of care given by nurses in a psychiatric setting. *Dissertation Abstracts International, 49*, 3102B.

Gates, M. F. G. (1989). Care and cure meanings, experiences and orientations of persons who are dying in hospital and hospice settings. *Dissertation Abstracts International, 50*, 493B.

Hansen, M. M. (1986). The southern Appalachian mountain families: Cultural determinants of health related characteristics. *Dissertation Abstracts International, 46*, 2259B.

Ingle, J. R. (1989). The business of caring: The perspective of men in nursing. *Dissertation Abstracts International, 50*, 495B.

Johnson, R. W. (1988). The impact of training in transcultural nursing on health care practices. *Dissertation Abstracts International, 49*, 1620B.

Jones, J. A. (1984). Social distance and the baccalaureate transcultural nursing program. *Dissertation Abstracts International, 45*, 1023A.

Lee, M. C. (1991). Cross-cultural comparison of patients' perceptions of pain. *Dissertation Abstracts International, 51*, 3325B.

Luna, L. J. (1990). Care and cultural context of Lebanese Muslims in an urban U.S. community: An ethnographic and ethnonursing study conceptualized within Leininger's theory. *Dissertation Abstracts International, 51*, 2818B.

McDonald, V. E. (1986). Associate degree nurse educators' perception of need for transcultural concepts in nursing education. *Dissertation Abstracts International, 46*, 3393B.

Parnicza, D. R. (1991). Analysis of rural Appalachian caregivers' use of social support. *Dissertation Abstracts International, 51*, 4781B.

Pokorny, M. E. (1990). The effect of nursing care on human dignity in the critically ill adult. *Dissertation Abstracts International, 50*, 3924B.

Ray, M. A. (1981). A study of caring within an institutional culture. *Dissertation Abstracts International, 42*, 2310B.

Rosenbaum, J. N. (1991). Cultural care, cultural health, and grief phenomena related to older Greek Canadian widows within Leininger's theory of culture care. *Dissertation

*Abstracts International, 52,* 1959B.
Spangler, Z. (1991). Nursing care values and caregiving practices of Anglo-American and Philippine-American nurses conceptualized within Leininger's theory. *Dissertation Abstracts International, 52,* 1960B.
Thompson, T. L. C. (1991). A qualitative investigation of rehabilitation nursing care in an inpatient rehabilitation unit using Leininger's theory. *Dissertation Abstracts International, 52,* 752B.
Tom-Orme, L. (1988). Diabetes in a Navajo community: A qualitative study of health/illness beliefs and practice. *Dissertation Abstracts International, 49,* 1622B.
Wenger, A. F. Z. (1989). The phenomenon of care in a high context culture: The old order Amish. *Dissertation Abstracts International, 50,* 500B.

## ■ 修士論文

Dory, V. B. (1987). Nursing behaviors perceived as caring by gerontological patients. *Master's Abstracts International, 27,* 93.
Dowe, D. S. (1990). African-American diversity in nursing inservice programs. *Master's Abstracts International, 29,* 261.
Eggleston, E. D. (1988). Nurses' attitudes toward geriatric patients and the relationship to the supportive nursing care provided: Implications for nursing administration. *Master's Abstracts International, 27,* 375.
Evans, R. (1987). Labor patterns of Oglala Sioux indians compared to caucasian labor patterns. *Master's Abstracts International, 26,* 236.
Moore, S. J. (1989). The relationship between expressive touch and patients' perceptions of nurses' caring. *Master's Abstracts International, 28,* 579.
Weaver, R. A. (1990). A phenomenological study of caring in the nurse-patient relationship: The patient's perspective. *Master's Abstracts International, 29,* 269.

# ニューマンの拡張する意識としての健康理論

Newman's Theory of Health as Expanding Consciousness

**CHAPTER 4**

● 主要概念

時間
Time
空間
Space
運動
Movement
意識
Consciousness
パターン
Pattern

マーガレット・ニューマン(Margaret Newman)の健康についての考えは，「疾病がない状態としての健康が現実的でないような人々」(Newman, 1992, p.650)に対する彼女の関心ばかりでなく，筋萎縮性側索硬化症の母親の闘病および彼女の大学院時代の経験に大きく影響された(Newman, 1986)．彼女は，1978年ニューヨーク市で行われた看護教育担当者会議で発表する論文を準備していくなかで自身の考えを練り始め，1979年の著書，"*Theory Development in Nursing*"で理論の第1版を発表した．理論は発展し続け1986年の著書，"*Health as Expanding Consciousness*"（訳注：1994年に刊行された原書第2版の邦訳がある．手島　恵訳『マーガレット・ニューマン看護論—拡張する意識としての健康』医学書院，1995年)の出版で，拡張する意識としての健康理論として知られるようになった．本章ではその理論を分析し評価する．

拡張する意識としての健康理論に関する概念を前頁にあげた．本Chapterの後半で各々の概念を定義し，説明する．

## A 拡張する意識としての健康理論の分析

本節ではニューマンの理論を分析する．分析は，ニューマンの理論についての彼女の出版物にもとづいており，'Newman's Theory of Health as Praxis'と表題された最近の雑誌の論文(Newman, 1990a)および'Shifting to a Higher Consciousness'と題した著書中の章(Newman, 1990b)だけでなく，1986年の著書からも多くを引用している．

### 1. 理論の範囲

拡張する意識としての健康理論の中心的な主張は，健康とは意識の拡張で

あるということである．ニューマン(1986)によると，生命や健康の意味は拡張する意識の進化する過程のなかで見出される．特にその理論は「あらゆる状況のすべての人は，たとえいかに障害があり絶望的にみえても，拡張する意識の普遍的な過程のなかの一部分である」(Newman, 1992, p.650)と主張する．健康についての記述，理論の概念の定義，命題はすべてかなり抽象的なレベルであり，その結果この理論は大理論に分類される．

## 2. 理論の背景

### ■ メタパラダイム概念と命題

　ニューマンは，次のような解説を述べるなかで看護のメタパラダイムについて言及している．

　　私たちが関心をもっていることは，環境との相互作用における人間の健康である(Newman, 1986, p.33)．
　　時々私は自分の理論を厳密に健康(拡張する意識として)の面だけから考える．けれども私は単に健康について話しているのではない，すなわち，私は看護師とクライエントの間にある関係や，クライエントが選択したり，それを実行したりするのを援助する過程に生じる相互関係について話しているということを学生たちは私に指摘してくれる(Newman, 1990b, p.130)．

　この解説から，拡張する意識としての健康理論は，第1に，メタパラダイムの概念としての健康に焦点をあて，そして普通の生活での出来事や人生の危機的状況のなかでの環境との相互作用における人間の行動をパターン化するという命題に焦点をあてているということがわかる．第2の焦点は，メタパラダイムの概念としての人間と看護であり，［クライエントの］健康状態への肯定的な変化に影響を与えるのが［看護の］過程であるという命題である．

## ■ 哲学的主張

ニューマンは拡張する意識としての健康理論を支える哲学的主張をまだ明らかにしていない．サーター(Sarter, 1988)は，ニューマンの理論は「相対性理論や量子論，神秘主義，初期ギリシャ哲学・東洋哲学に深く根ざした哲学的主張にもとづいている」(p.55)と主張した．ニューマンの発表した研究の分析は，哲学的主張とみなされうるいくつかの論述を示すに至った．

1. 分割されない全体としての宇宙(Newman, 1986, p.68)．
2. 意識は宇宙のなかで同一の広がりをもち，すべての物に存在するという前提がなされている(Newman, 1986, p.33)．
3. 個人としての人，種としての人間は意識のパターンによって確認される．人が意識をもつのではなく，人が意識である(Newman, 1986, p.33)．
4. 知ることの最も高度な形は愛することである(Newman, 1986, p.68)．
5. 健康は，健康の意味のある側面としての，また人間-環境の相互作用の基本的パターンの開示としての疾病を包含する(Newman, 1990b, p.133)．
6. 健康は，これまで疾病(disease)と記述されていた状態を包含する(Newman, 1983, p.163)．
7. これらの疾病状態は，人の統一的パターンの開示と考えることができる(Newman, 1983, p.163)．
8. 疾病の身体的な開示は，その人が環境とどのように関わっているかを示す証拠と考えられる(Newman, 1986, p.43)．
9. 疾病になることが，ある個人［のパターン］を開示する唯一の方法であるならば，その人にとってそれは健康なのである(Newman, 1983, p.164)．
10. 結果的に疾病として開示される人のパターンは，より大きな前進していくパターンの一部分である(Newman, 1983, p.164)．
11. 疾病状態を取り除くこと自体は，人のパターンを変化させない(Newman, 1983, p.163)．
12. 健康と病気は単一の過程［とみなされ］，それはリズム現象と同じように上昇と下降，山頂と谷となって現れ，様々な組織化と解体の度合を経て移動するが，すべては1つの統一的過程とみなされる(Newman, 1986, p.4)．

13. 「不快な(ill)」あるいは「病気(illness)」は，減退した健康という主観的な感覚をさす(Newman, 1983, p.163)．
14. 健康は……獲得される理想的状態ではなく，経験される生命過程の全体である(Newman, 1983, p.168)．
15. どんな経験も不適切なものとして拒絶される根拠はない．重要な要素は，相互作用の自分自身のパターンと接触を保ち，それがどのようなものであれその過程は進行中で，経験は拡張する意識の1つであると確認することである(Newman, 1986, p.67)．

ニューマンの暗黙の哲学的主張は，全体論(holism)(Sarter, 1988)，および同時行為の世界観に一致する．確かに，ニューマン(1990a)は，彼女の健康の見方は「非断片的な世界観を要求している」(p.39)と主張した．さらに具体的にいうと，彼女は自分の健康理論は「パターン化された予測できない統一的，直観的，そして革新的な」世界観を反映していることに注目している(1992年11月30日のニューマンとの個人的な会話で)．

## ■ 概念モデル

拡張する意識としての健康理論の概念的基盤は，ニューマン(1990a)によれば「全体性の進化するパターンというパラダイム」(p.40)である．ニューマン(1986, 1990a, 1990b)が繰り返し指摘しているように，そのパラダイムはロジャーズ(Rogers, 1970)の生命過程モデルで，それはユニタリ・ヒューマン・ビーイングの科学(Science of Unitary Human Beings)(Rogers, 1990)として今は知られている．ニューマン(1990a)は，「環境との相互作用における人間のパターン化に関するロジャーズの前提は，意識は人間-環境の相互作用の進化するパターンの開示であるという私の見解の基礎である」(p.38)と説明した．彼女は続けて言っている．「健康と病気は，生命過程のリズミカルなゆらぎの明らかな開示である，というロジャーズの主張は私を，健康と病気は，正常-異常の変動を通り移動している統一的過程という見方に導いてくれた」(p.38)．

ニューマン(1990b)は拡張する意識としての健康理論の基礎であるパター

ンに関して，ロジャーズの概念モデルから2つの前提を明らかにした．①パターンは人の全体性を確認するものである．②パターンは，一方向的に進化する．彼女はさらに説明している．

> もしあなたが，これら2つの前提を受け入れるなら，あなたは拡張する意識の開示として，疾病を考え始めることができる．もしあなたがパターンが人間の開示であるということや，生命過程が複雑性，多様性の増大やより高い意識の方向に動いていくということを受け入れるなら，何かが現れたり明らかになる時，それは進化するパターンの開示であるということになる．すなわち，それは，取り除かれたり抑えられたりするために切り離されるものではなくて，根底にあるパターンの手がかりと見なされるべきものである(p.132)．

ニューマン(1979)にとっての看護の目的は，「人々を健康な状態にしたり，病いになるのを予防することではなく，むしろ人々が意識のより高いレベルへと進化していく時に，自分の内部にある力を利用するのを援助することである」(p.67)．

## ■ 先行する知識

ニューマン(1986)は，彼女の健康についての考えを発展，洗練する上で，いく人かの学者の研究が役立ったと認めている．ド・シャルダン(de Chardin, 1959)の「人間の意識は，身体的生命を超えて発達し続け，宇宙の意識の一部になるという考え……は私にはわかる」(p.5)と述べた．さらにパターン開示や「あるものすべての相互連結や遍在性」(p.5)についての彼女の考えに多大な影響を与えたものとして，ボーム(Bohm, 1980)の隠れた秩序(implicate order)の理論を引用した．またニューマン(1987)は，パターンの理解にベイトソン(Bateson, 1979)の影響を認めた．

さらにニューマンは，ヤング(Young, 1976a, 1976b)の人間進化の理論は，「私の理論の基本的概念を生命と健康のダイナミックな描写に統合するという努力にとって刺激的だった」(p.6)と述べた．彼女はまた，モス(Moss, 1981)の考えに注目し，「意識の最も高いレベルとしての愛は，健康の本質に

関する私の洞察に確証と精巧さを与えた」(p.6)と特筆した．その上，ニューマンは，ベントフ(Bentov, 1978)の研究は「私が信じた多くの事柄に論理的な説明を与えた」(p.5)と解説した．ニューマンはまた，プリゴジン(Prigogine, 1980)の変化の理論は，彼女の意識の進化の理解に影響したということも述べている．

## 3. 理論の内容

　ニューマンの著書(1986)と他の出版物の分析により，拡張する意識としての健康理論の概念は時間，空間，運動，意識，そしてパターンであるということを明らかにした．

### ■ 時間と空間

　拡張する意識としての健康理論を取り扱っているニューマンの業績の分析は，**時間**と**空間**に明確な定義をもたらさなかった．しかしながらニューマン(1979)は，世界は時間の次元と空間の次元を含むということに注目していた．

　時間に関しては，ニューマン(1983)は「経過していると感知された時間の量」と定義した主観時間，および時計時間と同等視した客観時間について述べている．さらに彼女は，主観時間，客観時間，時間の使用を，個人に関わる時間の次元として認め，私的な時間，調整された時間，共有された時間を，家族に関わる時間の次元として認めた．

　空間に関しては，ニューマン(1979)は，三次元の空間，生命空間，個人的空間，内部空間について述べた．後の論文でニューマン(1983)は，個人に関わる空間の次元として，個人的空間，内部空間，生命空間を確認し，家族に関わる空間の次元として，なわばり，共有された空間，距離をおくことを確認した．しかしながら，これらの用語はどれも定義されていない．

　ニューマン(1979)は「空間の概念を時間の概念としっかり結びついたもの」(p.61)と考えている．彼女はその結びつきを様々な著書のなかで，空

間-時間，時間-空間という用語で表現している(1986, 1990a).

## ■ 運動

ニューマン(1979)は，**運動**を「物質の欠くことのできない固有性」(p.61)および「コミュニケーションするための1つの手段」(p.62)と述べている．彼女は運動を「人が実在を知覚する手段であり，それゆえ自己に気づいていく方法である」(Newman, 1983, p.165)とみなしている．さらに「運動は生命の自然な状態であり，運動が止まった時に人は生命が有機体から消えたと恐れる」(Newman, 1986, p.58)と述べている．

## ■ 意識

**意識**は「人間の情報能力であり，環境と相互作用するための［人の］能力である」(Newman, 1990a, p.38)と定義されている．意識は互いに連結された認知的および情意的気づきと，神経や内分泌システム，成長過程，免疫システムや，遺伝コードを含む物理化学的な維持を包含する(Newman, 1986, 1990a)．

ニューマン(1986)は，意識は人と環境との相互作用における量と質のなかにみることができると主張した．彼女は「生命過程は，意識のより高いレベルへと向かっている．時にこの過程は順調に進み楽しく，調和がとれており，また一方で疾病にある場合のように困難で調和が失われている時もある」(p.31)と説明した．

ニューマン(1992)は，拡張する意識の過程を，「より自分自身になり，人生により大きな意味を見出す過程，他の人々や今住んでいる世界との関係の新極致に到達する過程」(p.650)と定義した．彼女は，ヤング(Young, 1976a, 1976b)の人間進化の段階に一致する一連の段階のなかで意識は拡張すると提案した．**表 4-1** にその対応する段階を記載する．

ニューマン(1986)は，ヤングが人間はお互い同士や社会的状況との相互作用の過程を通して，潜在的な自由の喪失から真の自由へ進化すると提案したことを説明した．自由は人がより大きなネットワークに束縛された時喪失さ

## 表 4-1 ヤングの進化の過程とニューマンの拡張する意識の過程の比較

| | ヤング | ニューマン |
|---|---|---|
| 段階 | 人間進化 | 拡張する意識 |
| 1 | 潜在的自由　Potential freedom | 潜在意識　Potential Consciousness |
| 2 | 束縛　Binding | 時間　Time |
| 3 | センタリング　Centering | 空間　Space |
| 4 | 選択　Choice | 運動　Movement |
| 5 | 脱センタリング　Decentering | 無限の空間または無境界性 Infinite space or boundarylessness |
| 6 | 非束縛　Unbinding | 超時間性　Timelessness |
| 7 | 真の自由　Real freedom | 絶対意識　Absolute consciousness |

〔Newman, M. A. (1990a). Newman's theory of health as praxis. *Nursing Science Quarterly 3* (pp.37-41). Chestnut House Publications より許可を得て改変〕

れる．その次にアイデンティティ，自己意識，自己決定がセンタリングを通して明らかになる．過去に機能していたものが機能しなくなった時，選択力が働き，人は脱センタリングと非束縛を通じて進化し，最後に真の自由を獲得する．非束縛と真の自由の段階は，身体的ではなく，癒しのような超人的な力や様々な形態の発現において開示されるかもしれない．

　ニューマン(1986)は，拡張する意識の発達を以下のように述べた．

> 私たちは潜在的な意識の状態から出発し，時間に束縛され，空間のなかでアイデンティティを見出し，運動を通して物事が機能する仕方の「法則」を学び，ついには空間と時間を超えて私たちを絶対意識の状態へともたらす選択を行う(p.46)．

　ヤングとニューマンの理論の統合は以下の引用のなかで明らかである．

> 人は，意識の地盤から出発し，時間に束縛され自由を失い，空間のなかでアイデンティティを見出す．時間-空間の事象は人が自己決定し，地位を得ようとする闘争と深く関わり合っている．運動は選択点を表す．それは現実の本質

を理解するための中心となる．運動を通して人は時間-空間という世界を発見し，個人の領域を確立する．運動が制限された時にもまた，人は自分の限界や古い規則はもはや機能しないという事実に気づくようになる．人がもはや運動する能力（身体的，社会的かどちらか）をもたなくなった時，自分自身を超えていくことが必要である．人は人間存在の無境界性と超時間性を悟ることができる時，意識の地盤へ戻る自由を手に入れる（Newman, 1990a, pp.39-40）．

ニューマン（1986）は，拡張する意識の過程を健康の過程と同一であると考えた．彼女はまた，その過程の最終段階である絶対意識を愛に相等しいものと考えた．さらに明確に以下のように述べた．

[最終段階で]すべての対立が調和される．この種の愛は，すべての経験を等しく無条件に受け入れる．すなわち，快楽だけでなく痛みも，成功だけでなく失敗も，美だけでなく醜さも，非疾病（non-disease）だけでなく疾病も（p. 47）．

## ■ パターン

ロジャーズ（1970）から着想を得て，ニューマン（1986）は，パターンを「存在するすべての物事の根源的な属性であり，多様性のなかに統一性を与えるもの」「関係のすべての意味を同時に理解しながら全体を描き出す情報」（p. 13）となると定義した．彼女は続けて，「パターンは関係性（relatedness）である」（p.14），さらに「人は彼女や彼のパターンによって確認される」（Newman, 1990a, p.39）と述べた．少し違った言い方としては，「パターンは人の全体性についての証し（identification）である」（Newman, 1990b, p.132）と述べた．また，ニューマン（1987）は，パターンを「健康の全体論的な見方の本質」（p.36）とみなした．

ニューマン（1986）は，パターンの特徴または次元を，運動（movement），多様性（diversity），リズム（rhythm）として明らかにした．「パターンは，絶えまなく運動もしくは変化しており，各部分は多様で相互の関係のなかで変

化している．リズムはそのパターンを識別する」(p.14)，さらに「運動のパターンは，人の思考や感情の過程の総合的な機構を反映する」(p.59)と説明した．

## ■ 命題

拡張する意識としての健康理論についての概念の定義および記述は，非関連命題である．理論はまたいくつかの関連命題も含む．時間と空間は「時間と空間は相補的な関係にある」(Newman, 1979, p.60)と主張する関連命題のなかで関連している．

時間は「時間は運動の1つの機能である」(Newman, 1979, p.60)という関連命題のなかで運動と関連している．

時間と空間は，以下の2つの関連命題において運動に関連している．

> 運動は空間と時間が現実のものとなるところの手段である(Newman, 1979, p.60)．
> 運動を通して人は時間-空間という世界を発見し個人的な領域を確立する(Newman, 1990a, p.39)．

ニューマン(1979)は，時間，空間，そして運動を「発達する意識の相関物」(p.66)とみなした．以下の関連命題は，その関連の状態を明確に述べている．

> 時間は意識の尺度(measure)である(Newman, 1979, p.60)．
> 人は意識の地盤から出発し時間に束縛される時自由を失い，空間のなかでアイデンティティを見出す(Newman, 1990a, p.39)．
> 運動は意識の反映である(Newman, 1979, p.60)．
> 生命のあらゆる形態を特徴づける意識は，その運動のなかで表現される(Newman, 1986, p.58)．

別の関係命題は，意識をパターンに関連させている．「意識は，人間-環境の相互作用の進化するパターンの開示である」(Newman, 1990a, p.38)．

さらに別の関連命題は，パターンのうちのリズムの側面を運動に関連させている．「リズムは運動の基本となるものであり……［そして］運動のリズムは，経験の統合されたものである」(Newman, 1986, pp.59-60)．

## B 拡張する意識としての健康理論の評価

本節では，ニューマンの拡張する意識としての健康理論を評価する．この看護理論を活用したり，批評している他者による出版物だけでなく，この理論の分析の結果にももとづいて評価する．

### 1. 重要性

拡張する意識としての健康理論のメタパラダイムの源泉は，ニューマンの著書のなかで明らかである．実のところ彼女は健康の概念を看護のメタパラダイムの概念とは呼んでいなかったが，明らかに自身の第1の焦点は健康の概念であると述べていた．対照的に，ニューマンは特定の哲学的主張を何も確認していないが，そのような主張は著書のなかに見出されている．

ニューマンは，拡張する意識としての健康理論から導き出した概念モデルを明快に表している．ロジャーズ(Rogers, 1970)のモデル，特にパターンの考えは明らかに理論開発の出発点の役割を果たした．またニューマンは，自分の考えを支え，その純化に貢献した他の学問分野の学者の研究成果を率直に認め引用している．

拡張する意識としての健康理論の重要性は，パターンの開示の側面に対する理解だけでなく健康と病気を異なった形のパターン開示として私たちに理解させたことに，この理論が貢献したことである．理論の特徴は，拡張する意識の進化に焦点をあてたことである．

## 2. 内的一貫性

　サーター(Sarter, 1988)の哲学的分析は，拡張する意識としての健康理論は，その理論がもとにしている学者の研究の哲学的見解に一致すると指摘している．例えば彼女は，モス(Moss, 1981)，ヤング(Young, 1976a, 1976b)，ド・シャルダン(de Chardin, 1959)の著書のすべてが，哲学や神秘主義の過程を反映していると書き留めていた．対照的に，ミッチェルとコーディ(Mitchell and Cody, 1992)は，ニューマンのユニタリ・ヒューマン・ビーイングの見方は，生理学的構造や機能についての彼女の論議に一致しないようにみえると指摘した．その不一致を調和させようとする試みのなかで，彼らはニューマンの見方について以下のように解釈した．

　　ニューマンにとって「システム」という人間の統一体は，「精神と物質は同じ基本的な成分から作られる」(1986, p.37)という考えに基礎をおいている．原子から人間やそれを超えるものまですべてのものが，隠された秩序(implicate order)あるいは「絶対意識」(Newman, 1986, pp.36-37)の開示であることを忘れないでいる限り，ニューマンのモデルのなかで，「人間システム」の生理学的，心理学的，感情的な過程を慣例的な用語で議論することは明らかに適当なことである(p.57)．

　語義の明瞭性は，ニューマンが理論の概念とそれらの次元に与えた定義や説明のなかで明らかである．明確な定義が時間および空間には与えられていなかったが，それらは自明のことである．さらにニューマンの時間と空間の様々な次元の確認は，彼女がこれらの概念に付している意味の明確化を与えた．語義の一貫性は，様々な出版物のなかでの各々の用語に伴う一貫した使い方や一貫した意味のなかで明らかである．

　拡張する意識としての健康理論の分析により，概念重複(concept redundancy)が1箇所ありうることを明らかにした．すなわち，運動は1つの概念ともパターンの概念の1次元ともみなされる．ニューマン(1986)の説「パ

ターンは，絶えまなく運動，もしくは変化している」(p.14)からは，パターンの次元は空間を動いているという人の知覚における運動か，変化としての運動かどうかあいまいである．

　概念重複は，健康を独立した概念として含めないという決定によって避けられた．その決定は，ニューマン(1990a)の「健康と意識の進化するパターンは同一のものである」(p.38)という説によって支持された．健康と意識は等しいものである限り，もし両方の概念が含まれていたなら，重複が生じていただろう．

　このような分析により，ニューマンの理論の構造上の一貫性が示された．ただしそれは関連命題がこの理論についての様々な出版物から引用された場合に限っている．運動，空間および時間は意識と相関しているというニューマン(1979)の主張を支持するために必要な命題のすべてを，その1冊中に含んでいる出版物というものはない．実のところ，必要な命題のいくつかは，理論についての最も新しい出版物には含まれていない(Newman, 1990a, 1990b)．

## 3. 簡潔性

　拡張する意識としての健康理論は，簡潔である．理論の分析は5つの概念といくつかの関連問題をもたらした．理論についてのニューマンの出版物の解釈のいくつかは，すべての概念と命題を引用しなければならなかったにもかかわらず，本質に無関係な用語や陳述は何も確認されなかった．パターンを1つの独立した概念として含めるという決定は，ニューマンのその概念への頻繁な言及やそれが理論のなかで果たす中心的役割にもとづいていた．事実，彼女は「パターンは……理論の基礎である」(1990b, p.132)と明言した．このように，ニューマン(1979, 1986)は，たった4つの概念［運動，空間，時間，意識］を明確に確認したが，パターンを5つ目の概念として加えることで理論が簡略化しすぎるのを回避した．

## 4. 検証性

　拡張する意識としての健康理論の命題は，それらが大理論の抽象的レベルで書かれているので直接的に検証できない．しかしながら，この理論は中範囲理論の発達へ導く研究方法論という手段によって間接的に検証できる(Newman, 1990a)．

　この研究の目的は，パターン認識を表す現象の描出を開発することである．興味の対象としての現象は，人の拡張する意識である進化しているパターンの一連の形態のなかに表れた，関係のパターンと全体性の媒介変数である．第1のデータ収集方法は，インタビューである．

　拡張する意識のパターンの精密化を容易にする研究方法の構成要素は次のようである．

1. 調査の過程の相互関係を確定すること．
2. インタビューされる人の人生において，最も意味のある人々や出来事に焦点をあてること．
3. 会話形式でデータを系統立て，初めから終わりまで一連のパターンとしてデータを表示すること．
4. インタビューする者のパターン知覚をインタビューされる人と共有し，修正や確認を得ること(Newman, 1990a, pp.40-41)．

　ニューマン(1990a)は，その研究方法論を用いることは「取り引き，相互依存，およびエンパワーメントを具現化する」(p.41)ことであると指摘した．さらにその方法論は，人を物としてみることを防ぎ，意識の進化するパターンのなかに看護師を参加させることを求める．確かに「看護師の研究者は，研究される人の外側に主観的-客観的な方式で立つことはできない」(p.40)．それどころかクライエントは，健康パターンの研究ではパートナーとして，あるいは共同研究者としての役割を果たす(Newman, 1986)．

　研究方法論に関連した特定の測定用具は何も発表されていない．しかしな

がら，乳がんの女性の経験についての研究のために使ったモック(Moch, 1990)のインタビュースケジュールは，ニューマンの理論に導かれる他の研究のために模範として使うことができるだろう．そのインタビュースケジュールには，以下の質問が含まれている．

1. がんとともに生きるのはどのようなものか私に教えてください．
2. あなたにとって意味のあることは何ですか．
3. 私たちが話し合っていることについて，あなたはどう思いますか．(Moch, 1990, p.1429).

中範囲理論レベルでの拡張する意識としての健康理論の概念のために，明確な定義や経験的指標の系統的論述に向けてさらなる注意が必要である．その必要性について，レイ(Ray, 1990)は以下のように述べている．

　拡張する意識としての健康のような，全体性の抽象的なカテゴリーは無限で，現実的な知覚の属性はないが，それは人間関係の領域を理解するために最も重要なカテゴリーの1つである．一方，知識にもとづいた実践(praxis)は，人間の経験の構造を組織化することにおいて，知覚-行動サイクルでの明確な表現や正確さのレベルを必要とする……．したがって，現象学的な解明は今もなおその意味合いにおいて必要である(p.45).

さらに，ボイド(Boyd, 1990)は，拡張する意識としての健康理論に合致するだろう他のデータ収集方略の開発だけでなく，インタビュー方法を洗練することを力説した．彼女は以下のように述べた．

　研究方法にはっきりとケアの看護実践形態を組み入れることは，ニューマンが暗示しているようにインタビュー方式だけに限らず，データも研究参加者の言葉による表現だけとは限るべきではない．看護研究のための上記のおよびその他の方法のさらなる開発は，より広い範囲の人間表現を含む様々なデータの形式を追求し，それらを認めることから得られるだろう(p.42).

## 5. 経験的適切性

　前項の検証性で述べたように，拡張する意識としての健康理論は大理論のため，直接的に検証することはできない．その結果理論に結びついた研究は，理論の経験的適切性の間接的な証拠しかもたらさない．

　ニューマン(1986)は，ベントフ(Bentov, 1978)の主観時間と客観時間との関係に関する概念化の視点からみると，知覚された持続時間に関する彼女の初期の研究からの発見(Newman, 1976, 1982)は，生涯にわたり拡張する意識についての彼女の考えを支持していると主張した．しかしながら，最近の発表では，彼女は「[彼女の]理論の検証を目的にした初期の研究のいくつかは，運動-空間-時間-意識の機械論的視点から生じており，[理論]の基本的前提を尊重できていなかった」(Newman, 1990a, p.41)と述べた．

　拡張する意識としての健康理論を取り扱っている最近の研究を調査してみると，理論のための間接的経験による支持が明らかになった．モック(Moch, 1989, 1990)は，乳がんの女性は，関係(relating)，運動(moving)，知覚(perceiving)，理解(knowing)というパターンの側面に従って健康を述べたということを発見した．彼女は，彼女の研究結果が「病気のなかの緊張は，人に拡張する意識のパターンが現れることを許し，その人にとって望まれる変化を促進するかもしれない」(Moch, 1990, p.1430)というニューマン(1986)の考えに一致すると主張した．

　フライバック(Fryback, 1991)は，がん，あるいはAIDS患者，HIV感染者の研究実例において，身体的領域，ヘルスプロモーション領域，霊的領域による健康を描出していると報告した．彼女は自分の研究結果は，ニューマンの理論の概念に類似していると結論した．彼女は以下のように説明した．

　　[ニューマンの理論の]主要概念は，[研究結果とは]異なるが，哲学的根拠の多くは同じである．一致するものの1つは，情報提供者が自分の病気は健康の一部であると感じたということである……．ニューマンと同様に，情報提供

者の多くは診断を受けたことによって，より健康になったと感じた(p.1951 B)．

## 6. 実践的適切性

### ■ 看護教育

　拡張する意識としての健康理論を背景とするなかでは，研究は実地，または実践とみなされる．したがって理論に結びついた研究方法論を教えることは，理論と一致した実践の方法論をもまた学生に教えることになる．確かにニューマン(1990b)は，「私の理論はたくさんの看護師たちの経験を解明するもの(explication)のように思われる」(p.131)と解説した．彼女は続けて「私は今，理論，研究，および実践が別々な実体ではなく1つのプロセスであることがわかった」(p.131)と述べている．

　拡張する意識としての健康理論を使った教育は，健康と病気という二分法としての，あるいは高いレベルの健康から病気になり死に至るという1つの連続体としての健康に対する伝統的な見方から，健康の意味のある側面としての疾病という，新しい統合された見方へと考えの転換を反映したカリキュラムを必要とする．さらに，看護師は，状況をコントロールしたいという欲望から自由になることを学ばなければならない．クライエントの選択は，たとえそれらの選択が看護師の個人的な価値と衝突する時でさえ，尊重され支持されなければならない(Newman, 1990b；Newman, Lamb, and Michaels, 1991)．

　拡張する意識としての健康理論を使おうとする学生や看護実践家は，個人的変容への準備をしなければならない．それどころか，「学生あるいは実践家の個人的成長は最も重要なもの［である］」(Newman, 1986, p.89)．この点を詳細にニューマン(1986)は述べている．

道はわからず，確信ももてない．先人たちはその瞬間を十分解放し，経験することによって変容は起こるということを保証している．そして私たちを通して他の人々は統合と成長の新しい段階を見出すだろう(p.78).

　個人的な変容は潜在的に困難であるにもかかわらず，ニューマン(1992)は，拡張する意識としての健康理論を背景に実践している看護師は，「他者の拡張する過程をともにすることの喜びを経験し，その過程によって自分自身の生命が高められ拡張されることを見出すだろう」(p.650)と主張している．

　さらに理論の使用に際しては，体温，血圧，心拍数，腫瘍，生化学的変化，食餌療法，運動訓練，およびコミュニケーションのような観察できる現象のなかで，パターンを認識する能力が必要である．その時パターンとは実体，過程，そして方法である．ニューマン(1986)は，パターン認識は，看護師が自分自身のパターンと接触を保つ時に生じ，それを通して，クライエントのパターンと触れ合うことができると示唆した．彼女は出発点では，ジェンドリン(Gendlin, 1978)のフォーカシング(focusing)の過程を使うことを勧めた．その過程には，人の身体の感覚に集中力を注ぎ，命名することが含まれる．それはリラクセーションの感覚をもたらし，次に成長のためのエネルギーを放つ．

## ■ 看護実践

　ニューマン(1986)は「パターン認識は実践の本質である」(p.18)，そして「看護介入における職務は，パターン認識である」(p.72)と主張した．パターン認識は洞察や直観と一致するが，「行為の可能性を明らかにするものである」(Newman, 1990a, p.40). つまりニューマン(1986)によれば，看護実践の目的は，「パターンの認識と拡大の相互関係における［看護師の］患者(patient)との真の巻き込まれ(authentic involvement)である」(p.88).

　ニューマン(1987)は，「パターン認識は観察者の内部から生じる」(p.38)と指摘した．続けて彼女は，看護師は，クライエントが環境との相互作用のな

かでパターンを認識するのを助けると説明した．したがって，看護師は，拡張する意識としての健康理論の適用によって，人々が彼らの生命の進化するパターンの理解追求を援助する(Newman, 1990a)．看護師は，信頼できる方法で人と関係することや，より高いレベルの組織や意識のための新しい規則を人が発見するのを援助することによって，パターン認識を促進する．看護師とその人は，古い規則が機能せず，その人がある選択をしなければならない時協力する．その選択は，物事がどのように機能するかを学ぶこと，新しい規則を発見すること，存在すること，理解することの新しいレベルへ，つまりより高い意識のレベルへ動くこと ── 進化すること ── を必要とする．規則は，他の人々と意味のある関係をする方法を扱い，パターン認識は意識のより高いレベルへと導く．

　看護師と患者はパターン認識においてパートナーになり，「看護師」と「患者」という伝統的な役割をやめる．それよりもむしろ彼らは「より大きな全体の参加者……[そして]別個の人ではない」「彼らは，彼らの相互作用によって作られた意識のパターンを経験している人である．彼らの関係は問題と解決にもとづくだけではなく……全体の進化している意識の開示である」(Newman, 1986, p.86)．看護師はまた，他の看護師や他のヘルスケアの専門家のパートナーであり，それによって統合されたチームを組織する(Newman, 1986, 1990b)．

　ニューマン(1986)は，アセスメントの枠組みは，北米看護診断協会(NANDA)(Roy, et al., 1982)の看護理論家グループによって確認され，「それはパターンを確認する最初の試みにおいて役立つかもしれない」(p.73)と述べている．その枠組みは，9つの次元 ── 交換(exchanging)，伝達(communicating)，関係(relating)，価値(valuing)，選択(choosing)，運動(moving)，知覚(perceiving)，感情(feeling)，理解(knowing) ── から成り立っている．ニューマン(1986)は，彼女の理論に一致させるために，NANDAグループの次元の定義を部分修正した．その次元と部分修正した定義を**表4-2**にあげる．さらにニューマン(1987)は，遺伝のパターンだけでなく，人が話したり運動したりする仕方は，永続的なパターン，あるいは生涯にわたりそ

表 4-2 パターンの次元と定義

| 次元 | | 定義 |
|---|---|---|
| 交換 | Exchanging | 人と環境の間で物質やエネルギーを相互にやりとりすること<br>エネルギーをある形式からもう1つの形式へ変えること |
| 伝達 | Communicating | あるシステムからもう1つのシステムへ情報を相互にやりとりすること |
| 関係 | Relating | 他の人々や環境と関係をもつこと |
| 価値 | Valuing | 価値を決めること |
| 選択 | Choosing | 1つのあるいはそれ以上の他の方法を選ぶこと |
| 運動 | Moving | 活動と休息を周期的に交替させること |
| 知覚 | Perceiving | 情報を受け取ること,解釈すること |
| 感情 | Feeling | 身体的,直観的な気づきを感じること |
| 理解 | Knowing | 自己や世界を個人的に認知すること |

〔Newman, M. A. (1986). Health as expanding consciousness (p.74). St.Louis: C. V. Mosby. より許可を得て転載〕

の人全体を確認する特性であると明言した.彼女は,アセスメント形式から得られたデータは,「意識の運動-空間-時間パターンの視点」(1986, p.75)からみることができると指摘した.

　理論の適用を論じている出版物は,実践的適切性についていくつかの証拠を与えている.拡張する意識としての健康理論は,個人,家族,および地域社会で使われることができる(Marchione, 1986 ; Newman, 1986).理論に適した状況とは,出産,親になること,長期的な病気の愛する人をケアすること,および人の自分自身の健康への心配事などである(Newman, 1986).理論を反映した臨床的プロトコールを実行することが可能なのは明らかになりつつある(Newman, Lamb, and Michaels, 1991).そして臨床家は,アセスメント形式やパターン認識を主題とする介入を実行するための合法的な能力をもっている.これらの形式や介入の使用が,看護実践への期待や使用した時のヘルスケア専門家や患者たちへの実際の効果にどのくらい適合しているかが探究され始めている.エスリッジ(Ethridge, 1991)は,拡張する意識としての健康理論を反映した看護のケースマネジメントは,看護師の仕事の満足

度の増加と仕事のストレスの減少，看護サービスに対する患者の満足度の増加，そして入院率の低下や入院期間の短縮によるヘルスケア費用のかなりの節約をもたらしていると報告した．しかし，コントロールされた実験研究が，ケースマネジメントや理論使用の相対的な貢献度を測定するために必要である．

## C 結論

　ニューマンはロジャーズ(1970, 1990)の人-環境の相互作用におけるパターンの概念を拡大した健康理論を展開することによって，看護に意義のある貢献をしている．理論の経験的，実践的適切性の証拠は蓄積され始めている．ある実践場面では看護師が健康維持構造を確立しているが(Ethridge, 1991；Newman, Lamb, and Michaels, 1991)，そこでの証拠は，特に印象的である．
　綿密にコントロールされた実験研究の企画と実施に注意を払いながら，拡張する意識としての健康理論の使用の成果について継続的な実証が必要である．

## ■ 参考文献

Bateson, G. (1979). *Mind and nature: A necessary unity.* Toronto: Bantam.
Bentov, I. (1978). *Stalking the wild pendulum.* New York: E. P. Dutton.
Bohm, D. (1980). *Wholeness and the implicate order.* London: Routledge and Kegan Paul.
Boyd, C. O. (1990). Critical appraisal of developing nursing research methods. *Nursing Science Quarterly, 3,* 42–43.
de Chardin, T. (1959). *The phenomenon of man.* New York: Harper and Brothers.
Ethridge, P. (1991). A nursing HMO: Carondelet St. Mary's experience. *Nursing Management, 22*(7), 22–27.
Fryback, P. B. (1991). Perceptions of health by persons with a terminal disease: Implications for nursing. *Dissertation Abstracts International, 52,* 1951B.
Gendlin, E. T. (1978). *Focusing.* New York: Everest.
Marchione, J. M. (1986). Application of the new paradigm of health to individuals, families, and communities. In M. A. Newman, *Health as expanding consciousness* (pp. 107–134). St. Louis: C. V. Mosby.
Mitchell, G. J., & Cody, W. K. (1992). Nursing knowledge and human science: Ontological and epistemological considerations. *Nursing Science Quarterly, 5,* 54–61.
Moch, S. D. (1989). Health in illness: Experiences with breast cancer. *Dissertation Abstracts International, 50,* 497B.
Moch, S. D. (1990). Health within the experience of breast cancer. *Journal of Advanced Nursing, 15,* 1426–1435.
Moss, R. (1981). *The I that is we.* Millbrae, CA: Celestial Arts.
Newman, M. A. (1978, December). *Toward a theory of health.* Paper presented at the Second Annual Nurse Educator Conference, New York. (Cassette recording)
Newman, M. A. (1979). *Theory development in nursing.* Philadelphia: F.A. Davis.
Newman, M. A. (1983). Newman's health theory. In I. Clements & F. Roberts (Eds.), *Family health: A theoretical approach to nursing care* (pp. 333–336). New York: John Wiley & Sons.
Newman, M. A. (1986). *Health as expanding consciousness.* St. Louis: C. V. Mosby.
Newman, M. A. (1987). Patterning. In M. E. Duffy and N. J. Pender (Eds.), *Conceptual issues in health promotion: A report of proceedings of a Wingspread conference* (pp. 36–50). Indianapolis: Sigma Theta Tau.
Newman, M. A. (1990a). Newman's theory of health as praxis. *Nursing Science Quarterly, 3,* 37–41.
Newman, M. A. (1990b). Shifting to higher consciousness. In M. E. Parker (Ed.), *Nursing theories in practice* (pp. 129–139). New York: National League for Nursing.
Newman, M. A. (1992). Window on health as expanding consciousness. In M. O'Toole (Ed.), *Miller-Keane encyclopedia & dictionary of medicine, nursing, & allied health* (5th ed., p. 650). Philadelphia: W. B. Saunders.
Newman, M. A., Lamb, G. S., & Michaels, C. (1991). Nurse case management. The coming together of theory and practice. *Nursing and Heatlh Care, 12,* 404–408.
Prigogine, I. (1980). *From being to becoming.* San Francisco: W.H. Freeman.
Ray, M. A. (1990). Critical reflective analysis of Parse's and Newman's research methodologies. *Nursing Science Quarterly, 3,* 44–46.
Rogers, M. E. (1970). *An introduction to the theoretical basis of nursing.* Philadelphia: F. A. Davis.
Rogers, M. E. (1990). Space-age paradigm for new frontiers in nursing. In M. E. Parker (Ed.), *Nursing theories in practice* (pp. 105–113). New York: National League for Nursing.
Roy, C., Rogers, M. E., Fitzpatrick, J. J., Newman, M. A., Orem, D., Field, L., Stafford, M. J., Weber, S., Rossi, L., & Krekeler, K. (1982). Nursing diagnosis and nursing theory. In M. J. Kim & D. A. Moritz (Eds.), *Classification of nursing diagnosis* (pp. 214–278). New York: McGraw-Hill.

Sarter, B. (1988). Philosophical sources of nursing theory. *Nursing Science Quarterly, 1*, 52–59.
Young, A. M. (1976a) *The geometry of meaning.* San Francisco: Robert Briggs.
Young, A. M. (1976b). *The reflexive universe: Evolution of consciousness.* San Francisco: Robert Briggs.

## ■ 文献解題

### ● 主な出典

Newman, M. A. (1979). *Theory development in nursing.* Philadelphia: F. A. Davis.

　Newman は理論分析の過程を記述し，彼女の健康の理論について最初に発表された見解を紹介している．

Newman, M. A. (1981). The meaning of health. In G. E. Lasker (Ed.). *Applied systems and cybernetics: Proceedings of the International Congress on Applied Systems Research and Cybernetics: Vol. 4. Systems research in health care, biocybernetics and ecology* (pp. 1739–1743). New York: Pergamon.

　Newman は健康ついての彼女の考えを議論している．

Newman, M. A. (1983). Newman's health theory. In I. Clements & F. Roberts (Eds.), *Family health: A theoretical approach to nursing care* (pp. 333–336). New York: Wiley.

　この章では，Newman は彼女の健康理論の基本前提と主要概念を概説している．そして，主要概念に関連した広い一般化が議論されている．最後に著者は，健康理論の家族への適用について説明している．

Newman, M. A. (1986). *Health as expanding consciousness.* St. Louis: C. V. Mosby.

　Newman は彼女の拡張する意識としての健康理論を記述している．この本には，Newman の理論を個人，家族，地域集団に適用することを示した Joanne Marchione による章が含まれている．

Newman, M. A. (1987). Patterning. In M. Duffy & N. J. Pender (Eds.), *Conceptual issues in health promotion: Report of Proceedings of a Wingspread Conference* (pp. 36–50). Indianapolis: Sigma Theta Tau.

　Newman はパターン認識についての彼女の取り組みについて議論し，様々な発達段階にある個人の事例研究とともにその取り組みを説明している．

Newman, M. A. (1990). Newman's theory of health as praxis. *Nursing Science Quarterly, 3*, 37–41.

　Newman は拡張する意識としての健康理論の概要と明らかになってる研究方法論について述べている．Rogers のユニタリ・ヒューマン・ビーイング理論の発展として，著者は Bohm と Prigogine と Young の理論を，彼女の健康理論を支持するものとみなしている．Newman は，実践(praxis)としての研究を推奨している．また，文脈としての過程を強調している．彼女は，拡張する意識のパターンを詳しく説明する

ために使った研究方法論の要素を記述している．それは，研究プロセスの相互関係を設定すること，インタビューを受ける人の人生のなかで最も意味のある人・出来事に焦点をあてること，ナラティブの形式でのデータの整理と長期間に連続して起こるパターンの提示，そして修正や確認についてインタビューを受ける人とインタビューする人が知覚するパターンの共有である．

Newman, M. A. (1990). Shifting to higher consciousness. In M. E. Parker (Ed.), *Nursing theories in practice* (pp. 129-139). New York: National League for Nursing.

Newman は拡張する意識としての健康理論について，その構成を紹介している．

Newman, M. A. (1992). Window on health as expanding consciousness. In M. O'Toole (Ed.), *Miller-Keane encyclopedia & dictionary of medicine, nursing, & allied health* (5th ed., p. 650). Philadelphia: W. B. Saunders.

Newman は，彼女の理論の非常に簡潔な概要を示している．

● ニューマンおよび他の研究者による解説

Adams, T. (1991). The idea of revolution in the development of nursing theory. *Journal of Advanced Nursing, 16,* 1487-1491.

Adams は，科学革命に関する Kuhn の業績に沿った大変革が起こることで，看護における理論開発が進むという Newman の主張を調査している〔Newman, M. A. (1983). The continuing revolution : A history of nursing science. In N. L. Chaska (Ed.), The nursing profession : A time to speak (pp.385-393). St. Louis : C. V. Mosby. での注釈を参照〕．彼は，革命を通じた理論開発の思想は有用であるが，累積的なアプローチも，看護においてはまた有用であると結論づけた．

Engle, V. (1983). Newman's model of health. In J. J. Fitzpatrick & A. L. Whall, *Conceptual models of nursing: Analysis and application* (pp. 263-273). Bowie, MD: Brady.

Engle, V. (1989). Newman's model of health. In J. J. Fitzpatrick & A. L. Whall, *Conceptual models of nursing: Analysis and application* (2nd ed., pp. 301-312). Norwalk, CT: Appleton and Lange.

Engel は Newman の理論を記述し，この理論の分析を示し，看護研究，教育，臨床実践との関係を簡潔に議論している．

George, J. B. (1990). Other extant theories. In J. B. George (Ed.), *Nursing theories: The base for professional nursing practice* (3rd ed., pp. 373-379). Norwalk, CT: Appleton and Lange.

George は，Newman の理論の非常に簡潔な記述を紹介している．

Hensley, D. M., Kilgore, K. A., Langfitt, J. V., & Peterson, L. (1986). Margaret A. Newman: Model of health. In A. Marriner, *Nursing theorists and their work* (pp. 369-377). St. Louis: C. V. Mosby.

Hensley, D. M., Keffer, M. J., Kilgore-Keever, K. A., Langfitt, J. V., & Peterson, L. (1989). Margaret A. Newman: Model of health. In A. Marriner-Tomey, *Nursing theorists and their work* (2nd ed. pp. 432-447). St. Louis: C. V. Mosby.

著者らは，Newman の学術的，経験的な証明を記述し，彼女の理論の基本的な分析

を紹介している．著者らは，その理論の大まかな批評を含めている．

Marchione, J. (1993). *Margaret Newman: Health as expanding consciousness.* Newbury Park, CA: Sage.

Marchione は，Newman の拡張する意識としての健康理論の解釈と分析を紹介している．パターン全体の認識に焦点をあてた2つの事例研究が含まれている．Newman の理論と家族の健康についての非常に簡潔な議論も含まれている．同様に，その理論から導き出された研究方法と研究結果の簡潔な概要が含まれている．

McCarthy, M. P., Craig, C., Bergstrom, L., Whitley, E. M., Stoner, M. H., & Magilvy, J. K. (1991). Caring conceptualized for community nursing practice: Beyond caring for individuals. In P. L. Chinn (Ed.), *Anthology on caring* (pp. 85–93). New York: National League for Nursing.

著者らは，地域レベルでのケアリングに注目している自分たちの考えを示した．さらに，著者らの地域の能力についての考えを支えるものとして，Newman の健康理論にもとづいた地域の健康の定義を用いている．

Mitchell, G. J., & Cody, W. K. (1992). Nursing knowledge and human science: Ontological and epistemological considerations. *Nursing Science Quarterly, 5,* 54–61.

Mitchell と Cody は，Dilthey の観点から人間科学を定義し，記述している．著者らは，Newman の視点が，複雑で多次元的な全体としての人間科学の現実観と完全には一致しない，客観主義的な本質を表現しているといっている．

Newman, M. A. (1972). Nursing's theoretical evolution. *Nursing Outlook, 20,* 449–453.

Newman は看護科学の発展を記述し，看護理論の構築のための3つのアプローチを議論している．すなわち，他の学問から理論を借りること，理論的基盤を得るために，看護実践の状況を分析すること，理論が引き出される可能性のある概念モデルを創造することである．

Newman, M. A. (1983). The continuing revolution: A history of nursing science. In N. L. Chaska (Ed.), *The nursing profession: A time to speak* (pp. 385–393). St. Louis: C. V. Mosby.

Newman は，Nightingale の時代から引き続き強調されている看護師，患者，看護師-患者の状況，そして患者の健康についてだけでなく，看護科学と看護理論の発展についても議論している．

Newman, M. A. (1990). Nursing paradigms and realities. In N. L. Chaska (Ed.), *The nursing profession: Turning points* (pp. 230–235). St. Louis: C. V. Mosby.

著者は，健康の主要パラダイムを示し，どのように看護実践に加えて研究の概念化と解釈を導いたのかについて説明している．どんなパラダイムでもある1つの段階の事実をとらえるのであるから，Newman は，看護師が異なる観点や方法を取り入れるのに十分な広いパラダイムをもとに実践できるということを提案している．

Newman, M. A. (1990). Professionalism: Myth or reality. In N. L. Chaska (Ed.), *The nursing profession. Turning points* (pp. 49–52). St. Louis: C. V. Mosby.

Newmanは，看護における専門職の役割の実現というのは初期の神話であると主張している。彼女は，フェミニストの原理としてのケアリング，協力，協働，相互関係を合体させた看護のパラダイムに対するいっそうの強調が，看護実践におけるプロフェッショナリズムの現実を進展させるだろうと主張している。

Newman, M. A. (1991). Health conceptualizations. In J. J. Fitzpatrick, R. L. Taunton, & A. K. Jacox (Eds.), *Annual review of nursing research* (Vol. 9, pp. 221-243). New York: Springer.

Newmanは，看護の文献にみられる様々な健康の概念化の概観を示している。彼女は，自己実現，拡張する意識，自己変容を含めた発展的現象としての健康を反映している概念化だけでなく，安寧，QOL，適応そして機能的能力を含めた健康と病いの連続体を反映した概念化についても議論している。

Newman, M. A. (1992). Nightingale's vision of nursing theory and health. In F. Nightingale, *Notes on nursing: What it is, and what it is not* (Commemorative edition, pp. 44-47). Philadelphia: J. B. Lippincott. (Original work published in 1859).

Newmanは，彼女自身の健康とパターン化の理論において，Nightingaleの業績の影響を説明している。

Sarter, B. (1988). Philosophical sources of nursing theory. *Nursing Science Quarterly, 1*, 52-59.

Sarterは，Newmanの理論の哲学的起源が相対論，量子論，神秘主義，初期のギリシア哲学・東洋哲学であると主張している。

Schroeder, C., & Smith, M. C. (1991). Nursing conceptual frameworks arising from field theory: A critique of the body as manifestation of underlying field. Commentary: Disembodiment or "Where's the body in field theory?" [Schroeder]. Response: Affirming the unitary perspective [Smith]. *Nursing Science Quarterly, 4*, 146-152.

Schroederは，NewmanがMartha Rogersのエネルギーの場の概念を基礎にしていること示し，そしてNewmanにとって身体が，環境とのエネルギー交換のパターンだけを明らかにしている点を指摘しながら，Newmanの意識の拡張の考えについて議論している。Smithは，単一(unitary)の視点に焦点をあてて，Newmanがすべての経験のよりどころとして身体を考慮に入れていないというSchroederの意見と一致している。彼女は，単一(unitary)の視点が，統一体(entity)を分けたものとしての身体，精神，霊魂といった扱いをしていないことを示している。

Watts, R. J. (1990). Democratization of health care: Challenge for nursing. *Advances in Nursing Science, 12*(2), 37-46.

ヘルスケアシステムでの民主的な制度や過程に対するニードについて，Wattsは議論のなかで，Newmanの拡張する意識としての健康の定義と，Deweyの人間の新しい可能性の創造としての民主主義の意義に対する視点が一致していることを示している。

● 実践

Bramlett, M. H., Gueldner, S. H., & Sowell, R. L. (1990). Consumer-centric advocacy: Its connection to nursing frameworks. *Nursing Science Quarterly, 3,* 156-161.

著者らは Newman の理論において操作できるようになったものとして，消費者を中心に擁護することの議論を盛り込んでいる．著者らは，Newman が擁護について，クライエントが決定を行うことは自由であると強調した上で，看護師と患者を含めた対人関係での直面化を通して成り立っていると説明している．

Gustafson, W. (1990). Application of Newman's theory of health: Pattern recognition as nursing practice. In M. E. Parker (Ed.), *Nursing theories in practice* (pp. 141-161). New York: National League for Nursing.

Gustafson は，ミネソタ州 Duluth にある Gloria Dei Lutheran Church での，教区看護師としての看護実践において，誰が，いつ，どこでということを強調した Newman の健康の理論の適用と，パターン認識を行ったことについて記述している．

Kalb, K. A. (1990). The gift: Applying Newman's theory of health in nursing practice. In M. E. Parker (Ed.), *Nursing theories in practice* (pp. 163-186). New York: National League for Nursing.

Kalb は，ハイリスクの妊婦ケアの包括的なプログラムに適用されたものとしてのパターンの認識を記述している．

Keene, L. (1985). Nursing as a partnership. *New Zealand Nursing Journal, 78*(12), 10-11.

雑誌の編集助手 Keene は，Margaret Newman とのインタビューを紹介している．Keene は，健康についての Newman の視点と既存のものに代わる新しい看護アプローチを記述している．Newman は人間の健康のパターン全体に対するアセスメントがどのようにして看護師の判断の焦点にされるべきか説明している．医学モデルの限界についての議論のなかで，Newman は介入のホログラムモデルにおける必須要素としてプライマリナーシングの重要性を強調している．

Magan, S. J., Gibbon, E. J., & Mrozek, R. (1990). Nursing theory applications: A practice model. *Issues in Mental Health Nursing, 11,* 297-312.

Parse，Newman そして Rogers のオープンシステムとしての看護原理にもとづいて，著者らは，慢性な精神の病いをもった入院患者への看護理論をもとにしたアセスメントの実施と介入を記述している．著者らはまた，実践モデルの経験主義的検証について議論している．

Nelson, J. I. (1991). A crab or a dolphin: A new paradigm for nursing practice. *Nursing Outlook, 39,* 136-137.

Nelson は，専門職としての方法で実践しようとする看護師の努力を強調しつつ，Newman の理論の，専門的な看護実践の事例研究への適用について議論している．彼女は，看護師は看護実践の場で起こっていることがわかるように自分たちの視点を改善すること，そして蟹(高みにのぼりつつある人を他人が自分たちのレベルへ引き戻すことの比喩)からイルカ(今にも起こりそうな危険を他人に警告すること，お互いに支え合うこと，環境における調和を促すために知能を使うことの比喩)へ看護のパラダイムを変えることが必要であると主張している．

Newman, M. A. (1984). Nursing diagnosis: Looking at the whole. *American Journal of Nursing, 84,* 1496–1999.

 Newmanは，北米看護診断協会(NANDA)により提案された看護診断について，分類法の発展について議論している．人を中心に統合した体系的枠組みの使用が提案されている．

Newman, M. A. (1987). Nursing's emerging paradigm: The diagnosis of pattern. In A. M. McLane (Ed.), *Classification of nursing diagnoses: Proceedings of the Seventh Conference, North American Nursing Diagnosis Association* (pp. 53–60). St. Louis: C. V. Mosby.

 この章では，Newmanは看護の新しいパラダイムを示している．それは，人間-環境の相互作用のパターン認識を基盤としている．Rogersのユニタリ・ヒューマン・ビーイング理論から，Newmanは連続して起こるパターンが，看護実践においていかにして決定的なものとなるのかについて説明している．パターンのパラダイムにおける看護師の役割についての記述が示されている．Newmanは，看護診断をガイドするために介入のホログラムモデルの使用を提案している．

Newman, M. A. (1989). The spirit of nursing. *Holistic Nursing Practice, 3*(3), 1–6.

 Newmanによると，人間の相互作用は霊的な次元を包含している．看護は健康の問題における人間の相互作用に関係しているため，Newmanは，クライエントが自身の生活パターンの事実を経験によって知ることについて，看護師はどのようにして援助できるか記述している．著者は，パターン認識の過程と自身の存在を感じとるという，看護師の活動を説明している．Newmanは，看護の本質はクライエントとの相互作用のなかで起こっているどんなものに対しても開かれていると信じている．

Newman, M. A. (1990). Toward an integrative model of professional practice. *Journal of Professional Nursing, 6,* 167–173.

 Newmanは，看護実践を概観することで，クライエントに対する直接的な専門職の責任に焦点をあてようと繰り返されてきた試みが，効果的な専門職モデルと一貫するような焦点のあて方をしていなかったことが論証されたと述べている．専門職の成長の周期は，病院管理や医学への看護の長年続いている従属関係によって成り立っている姿を描写しており，そして看護は統合的，協働的な発展の段階に移る準備がすでに整っていることを示唆している．Newmanは，大学院，大学，短大の教育レベルについて異なる役割にもとづいた，専門的実践の3つのモデルを提案している．

Smith, M. C. (1990). Pattern in nursing practice. *Nursing Science Quarterly, 3,* 57–59.

 Smithは，Martha Rogersから始まりParseとNewmanのパターンの考えに続く，看護文献におけるパターンの概念について議論をたどっている．彼女は，Newmanにとってパターン認識が看護実践の本質であると示している．

●管理

Ethridge, P. (1991). A nursing HMO: Carondelet St. Mary's experience. *Nursing Management, 22*(7), 22–27.

Ethridge は，アリゾナ州 Tucson にある Carondelet St.Mary's Hospital and Health Center の看護サービスの組織構造を説明し，いくつかの有望な財政面，看護師と患者のアウトカムを明らかにしている．彼女はまた，専門的看護師のケースマネジメントの質的，コスト的アウトカムが，Newman の拡張する意識としての健康理論を反映していると説明している．

Michaels, C. (1992). Carondelet St. Mary's nursing enterprise. *Nursing Clinics of North America, 27,* 77–85.

Michaels は，アリゾナ州 Tucson にある Carondelet St.Mary's Hospital and Health Center における看護サービスの発展と現在の組織構造を説明している．もう1つの論文に示されたように，看護師のケースマネジメント提供システムは，クライエントのパターン認識を促進するために Newman の健康の理論を使用している〔Newman, M. A., Lamb, G. S., and Michaels, C. (1991). Nurse case management. The coming together of theory and practice. Nusing and Health Care, 12, 404-408. での注釈を参照〕．

Newman, M. A., Lamb, G. S., & Michaels, C. (1991). Nurse case management. The coming together of theory and practice. *Nursing and Health Care, 12,* 404–408.

著者らは，アリゾナ州 Tucson にある Carondelet St. Mary's Hospital and Health Center での Newman の健康理論の適用について議論している．著者らは，看護師のケースマネジャーはクライエントが創造的な方法で自分の健康を考えたりマネジメントするように，パターン認識を用いていると説明している．

●教育

Bunkers, S. S., Brendtro, M., Holmes, P. K., Howell, J., Johnson, S., Koerner, J., Larson, J., Nelson, J., & Weaver, R. (1992). The healing web: A transformative model for nursing. *Nursing and Health Care, 13,* 68–73.

癒しのウェブ(healing web)は，看護教育と看護サービスを統合するため，そして私立・公立の大学・短大の看護についての教育プログラムを統合するために設計されたモデルである．このプロジェクトには，Augustana 大学の看護学部(Augustana College Department of Nursing)，Sioux Valley 病院看護部(Sioux Valley Hospital Department of Nursing)，South Dakota 大学看護学部と医学部(University of South Dakota Department of Nursing and School of Medicine)が参加している．Newman の拡張する意識としての健康理論は，プロジェクト哲学，概念枠組み，そして看護師のケアリング能力の概要において，その内容のいくつかが取り入れられている．

●研究

Boyd, C. O. (1990). Critical appraisal of developing nursing research methods. *Nursing Science Quarterly, 3,* 42–43.

Boyd は Newman と Parse の研究の方向性を議論し，両者とも質的研究における分析の過程で必要とされる明晰性について貢献していると示している．

Butrin, J., & Newman, M. A. (1986). Health promotion in Zaire: Time perspective and cerebral hemispheric dominance as relevant factors. *Public Health Nursing, 3*, 183-191.

　Butrin と Newman は，時間の観念と大脳半球優位の，そして教育と場（田舎と都市）の変数の関係を100人のザイール人で調査した研究結果を報告している．教育を受けたザイール人は，現在に関心を向けている教育を受けていないグループに比べて，未来により重点を置いていることが発見された．Newman の業績のなかで欠かせない因子である時間の概念は，ザイール人の健康行動において重要であることが発見された．ヘルスプロモーション活動において，そうした知識が暗示的に見出されている．

Engle, V. F. (1984). Newman's conceptual framework and the measurement of older adults' health. *Advances in Nursing Science, 7*(1), 24-36.

　Engle は，個人のテンポと時間感覚の関係についての仮定を，彼女の研究結果が支持していることを報告している．仮説に反して，健康の自己アセスメントは個人のテンポや時間の感覚とは関係がなかった．

Engle, V. F. (1986). The relationship of movement and time to older adults' functional health. *Research in Nursing and Health, 9*, 123-129.

　Engle は自身の研究結果が，機能的健康と歩行リズムとの間，歩行リズムと知覚された経過時間との間に有意な関係性があることを明らかにしたと報告している．彼女は，その結果が Newman による健康の次元としての運動の概念と，運動と時間が相互に関係しているという命題を支持していると主張している．

Engle, V. F., & Graney, M. J. (1985-1986). Self-assessed and functional health of older women. *International Journal of Aging and Human Development, 22*, 301-313.

　この研究は，健康の自己アセスメントと，機能的健康，自己の年齢の概念，態度そしてデモグラフィック変数との関係性を調査した．結果，身体ケアと運動，感情行為活動，自己の年齢の概念，速さの自己アセスメント，そして主婦としてのアイデンティティが健康の自己アセスメントにおける分散のほぼ40%を説明したことを証明した．

Gulick, E. E., & Bugg, A. (1992). Holistic health patterning in multiple sclerosis. *Research in Nursing and Health, 15*, 175-185.

　研究者らは，多発性硬化症をもつ人の健康のパターン行動の変化に関する研究結果を報告している．この研究は，直接 Newman の理論から導かれていないが，Gulick と Bugg は，Newman が健康のパターンとパターン行動への患者の洞察を促すものとして看護師の仕事を認識していると示している．

Marchione, J. M. (1986). Pattern as methodology for assessing family health: Newman's theory of health. In P. Winstead-Fry (Ed.), *Case studies in nursing theory* (pp. 215-240). New York: National League for Nursing.

　Marchione は，Newman の健康の理論の大まかな概観を説明し，家族の健康の研究におけるパターンのアセスメント形式を記述している．それは Newman の健康理論と Kantor と Lehr の家族プロセス理論にもとづいている．

Mentzer, C. A., & Schorr, J. A. (1986). Perceived situational control and perceived duration of time: Expressions of life patterns. *Advances in Nursing Science, 9*(1), 12-20.

Newmanによる，意識の指標としての知覚された時間の継続性という考えが，この研究に理論的概念枠組みを与えた．地域ケア施設(extended care facility)に住んでいる40歳の女性たちを被験者として，研究者らは仮説に反して，知覚された時間の継続性は年齢あるいは知覚されたコントロール感(perceived control)とは関係がないということを発見した．さらなるデータ分析では，施設入所の長さが知覚されたコントロール感と正の相関があることが明らかになった．

Moch, S. D. (1990). Health within the experience of breast cancer. *Journal of Advanced Nursing, 15,* 1426-1435.

Mochは，乳がんの女性の経験についての彼女の研究結果を報告している．それは拡張する意識としての健康における重要な一面として，Newmanの病いの視点にもとづいている．経験のテーマには，情報を得て選択をすること，身体面に対処すること，コントロール感欠如や再発の可能性への対応，予後に望みをもって命に対して楽観的であること，関係性の変更，そして意味を確認し新しい人生観をもつという項目を含んでいる．乳がんの経験における健康は，関係性，運動，知覚，知識のパターンの変化として現れる．

Newman, M. A. (1966). Identifying and meeting patients' needs in short-span nurse-patient relationships. *Nursing Forum, 5*(1), 76-86.

Newmanは，入院している患者のニードに関する記述的研究の結果を報告している．彼女は，患者のニードを認識し，合わせることが看護師と患者のコミュニケーションの機能であると指摘している．看護における質の確保のために効果的なコミュニケーションが必要である．この研究は，Newmanの健康の理論が体系化される数年前に行われた．

Newman, M. A. (1972). Time estimation in relation to gait tempo. *Perceptual and Motor Skills, 34,* 359-366.

Newmanは初期の研究で，52名の健康な男性が40秒間隔の判断で歩くペースを速くしたり，遅くしたりすることの効果を報告している．時間の見積りについて，課せられた歩行のテンポに応じた違いは発見されなかった．Newmanは，たとえいつ運動の形成において外的なリズムを課せられても正確に時間を見積るのは，健康な若い男性の特徴であると結論を下している．

Newman, M. A. (1976). Movement tempo and the experience of time. *Nursing Research, 25,* 273-279.

Newmanは，より好まれる運動のペースと時間の見積りとの関係についての仮説が90人の健康な被験者において支持されなかったことを報告している．反対に，時間の見積りは，歩くペースの30％減速よりも，50％減速の状態がより優れているだろうという仮説と，時間の見積りは好まれるペースよりも30％減速して歩くほうがより優れているだろうという仮説が支持された．

Newman, M. A. (1982). Time as an index of expanding consciousness with age. *Nursing Research, 31,* 290-293.

Newmanは，主観的時間の研究結果を報告している．それは，人間の拡張する意識

の発展的現象としてとらえられている。年齢あるいは好みのペースで歩行することと、知覚された40秒間隔の時間との間の関係について、これを示す証拠は何もなかった。

Newman, M. A. (1982). What differentiates clinical research? *Image, 14*, 86–88.

　Newmanは、研究デザインと理論構築の段階との関係という文脈で、臨床看護研究の意味について調査している。彼女は、研究の目的は臨床での関係性を判断する際の決定的な因子であると示している。加えて、彼女は、研究者が健康に関する前提を認識し、研究プロセスのなかで健康の目標を具体化することを勧めている。

Newman, M. A. (1983). [Editorial]. *Advances in Nursing Science, 5*(2), x–xi.

　Newmanは、この号の雑誌記事を紹介している。それは研究方法に向けたものである。彼女は、一般的な看護研究の方法論は、科学的方法を取りさった文脈にあるが、看護研究の焦点である人間の経験においては、文脈に依存した方法が必要であると示している。

Newman, M. A. (1987). Aging as increasing complexity. *Journal of Gerontological Nursing, 13*, 16–18.

　年齢と主観的時間の関係についての研究から、Newmanは、人の主観的時間に影響するであろう老化に伴ってよくおこる、多様な因子を明らかにしている。それらの因子は、感情的状態への配慮、外的出来事、身体運動、新陳代謝、抑うつ状態を含む。歳を重ねた成人にとってのQOLの指標として、主観的時間の使用が議論されている。

Newman, M. A. (1987). Commentary: Perception of time among Japanese inpatients. *Western Journal of Nursing Research, 9*, 299–300.

　Newmanは、健康理論の文脈において、野島良子らによって行われた意識の指標としての時間の研究結果を説明し、彼女の理論と研究枠組みの違いを説明している。それは、全体性(安寧)と妨害された全体性(病い)に二分割しているというものである。

Newman, M. A., & Batey, M. (1991). The research-practice relationship. Commentary [Newman]. Response [Batey]. *Nursing Science Quarterly, 4*, 100–103.

　Newmanは、彼女の実践としての研究の考え方を概観している。そして、彼女にとって、最も意義ある研究は、十分に信頼できる方法によって実践関係を熟慮する、あるいは創造をする、そして看護実践へすぐに適用できるものであると説明している。彼女は、また看護研究が取り入れている形式は実践の形式であり、すなわち、看護実践に実際関係することに焦点を置いた、看護師(研究者-実践家)とクライエントの間の現実の関係であると説明している。彼女は研究ではなく、実践を強調している。Bateyは、専門職としての実践の目的は患者のニードに焦点をあてているが、一方で研究の主な目標は、関連のある現象についての信頼される洞察を提供しうる研究方法を探し、発展させ、使用することであると返答している。彼女は、Newmanのアプローチは研究目的と実践をぼやけさせると主張している。

Newman, M. A., & Guadiano, J. K. (1984). Depression as an explanation for decreased subjective time in the elderly. *Nursing Research, 33*, 137–139.

研究者らは，自分たちの研究結果が65歳以上の女性の被験者において，主観的時間の減少と抑うつの関係性についての仮説に対する証拠を明らかにしたと報告している。著者らは，その結果について，加齢とともに増える主観的時間にそって刻まれた時間の流れからの逸脱という暫定的な説明を行っている。

Newman, M. A., & Moch, S. D. (1991). Life patterns of persons with coronary heart disease. *Nursing Science Quarterly, 4*, 161–167.

NewmanとMochは，心臓リハビリセンターの11名のクライエント，心臓血管の看護専門家と研究者による共同研究の方法を用いた研究結果を報告している。この研究から明らかになったパターンは，以前に報告された冠状動脈心疾患に関係するいくつかの行為に似ている。すなわち，秀でることの必要性と，抑圧されて外的にコントロールされる傾向である。

Phillips, J. R. (1990). New methods of research: Beyond the shadows of nursing science [Guest editorial]. *Nursing Science Quarterly, 3*, 1–2.

Phillipsは，Newmanの研究方法が〔Newman, M. A. (1990). Newman's theory of health as praxis. Nursing Science Quarterly, 3, 27-41 での一次資料の項の注釈を参照〕，Bohmの隠れた秩序(implicate order)の考えについて説明し，対象として人々からデータを集めるというよりも，個々の体験の理解を促していると言及している。
訳注：implicate orderは，以下の書籍を参考に訳した。
Newman, M. A.(1994)/手島 恵訳(1995)．マーガレット・ニューマン看護論—拡張する意識としての健康．医学書院．p.xxiv.

Ray, M. A. (1990). Critical reflective analysis of Parse's and Newman's research methodologies. *Nursing Science Quarterly, 3*, 44–46.

Rayは，Newmanの研究方法論の分析を示している。彼女は，実在する知識を扱う方法，すなわち関係における特性を改善するための方法として知識は実践的な推論と議論(取り引き，相互依存，そしてエンパワメント)の使用を必要としているということを指摘している。

Schorr, J. A., Farnham, R. C., & Ervin, S. M. (1991). Health patterns in aging women as expanding consciousness. *Advances in Nursing Science, 13*(4), 52–63.

著者らは，Newmanの健康の理論を基盤にして行われた，高齢の女性において活力がないことに関する著者らの研究結果を報告している。結果，被験者は，「活力がない」スコアにおける分散はわずかで，知覚された状況のコントロール感または「活力のある」ことは高いレベルを示した。著者らは，これからの結果はNewmanの理論と一致していると主張している。

Schorr, J. A., & Schroeder, C. A. (1989). Consciousness as a dissipative structure: An extension of the Newman model. *Nursing Science Quarterly, 2*, 183–193.

著者らは，Newmanの健康の理論とPrigogineの散逸構造理論(theory of dissipative structure)から，散逸構造としての意識モデルを記述している。著者らは，自分たちのモデルの視点から，タイプA行動と時間的な志向性と死の不安の間の関係性を調査し，予備調査の結果を報告している。著者らは，タイプA行動，将来に

対する志向，そして死の不安は，より高いレベルに発展する可能性をもった意識のあらわれであると主張している．
訳注：theory of dissipative structure は，以下の書籍を参考に訳した．
Newman, M. A.(1994)/手島　恵訳(1995)．マーガレット・ニューマン看護論―拡張する意識としての健康．医学書院．p.30．

Schorr, J. A., & Schroeder, C. A. (1991). Movement and time: Exertion and perceived duration. *Nursing Science Quarterly, 4*, 104–112.

Newman の健康の理論と Prigogine のエネルギー散逸構造理論を用いて研究者らは，異なった身体的活動のレベルにおいて，知覚された経過時間として操作された，意識の指標の違いを調査した．安静時の意識の指標と，より好まれる活動レベルおよび増加・減少した活動レベル時の指標の間には有意な違いが示された．

Silva, M. C. (1986). Research testing nursing theory: State of the art. *Advances in Nursing Science, 9*(1), 1–11.

Silva は，Newman の理論にもとづいて，Engle の歳を重ねた成人の健康に関する研究を概観している〔「●研究」にある Engle, V. F. (1984) Newman's conceptual framework and the measurement of older adult'shealth. Advances in Nursing Science, 7(1), 24-36 での注釈を参照〕．

## ■ 博士論文

Brenner, P. S. (1987). Temporal perspective, professional identity, and perceived well-being. *Dissertation Abstracts International, 47*, 4821B.

Butrin, J. E. (1990). The experience of culturally diverse nurse-client encounters. *Dissertation Abstracts International, 51*, 2815B.

DeBrun, K. T. (1989). An investigation of the relationships among standing, sitting, recumbent postures, judgment of time duration and preferred personal space in adult females. *Dissertation Abstracts International, 50*, 122B.

Engle, V. F. (1981). A study of the relationship between self-assessment of health, function, personal tempo, and time perception in elderly women. *Dissertation Abstracts International, 42*, 967B.

Fryback, P. B. (1991). Perceptions of health by persons with a terminal disease: Implications for nursing. *Dissertation Abstracts International, 52*, 1951B.

Kelley, F. J. (1990). Spatial temporal experiences and self-assessed health in the older adult. *Dissertation Abstracts International, 51*, 1194B.

Leners, D. W. (1990). The deep connection: An echo of transpersonal caring. *Dissertation Abstracts International, 51*, 2818B.

Moch, S. D. (1989). Health in illness: Experiences with breast cancer. *Dissertation Abstracts International, 50*, 497B.

Newman, M. A. (1971). An investigation of the relationship between gait tempo and time perception. *Dissertation Abstracts International, 32*, 2821B.

Page, G. (1989). An exploration of the relationship between daily patterning and weight loss maintenance. *Dissertation Abstracts International, 50*, 497B.

Schmitt, N. A. (1992). Caregiving couples: The experience of giving and receiving social support. *Dissertation Abstracts International, 52*, 5761B.

Smith, C. T. (1990). The lived experience of staying healthy in rural black families. *Dissertation Abstracts International, 50*, 3925B.

### ■ 修士論文

Burress, Y. (1988). An investigation of the relationships among systolic blood pressure, rate of speech, and perceived duration of time. *Masters Abstracts International, 27*, 373.

Kuhn, M. E. (1989). Comparison of health beliefs of adolescents with diabetes and those of their mothers. *Masters Abstracts International, 28*, 412.

Terhaar, N. C. (1989). Blood sugar and cognition patterns in the elderly. *Masters Abstracts International, 28*, 116.

# Orlando's Theory of the Deliberative Nursing Process

**CHAPTER 5**

# オーランドの熟慮された看護過程理論

● 主要概念

**患者の行動**
Patient's Behavior
- 援助を要するニード
  Need for Help
- 改善
  Improvement

**看護師の反応**
Nurse's Reaction
- 知覚
  Perception
- 思考
  Thought
- 感情
  Feeling

**看護師の活動**
Nurse's Activity
- 反射的な看護過程
  Automatic Nursing Process
- 熟慮された看護過程
  Deliberative Nursing Process

アイダ・ジーン・オーランド・ペレティア(Ida Jean Orlando Pelletier)は，米国公衆衛生局，国立精神衛生研究所の助成とイェール大学看護学部の賛助のもとで行われた看護・教育における経験の研究において収集されたデータのなかから，熟慮された看護過程(deliberative nursing process)の理論を発見した．オーランド(1989)は，データをよい成果，あるいは悪い成果の2つのカテゴリーに分類した結果，よい成果は，クライエントの行動に対する看護師の目に見えない反応や目に見える行為という形で現れる効果的な看護実践の結果であることに気づいたと説明している．彼女は自分の理論の基本的な考え方を次のように指摘した．

> 看護師が患者ケアに対する専門職としての責任と，看護師の患者ケアに影響を与える他者との共通の職業的責任を発展させ，維持することができるよう知識のシステムの組織化，開発，実行に向けられたものである(Orlando, 1972, p.3)．

オーランド(1961)は，当初自分の理論を効果的な看護実践の理論と名づけていたが，後に1990年の彼女の著書の再版の序文において，看護過程理論と訂正した．名称の変更に関して次のように説明している．

> 1961年にこの本が最初に書かれた時に，私にもう少し勇気があれば，「効果的な看護実践の理論」の代わりに，「看護過程理論」と発表したであろう．「熟慮された」過程は，看護師が「効果的に」実践を行うための指針として提示された．反対に「反射的」過程は，「非効果的」なものとして示された．「有効性」は，患者の行動における「改善」として概念化され，説明される．「改善」は，熟慮された過程によって看護師が患者の援助を要するニードを明らかにし，それを満たすことができるという事実から生じる(Orlando Pelletier, 1990, p.vii)．

熟慮された看護過程理論の概念とその側面は，前頁に示したとおりである．
各概念と側面については，これからこのChapterで明らかにし記述する．

# A 熟慮された看護過程理論の分析

　この節では，オーランドの熟慮された看護過程理論の分析を行う．分析は，1961年に出版された"*The Dynamic Nurse-Patient Relationship: Function, Process and Principles*"（邦訳は稲田八重子訳『看護の探究—ダイナミックな人間関係をもとにした方法』メヂカルフレンド，1964年）と，1972年に出版された"*The Discipline and Teaching of Nursing Process: An Evaluation Study*"（邦訳は池田明子，野田道子訳『看護過程の教育訓練—評価的研究の試み』現代社，1977年）の内容をもとにしている．

## 1. 理論の範囲

　熟慮された看護過程理論は，主に人々の人間相互作用に焦点をあて，「患者の苦痛および援助を要するニードの本質」(Orlando, 1961, p.viii)の判別を容易にすることを目指している．この理論の中心的テーマは，「(しばしば驚くべき) [結果は] 患者の援助を要する切迫したニードを見つけ，それを満たしたことによるものである」(Orlando Pelletier, 1990, p.viii/訳注：Pelletierは結婚後の姓)ということである．オーランドの研究は，ある特定の看護過程が患者の行動に対して与える効果を明瞭に記しているという点で，予言的な中範囲理論として分類されるにふさわしい．

## 2. 理論の背景

### ■ メタパラダイム概念と命題

　オーランドの著書をざっと読んだだけでも，彼女の熟慮された看護過程理

論が人間と看護というメタパラダイム概念をもとにしていることがわかる．実際，オーランド(1961)は，「看護師と患者の間に何が起こっているかを理解する方法を学ぶことが，看護実践の中核となり，患者を援助するための基礎的な枠組みを作ることになる」(p.4)と主張している．

オーランドは，患者の行動における改善を導く特定の看護過程に焦点をあてている．彼女は，「看護師が話したり行っていることこそ，看護師が患者にできる看護独自の方法である」(1961, p.6)と述べている．そのため，最も適切なメタパラダイム命題は，[患者の]健康状態をよい方向に変化させることに影響を及ぼす[看護]過程である．

## ■ 哲学的主張

オーランド(1961, 1972)は，熟慮された看護過程理論の哲学的基礎となる多くの陳述を発表している．これらの陳述のなかには患者についての，オーランドの主張を表しているものもある．

1. 患者は，治療や援助の目的で立案されたあらゆる周囲の状況に対して，苦悩や苦痛を示す可能性がある(1961, p.17)．
2. 患者に苦悩や苦痛を起こさせる場での患者の反応は，ふつうこのような場での体験に対する理解不足や誤解から生じるものである(1961, p.17)．
3. 援助なしには自分自身のニードに対処できない時，患者は苦しみに陥ると考えても差しつかえない(1961, p.11)．

その他の記述は，看護に関しての哲学的主張を表している．

1. 看護は歴史的に，目前の状況のなかで，どうすることもできずに苦しんでいるように見える人々に対し，一人一人へ即座に応答することに根ざしている．伝統的にみても，その対応は特に助けを求める一人一人の叫びに向けられ，また現に直面し，あるいは直面することが予想される自分ではどうすることもできない状態を，避けたり，除去したり，あるいは軽減するために，直接的な援助を与えてきた(1972, p.8)．
2. [看護師の]意図は，援助することにあると考えられる(1961, p.70)．

3. 自分自身でケアするにせよ，あるいは他人からケアを受けるにせよ，看護は，特にその時その場の体験のなかで，個人が現に直面している，あるいは直面することが予想される自分ではどうすることもできない状況に対して，いくらかの治癒的効果をもたらすべきである(1972, p.9)．
4. 看護師は，満たされないニードに伴う苦痛を患者が排除したり緩和したりするのを手伝う(1961, p.6)．
5. 看護師が患者の苦痛に関心を払いながら看護をすすめていくことは，重要である．なぜなら疾病の治療や予防が最も効果的にすすめられるのは，疾病それ自体や疾病管理にかかわりのない状況が患者に新たな苦痛を引き起こさない状態だからである(1961, pp.22-23)．
6. 看護はその専門的特性において，患者に対し苦痛を加えたりすることはない．その代わりに看護師は，患者の心身両面の安楽を妨害するあらゆる因子を見出し，それらを排除する専門職としての責任を負っているのである(1961, p.9)．
7. 患者の援助を要するニードが看護師自身の活動によって満たされた場合にせよ，他の人々の働きによって満たされた場合にせよ，患者のニードが満たされているかどうかを確認することは看護師の直接的責務である(1961, p.22)．
8. 専門職としての看護師の仕事の焦点となるもの，刺激となるものは患者自身と患者ニードである(1961, p.8)．
9. すべての看護活動は，患者の利益になるように計画されている．しかし，時には患者がちょうど同じ時期に全く別の欲求をもっていることもあるため，このような看護行為は患者を満足させない場合がある(1961, p.8)．
10. 患者とともに，あるいは患者のために行われるあらゆる活動が，少なくとも究極的には患者の利益，救済のため計画されているという考えは合理的である．しかし，時として，こうした意図で行っている専門職者，非専門職者の活動が，患者を全く援助していないばかりか，患者の回復を阻止するような結果をもたらしていることもある(1961, p.19)．

さらに看護師と患者の相互作用に関するオーランドの哲学的立場を表す以下の記述がある．

1. 看護師も患者もともに人間であるから，互いに影響し合い，二者間で過程は進行する(1961, p.8)．
2. 看護師-患者の状況[は]力動的な総体である．患者の行為が看護師に影響し，逆に看護師の行為が患者に影響する(1961, p.36)．
3. 看護師が，看護の仕事の専門職としての特性を保持し，発展させるためには，自分自身の行為や反応が患者の助けになったかならなかったか，あるいは，ある時点では患者が看護師の助けを必要としていないということを知り，それを確認することができなければならない(1961, p.9)．
4. 看護師がまず理解しなければならないことは，患者は，看護師の助けなしには，あるいは看護師が積極的に患者と有効な援助関係を作るようにしなければ，自分のニードや苦痛の性質や内容を，はっきりと表現することができないということである(1961, p.23)．

さらに2つの記述がオーランド(1972)の研究方法の哲学上の基盤を表している．

1. この過程規律(process discipline)［熟慮された看護過程］は，あるはっきりとした言語形式が用いられた時，最も効果的であった(p.51)．
2. この過程規律［熟慮された看護過程］を用いることによって，看護師は専門職としての機能と職務上の機能を遂行することができる(p.54)．

フォチャック(Forchuk, 1991)とセラーズ(Sellers, 1991)は，ともにオーランドの理論が基礎とした哲学上の主張のなかに，全体性の世界観を反映しているものがあると記している．セラーズはまた，この理論について以下のように記している．

　この理論は，機械論的，決定論的，持続的な世界観である．オーランドは，人間を還元論的にみる見方を提唱し，このなかで人間の行動は，刺激-応答という枠組み内で，かつ緊張の軽減と安楽の維持という閉鎖システム概念のなかで理解されている．すべての言動・行為は目的があり，ニードが満たされないことからくる不快の軽減に向けられたものと考えられる(p.144)．

しかしながら，同時にこの理論は，「[患者]と看護師の間の相互作用に焦点をあてている．[患者]も看護師もともにお互いの言動に影響されるものである」(Sellers, 1991, p.144)．その上，オーランドが行動，認知，思考，感情を分離していることは，全体性の世界観を反映しているが，「彼女は，各々の人間を唯一無二で，その状況に独自の意味づけをする，同時性[世界観]のなかにある存在としてみている」(Forchuk, 1991, p.41)．このようにオーランドの哲学上の主張は，相互作用的世界観をより反映していると結論づけられるだろう．

## ■ 概念モデル

オーランドは，彼女の理論の概念の支柱となるものを明確に表してはいないが，人間と看護をある程度詳細に記述していることは確かである．人間は，患者として記述されている．人間は医学的処置を受けざるをえない時に患者となる．オーランド(1972)は以下のように説明している．

> 人はいったん医学的診断，治療，あるいは医学的管理の下におかれると，自動的に患者の身分となり，そして，患者であるという状態によって傷つきやすくなる．つまり，患者は自分に起こるすべての物事をコントロールできる立場には立てず，その結果として，自分ではどうしようもない無力感を味わう(p.10)．

看護の必要性のある患者というのは，「次の3つの原因により苦痛を受け，援助を必要としている人たちである．①身体上の制限，②その状況への逆効果的な反応，③ニード伝達を妨げるような経験」(Orlando, 1961, p.11)．反対に，「患者が自力でニードを満たすことができ，また医師に指示された処置を独力で実行することができる場合，看護師の援助を必要としない」(pp.5-6)．

オーランド(1961)は，看護を医学とは区別していた．彼女は次のように説明している．

患者に対する医学的処置と，患者が独力で自分の身の回りを処理したり，また自分で安楽を求めたりする方法との間には明らかな区別がある．……医師は次のいずれか，あるいは，両方の理由により，患者を看護師の世話にゆだねる．その理由は，①患者が自分のニードに対処できない場合，②患者が指示された処置や諸検査を自力で行うことができない場合である……看護師の責務は（医師のそれとは）必然的に違うものである．看護師の責務とは，患者のニードを満たすために，あらゆる援助を提供することであり，例えば，患者が医師の指示のもとに何らかの治療を受けている間，患者に肉体的・精神的安楽ができるだけ保証されるよう手助けすることである(p.5)．

　したがって，看護の目的は「患者のニードを満たすために，患者が求める援助を与えることである」(Orlando, 1961, p.8)．言い換えると看護の機能とは，これは患者の状況から述べられた形だが，「医師から指示された場で治療が行われている間に，患者が経験するその時，援助を必要としているニードを発見し，それを満たすことである」(Pelletier, 1967, p.27)．
　さらに看護と医学の比較として，オーランドは以下のようにコメントしている(1972)．

　看護（必ずしも看護師に限らない）は，自分ではどうすることもできない無力感に苦しんだり，あるいは苦しむことが予想される個々の人たちに応じるものである．看護の焦点は，その時その場の体験におけるケアの過程にある．看護の関心は，たとえその人がどんな場におかれていようとも，その人の自分ではどうすることもできない無力感を遠ざけ，除去し，軽減し，あるいは治癒するために，個々人への直接的援助を与えることに向けられる．他の人の手によって行われる看護は，ある個人が自分自身の看護をするのが不可能になった時に生じるものであり，その機能は，個人が医学的ケアのもとにおかれているかどうかに関わりなく，独立して働くものである．反対に，医学は，健康をわずらっている人々，あるいはわずらいがちな人々に応じるものであり，また医学的診断，治療，あるいは医学的管理をすすんで受けようとする人々に関わり合うものである．このように医学は疾病の過程に焦点を合わせている．医学は診断と治療に関心をよせており，この診断と治療は，患者がおかれているあらゆ

る場において，また個人が疾病を治癒したり，軽減したり，あるいは予防する目的で身をおいているあらゆる場において，特定の診断上の，内科的外科的あるいは精神科的処置に従い服するよう患者に助言したり，指示したりすることによって実施される．医学的実践は，患者が自分自身を看護することができるか否かに関わりなく，独立して機能する(p.12)．

看護と医学の区別はまた，オーランド(1961)の医学的指示行為についての記述のなかでも明らかにされている．彼女は，「看護師は，医師の指示を患者のために使うものであり，医師のために実行しているのではないという点を認識することが重要である」(p.72)と述べている．彼女は，自分の立場は論理的であると続けている．なぜなら，「もしその患者が，自力で診断や治療の計画を行うことができるのであれば，あらゆる可能性からみて，看護師が最初から巻き込まれることにはならないだろうからである」(p.72)．

オーランド(1961)は，健康については簡単にしか述べていないが，精神的，身体的健康や人間の幸福感や充足感について触れている．また，その時その場の状況が関心のある環境であることを暗に意味してはいるが，環境について明確には記述していない．

## ■ 先行する知識

オーランドは，先行する知識の源泉を明らかにしていない．実際，フォチャック(1991)は，「どちらの著作(Orlando, 1961, 1972)にも，他からの影響を示すような参考文献リストすら記載されていない」(p.40)と記している．むしろ熟慮された看護過程理論は，研究プロジェクトの一貫として行われた，臨床場面での患者と看護師の観察から導かれたものであった．このことは，オーランド(1961)の「私が諸先生，学生，看護師，患者，友人，同僚とともに学び研究した体験を統合したもの」(p.ix)という言葉にも表れている．

オーランド(1989)は，研究プロジェクトで得られた自分のデータの分析に心理学，社会学や，他の学問分野の既存の概念枠組みを使うことを拒否した

と後に述べている．彼女は，「私は［看護の成果を述べているデータのなかに］何があるかを見つけたのである——私が作ったのではない」と説明している．シュミーディング(Schmieding)は，以下のように詳しく説明している(1990b)．

　オーランドは，それが適切な方法であると認められるはるか以前に，フィールドワークの方法論を，自分の理論の将来的展開のために最初に用いた1人である．参加者-観察者の記録から，彼女は，看護師が患者のその時の行動の意味を決定する時に伴う要素と関係についての独創的な概念を導き出した(p. xviii)．

## 3. 理論の内容

　オーランドの著作を分析すると，熟慮された看護過程理論の概念は，患者の行動，看護師の反応，そして看護師の活動であることが明らかにされる．オーランド(1961)によると「これらの［概念］の相互作用が看護過程である」(p.36)．

### ■ 患者の行動

　**患者の行動**の概念は，「その時の看護師-患者の状況において，看護師が観察した患者の行動」(Orlando, 1961, p.36)と定義されている．この概念には2つの次元がある．援助を要するニード(need for help)と改善(improvement)である．

　援助を要するニードという次元は，オーランドのもともとのニードという命名を修正したものである．1990年に再版されたオーランドの著書の序文のなかで，彼女は次のように説明している．「このテキストを通してニードという言葉ではなく，援助を要するニードという言葉のみを用いてほしい」(Orlando Pelletier, 1990, p.vii)．患者の援助を要するニードは，以下のように定義されている．「［援助を要する］ニードとは，ある状態下における患者

の要求である．そして，それが満たされる時，患者のその時の苦痛が軽減したり，また満足感や幸福感が高められることになる」(Orlando, 1961, p.5)．

改善は正式には，「よりよくすること，益をもたらすこと，有利に導くこと」(Orlando, 1961, p.6)と定義される．患者の行動に関して使われる時，改善は，患者の精神的，身体的健康，安寧，そして充足感の増進を意味する(Orlando, 1961)．1972年の彼女の著書では，オーランドは，有益な成果(helpful outcome)という用語を改善と同意語として用いている．彼女は，この用語を「苦痛や症状が取り除かれたり，生活上や仕事上の問題についての解決策が見出されることを示す，[その人]の行動の変化である」(p.61)と定義した．

改善(あるいは有益な成果)について，オーランドは次のように指摘している(1961)．

> (改善は)常に[看護過程が]開始された時「どうだったか」に関連し，患者の安寧が増すことや，患者の状態の改善に関係している．また患者が受け取る援助は，自身のケアをよりよくできるようになるという個々人の充足感に影響を与え寄与するにつれて，価値が累加されるといえるだろう(p.9)．

患者の行動の2つの次元，援助を要するニードと改善は，非言語的なもの，言語的なものの両方で表現される．非言語的行動の目に見える表現には，例えば食べる，歩く，ぴくぴく動く，震えるというような運動性の活動と，排尿，排便，体温の値，血圧の値，呼吸数，皮膚の色などの生理的な現象がある．非言語的行動の有音のもの──耳で聞こえる非言語的行動──には，泣く，うめく，笑う，咳をする，くしゃみをする，ため息をつく，叫ぶ，金切り声を出す，うなる，歌うなどがある．言語的行動は，患者が話したことであり，患者の訴え，要請，質問，拒否，強い要求，意見，話などが含まれる．オーランド(1961)は，「言語的，非言語的行動は当然同時に知覚されることもある」(p.37)と指摘している．

オーランド(1961)はまた，拒否や強い要求のような患者の行動は効果的でないと考えられるとし，「看護師が患者のケアに関心をはらうことができな

いようにしたり，患者と満足できるよい人間関係を保てないようにする行動」(p.78)だと指摘している．しかしながら彼女は，これらの行動は「苦痛のサインかもしれないし，患者の満たされないニードの現れとも考えられる」(p.79)ので，看護師がこのような行動を見逃したり無視することのないように主張している．

## ■ 看護師の反応

　**看護師の反応**の概念は，患者の行動に対する看護師の観察されない反応として定義される．この概念には知覚，思考，感情の3つの次元がある．

　知覚は，「人の五感のうちのいずれかの生理的刺激」(Orlando, 1972, p.59)と定義されている．看護場面では，知覚は患者の行動についてのものである．オーランド(1961)は，「看護師の知覚はたいてい正しい．患者は，事が起こった時の刺激に気づいていれば，看護師のいうことをむやみに拒否したりはしないようである」(p.43)と主張している．

　思考は，「人の心に浮かんだ考え」(Orlando, 1972, p.59)として定義されている．オーランド(1961)は，患者の行動に対する看護師の知覚によって起こった思考に焦点をあてている．彼女は，「まず最初に直接患者に話し確かめない限り，看護師の知覚によって生じる個人的，あるいは反射的な思考は，不適当であったり完全には正しくないことが多いようである．実際に思考は，時には全く間違っていることがある」(p.43)と主張している．

　感情は，「人の知覚，思考や行為を促したり，妨げたりする心の状態」(Orlando, 1972, p.59)と定義されている．看護の場面では，感情は看護師の知覚と思考に応じたものである．オーランド(1961)は，看護師の感情は，患者の利益になるのであれば表明されるべきであると指摘している．彼女は以下のように説明している．

　　看護師の感情がいかに望ましいものであっても，患者に直接確かめていない思考から導かれたものなら，それは患者にとって助けにはならない．……看護師が感情の根拠を説明し，患者にその感情の内容について訂正，確認を許す限

りにおいて，患者は看護師が表現する感情を自分のために利用することができる(p.49)．

オーランド(1961)は，知覚を思考や感情から引き離すことの難しさは認めている．しかし彼女は，「看護師の反応の1つの面が，他の面にどのような影響を与えるものかという問題に焦点をあてるためには，やってみる価値のあることである」(p.40)と主張している．

## ■ 看護師の活動

**看護師の活動**とは，看護師の反応に応じて行われた観察可能な看護師の行為をさす．特にオーランド(1972)は，行為を「観察可能な行動，つまり，その個人が言葉で話したこと，もしくは非言語的に表したこと」(p.60)と定義している．看護師の行為は，「看護師が患者とともに，あるいは患者の利益のために，話したり行ったりしたものだけしか含まれない」(Orlando, 1961, p.60)．看護行為の例としては，教育，指示，命令，説明，情報提供，要請，そして，患者に対する直接の質問，患者のためになる意思決定，患者の身の回りの世話，投薬や処置の管理，患者のその場の環境を変えることなどである(Orlando, 1961)．

看護活動には反射的な看護過程と熟慮された看護過程の2つの次元がある．看護活動の反射的な看護過程の次元については，後にオーランドは「規律のない看護過程」(Orlando Pelletier, 1990, p.vii)と言及しているが，これは，看護師が「患者のその時その場のニード以外の理由」(Orlando, 1961, p.60)から起こした行動を意味する．オーランドは以下のように説明している．

> いくつかの反射的な看護過程は医師の指示によるものであるが，その他に患者の日常的ケアに関するもの，そして通常人々の健康の保持，増進に関する原則をもとにしたものがある(p.60)．

オーランドは，看護活動の別の側面を1961年の彼女の本のなかで「熟慮された看護過程」と呼び，1972年の本では「過程規律」と呼んでいる．彼

女は,「熟慮された看護過程を『規律のある』看護過程と命名し直した」(Orlando Pelletier, 1990, p.vii)と説明している.どちらの用語も患者の行動に向けられた特別な一連の看護行為あるいは看護活動を意味している.熟慮して決定された行為は,「患者の当面のニードを確かめ,そのニードを満たすものである」(Orlando, 1961, p.60).熟慮された看護過程は特に次のように記述されている.

> 患者の［援助を要する］ニードを満たすためには看護師は,①患者の苦痛を突き止めるために,患者が自分の行動の特別な意味を表現できるように援助する過程を開始し,そして②患者が求めている援助が何かを確かめ,それで患者の苦痛を軽減することができるようになるために,患者が苦痛を表現できるよう援助する(Orlando, 1961, p.29).

オーランド(1961)は,熟慮された看護過程は一定の筋道をたどると説明している.

> 最初に,［看護師は］自分の反応が正しいか,適切であるかを知るために,自分が不思議に思ったり,考えたり,疑問に思うことを,ことばや非言語的なジェスチャー,声の調子で表現することにより,自分の知覚,思考,感情の諸相を患者と分かち合う.それに対する患者の応答によって,さらに看護師は新たに反応を表現し探究し続ける.これにより,患者,看護師ともにお互い何を考えているか,どうしてそう考えるかを知り,それにより患者のニードが何であるかを理解できるので,看護師はこの手順を行う必要がある.患者のニードが明らかになった時,看護師は適切な行為の道筋を決定することができる.そこで,看護師が患者と協力して,あるいは患者のために何かを行ったり話したりでき,また他者の援助が必要であることを一緒に確認する.どのような行為であれ,看護師はその行為が患者にどのような影響を及ぼしたかを知るために患者に質問する必要がある(pp.67-68).

1972年の著書のなかで,オーランドは過程規律の3つの必要条件を示しているが,つまりこれが熟慮された看護過程である.

1. 看護師が個人に，その人とのかかわりのなかでいうことは，その瞬間の反応に含まれているすべての事柄と一致している（一貫したものである）必要がある．また看護師の非言語的表現は，言語的に表されなければならないし，表現されたものは，その瞬間の反応に含まれているすべての事柄と一致しなければならない．
2. 看護師は，表現された事柄が自分自身に属するものであることを，明確に相手に伝えなければならない．
3. 看護師は，表現された事柄について，相手からの訂正や確認を得るためにその相手に尋ねなければならない(pp.29-30)．

オーランド(1972)は，3番目の必要条件についてさらに詳しく以下のように述べている．

> 過程規律の使用は，……人と人とのかかわりのなかで，ある特定な言語様式が用いられている時に「有効」である．特に表現された項目が，はっきり自己を示しており（人称代名詞を用いて），さらにその同じ項目について質問がされている場合，有効である(p.30)．

この3番目の必要条件の例としては，

> もし私があなたに質問をしたら，ぶたれそうな気がするのですが，本当にそうですか(p.30)．
> 私にはあなたは誰も信用していないように思えます．本当はどうですか(p.60)．

熟慮された看護過程は，明確に「看護師が，観察した患者の行動の意味や，援助を得るために患者が看護師に何を要求するかを理解しようという継続的な反省の要素をもっている」(Orlando, 1961, p.67)．

オーランド(1961)は，熟慮された看護活動は効果的であると指摘している．すなわち，その活動は患者の援助を要するニードを満たしている．反対に，反射的な看護活動は，「正確」(p.87)であろうが，患者の援助を要するニードを満たすという点では効果的でない．このように反射的な看護活動も

表 5-1　看護活動が非効果的であること，効果的であることの理由

| 反射的な看護活動は非効果的である．その理由は： | 熟慮された看護活動は効果的である．その理由は： |
| --- | --- |
| 看護活動は患者の行動や満たされないニード以外の理由から決定されている． | 看護活動は看護師が患者の行動の意味や，患者のニードを満たすために必要な特定の活動が何かを知ってから行うものである． |
| この活動では，それが患者にどのような影響を与えたかを，患者は看護師に知らせることができない． | 看護師の活動が患者にどのような影響を与えたかを患者が看護師に知らせることができるような方法で，看護活動は行われている． |
| この活動は患者のその時の援助を要するニードとは関連がない． | 患者の援助を要するニードを満たし，患者を援助しようという看護師の目的を達成できる特定の要求された活動である． |
| この活動は看護師が患者の行動に対する自分の反応を探求することができる状態にないので生じた可能性がある． | 看護師は，患者の援助を要するニードに応えることができる． |
| 看護師は，自分の活動が患者にどのような影響を与えているかに気づかない． | 看護師は，その活動が患者にどのような影響を与えているかを知っている． |

〔Orlando, I. J. (1961). The dynamic nurse-patient relationship : Function, process and principles (p.65). New York : G. P. Putnam's Sons. Reprinted 1990. New York : National League for Nursing. を許可を得て掲載〕

患者を援助するために計画されたものではあるが，「その活動が本当に目指す目的を達成できるのか，患者がそれによって救われるのかどうかを決めるための熟慮が必要である」(p.60)．**表 5-1** でオーランドは，看護活動の 2 つの次元から起こる反対の結果の理由を示している．

## ■ 非関連命題

　熟慮された看護過程理論の概念に関する定義と記述は非関連命題である．さらに別の非関連命題が，この理論的概念や次元を理解するのを助けている．

以下の命題で，患者の行動の概念が詳しく述べられている．「患者が表している行動は，それがどのような形であれ，患者の援助への懇願を表しているといえるだろう」(Orlando, 1961, p.40)．

別の命題がさらに看護師の反応についての概念を描写する．

　患者に対する看護師のどのような反応も，看護師が患者とともに話し合い，その適切性を確かめるまでは，それが正しいもの，役に立つもの，適切なものであると考えることはできない(Orlando, 1961, p.56)．
　看護師が解決できない反応は，看護師と患者との相互作用を妨げるものとなる．このような反応は，看護師の個人的，専門職的な基準，例えば，看護師の個人的な行動の型，個人の価値基準，あるいは看護師はこうあるべきであり，こうあるべきではないというような自身の考えなどから起こるものであると考えられる(Orlando, 1961, p.56)．

さらに，熟慮された看護過程における看護活動の次元の一般的な見方を示す別の命題は「看護師は自分の言動により患者がどのように影響されるのかを確かめるための探求の過程に着手することが必要である」(Orlando, 1961, p.67)と主張する．

### ■ 関連命題

関連命題は，熟慮された看護過程理論の概念とその次元をつなぐものである．援助を要するニードとしての患者の行動の次元と，知覚という看護師の反応の次元は，次の命題によりつながっている．「看護師が知覚した行動は，患者の満たされない［援助を要する］ニードあるいは苦痛の現れとみなされなくてはならない……その反対の証拠がない限りにおいては」(Orlando, 1961, p.39)．

看護師の反応の知覚と思考の次元は，次の命題で結ばれている．「看護師が患者を知覚した時に看護師に反射的に起こった思考には，その時知覚したことに関する解釈や意味づけが反映されている」(Orlando, 1961, p.40)．

看護師の反応と看護師の活動の概念は次の一般命題により結ばれている．

「看護師の言動は，必然的に，その状況での彼女の何かに対する反応の結果である」(Orlando, 1961, p.61)．

さらに詳しくは，1972年の著書でオーランドが行為過程と呼んだ内容を述べた以下に続く命題のなかで，看護師の反応の次元は看護師の活動と結びつく．

> 看護師の活動の過程は，それにそって誰もが行動する過程についての特定の系統的論述にもとづいている．その過程は4つの異なった事柄からなっている．これらのひとつひとつの事柄は，各個人のなかに存在し，それはいかなる瞬間においても，以下のように反射的に，時には瞬間的に順を追って生じるものである．①人は対象物を自分の五感の1つによって知覚する，②この知覚は，反射的思考を刺激する，③それぞれの思考は，反射的感情を刺激する，④その結果，その人は行動する(pp.24-25)．

看護師の活動と患者の行動の概念は，以下の命題により結びつく．

> 看護師と共有され，探究された観察はすべて，患者の［援助を要する］ニードを確かめ，満たすために，あるいは患者がその時点ではニードがないことを見つけるためにすぐに役立つ(Orlando, 1961, p.36)．
>
> もし看護師が反射的に「正しい」行為を決定しても，患者のニードを確かめ満たすまで，自分が何を目的としたいかということを決めないでいるならば，看護師は患者を助けて自分の最初の目的を達成できる．もし看護師が患者に必要だと彼女が考えたことを実行できない時には，患者に自分の判断がなぜ不適切で誤りであったかを話すように援助する．そして看護師は新しい決定をし，また何が起こっているのかの探究を続ける．そうすることで患者は，看護師が患者に何が必要だと思っているのかを理解し，受け入れることができる．いずれにせよ，その目的は患者を援助することにある．もう1つ考えなくてはいけないことは，患者は看護師と快くともにやっていこうとしているのか，看護師は患者と快くともにやっていこうとしているのか，ということである．共通の目的を達成するためには，看護師と患者はともに動かなくてはならない(Orlando, 1961, p.89)．

看護師の活動の概念は，以下の命題により患者の行動の次元である改善(成果)と結びつけられる．「看護活動を受けることで患者には看護活動により援助される場合，援助されない場合，その結果がわからない場合の3通りの可能性がある」(1961, p.67)．

　看護師の活動の概念は，以下の命題によりさらに正確に患者の行動の改善の次元と結びつけられる．

　　看護師は，患者が示す行動に改善がみられるか否かに注目することで，自分が患者の援助を要するニードを満たしたかどうかを認識できる．改善がみられない時は，患者のニードはまだ満たされていないということなので，自分がまだ患者のそばにいられるのであれば，その時観察される行動がたとえどんなものであろうと，その行動に対して今までの過程を再び繰り返して行う(Orlando, 1961, p.68)．

　　患者のその時の援助を求めるニードを満たした成果は，……即座の患者の言語的，非言語的な行動の「改善」として現れる．このような観察可能な変化により，看護師は自分の看護活動が患者の自分ではどうしようもない無力感を取り除き，予防しあるいは軽減することができたかどうかを知ることができる．主観的ではあるが，少なくとも概念用語としての「改善」は，その時その場の体験において患者が苦しんでいる，自分ではどうしようもない無力感に対する治癒的効果の尺度となるものである．この概念的意味において，看護の専門的機能は遂行され，その成果が達成される(Orlando, 1972, pp.21-22)．

　　看護師は，その目的を達することにより患者の精神的，身体的健康の両方に貢献する．なぜなら，患者を手助けすることで，看護師は患者の満足感や幸福感を高めるからである(Orlando, 1961, p.9)．

## B 熟慮された看護過程理論の評価

この節ではオーランドの熟慮された看護過程理論の評価に関して述べる．この評価は理論の分析結果はもちろん，この看護理論を用いたり，理論について解説している他の出版物も参考にして行っている．

## 1. 重要性

オーランドは，熟慮された看護過程理論のメタパラダイムやパラダイムとしての源泉を明らかにしていない．しかしながら，関連あるメタパラダイムの概念と命題は，彼女の著書のなかからたやすく引き出すことができ，また人間，健康，看護について述べた基本的な概念モデルもオーランドの出版物から得ることができる．その上オーランドはそのような仮説のすべてに名称をつけているわけではないにしても，熟慮された看護過程理論の下にある哲学上の主張を表す言説は，彼女の著書のなかで容易に確認することができる．

オーランドは，熟慮された看護過程理論を開発する上で何の先行知識の影響も受けていないと主張している．実際，この理論に関しての系統的な調査からも，他の看護理論や他の学問領域の理論を起源としているものは何もないことが明らかになっている．

したがって熟慮された看護過程理論は，独創的な看護理論といえる．実際，フォチャック(Forchuk, 1991)は「オーランドの最も優れた功績は，彼女が理論を構築する際他のどんな看護理論，看護以外の理論の影響を排除し，実際の看護実践にもとづいた研究のみによっているということである」(p. 43)と述べている．

熟慮された看護過程は，看護師の専門職業的役割や本質の理解を深めたと

同時に，看護師-患者関係の理解も確実に促進した．この理論の特性は，熟慮された看護過程を行うための必要条件を明確に述べていることである．

オーランドの1961年の著書の，1990年の再版の前文で，シュミーディング(Schmieding)はこの理論の特別な意義にふれ(1990b)，以下のように述べている．

> オーランドの研究は，看護師の関心を医学的診断から，患者のその時その場の経験に移させたという点で非常に評価される．著書のなかでオーランドは，患者の特定のニードを決定する際の，看護師の熟慮の過程の独自性と同時に，個々の患者のその時その場の援助を要するニードの独自性についてもはっきり表現している．オーランドの理論を用いることで，看護師は役に立たない仮定をもとに行為を行わずにすむ．……オーランドの理論は，ケアのどのような場面においても患者を巻き込むことの必要性を［強調する］．この巻き込むことの結果として，看護ケアはより個別的なものになったのである(p.hr xvii)．

## 2. 内的一貫性

熟慮された看護過程理論はオーランドの哲学上の主張と一致している．さらに，この理論は，彼女の人間，看護の概念を基盤にしたものである．

意味の明確性は，熟慮された看護過程理論の概念とそれらの側面に与えられた定義において明らかである．シュミーディング(1990b)が指摘しているように，オーランドは次のように規定している．

> それは，看護師が看護の本質として，すなわちその本質とは，当面の看護師-患者のふれあいのなかで患者の援助を要するニードを直接または間接的に決定し，満たすことであるが，何を認識したのかを見事に表現した看護過程の簡明な記述である(p.xvii)．

しかし，意味上の不一致は，いくつかの用語の変化のなかに明らかにみられるが，これはオーランド(1961, 1972 ; Orlando Pelletier, 1990)が彼女の考え

をより効果的に表す用語を見つけようとした結果である．不一致は，以下の用語にみられる．援助(help)(1961)と援助を要するニード(need for help)(1990)，改善(improvement)(1961)と有益な成果(helpful outcome)(1972)，反射的な看護過程(automatic nursing process)(1961)と規律のない看護過程(nursing process without discipline)(1972)，熟慮された看護過程(deliberative nursing process)(1961)と過程規律(process discipline)あるいは規律のある看護過程(nursing process with discipline)(1972)．

この章の最初で述べた熟慮された看護過程理論の分析によると，概念の重複はみられない．患者の行動の概念における重複の可能性がシュミーディング(1990a)とフォチャック(1991)により紹介されている．彼らは，改善をこの理論においては別の概念と考えている．しかし，オーランドの本を繰り返し読むと，改善はもっと正確には患者の行動の次元であるとみなされているという結論に到達する．

熟慮された看護過程理論の分析によると，構成上の一貫性も明らかである．概念は関連命題により適切に結びつけられ，患者の行動(援助を要するニード)が看護師の反応を引き起こし，それが看護活動となり再び患者の行動(改善)に戻るという一連の過程が詳細に明確化されている．

## 3. 簡潔性

熟慮された看護過程理論は，簡潔である．実際，複雑な考えを表すのに用いられている言葉は少ないという点で見事である．しかし逆に，この理論は単純化されすぎているともいえる．シュミーディングは，以下のように説明している(1987)．

> オーランドの研究は，その見事な独自性にもかかわらず，重要な概念やその系統的論述に伴う繰り返しや十分な説明が欠けているという批判がある．読者は「要点が述べられているにしても，これで十分なのだろうか」という考えを抱くだろう．たとえそれが明確で的確なものであったとしても，複雑な概念の

系統的論述を学ぶ時，それに抽象的な概念の意味を理解し，使いこなす際には，……繰り返しと，より詳しい説明は必要な方策である(p.440).

シュミーディングはさらに「この批判は，オーランドの理論の堅実さを減じるものではなく，むしろ実践的な理論がその簡明性と正確さによって注目されたという事実を強調している.」(p.440)
後のコメントでもシュミーディング(1990b)は以下のように指摘している.

(オーランドの)理論の系統的論述の簡潔性は看護師-患者関係の複雑性を見えなくしている.患者のその時その場の行動の意味を理解するために，知覚，思考，感情を用いることは，人が普段何気なくできることではない.それは発達させていくものである(p.xviii).

## 4. 検証性

熟慮された看護過程理論は，オーランド(1972)により開発された特定の研究方法により検証できる．理論を検証するための研究の当初の目的は，過程規律(熟慮された看護過程)を使うことが看護システムにおける患者の行動，他の人々(スタッフナースや師長)にとってどのような効果があるのかを測定することであった．もう1つの目的は，実際の現場において過程規律を用いるためには，訓練がどのように効果があるのかを測定することであった．この時の関心のある現象としては，患者の行動，看護師の反応や活動であった．

研究の目的と関心のある現象については，オーランドの1961年，1972年の著書のなかにも述べられている．彼女は，その記述のいくつかを前提としているが，それらは検証しうる命題，仮説と呼んだほうがより適切である．その記述のなかには，過程規律を使用するか否かによって生じる効果の違いについて述べているものがある．

> 一度患者が援助を受けると，彼は自分が気づいている苦痛を看護師に伝えやすくなる．……患者がいったん看護師を信頼すると，より率直に，また自然に自分が経験している苦痛について表現するようになる(1961, p.26)．
> 看護師の反応について，そのどのような側面でも患者とともに検討しなければ，患者の状態は変化しないばかりか，より悪化することもある(1961, p.45)．
> もし看護師が患者とともに検討することなしに，自分の知覚，思考，感情のいずれかにもとづいて反射的に行動すれば，その活動は患者を援助したり，もしくはその目的を達することは到底できないものである．反対に，看護師がどのような行動を起こすかを決める前に自分の思考を点検し，自分の反応について患者とともに検討すれば，その行為は目的を達成し，患者を助ける可能性が高まる(1961, p.61)．

また過程規律を用いることに関して，看護師を訓練することの有効性について述べているものもある．

> 訓練によって，看護師は過程規律を用いることが多くなる(1972, p.66)．
> 訓練を受けた看護師は，訓練を受けない看護師よりも，過程規律を多く用いる(1972, p.66)．

オーランド(1972)は，看護師の反応の3側面(知覚，思考，感情)の定義，行為の形での看護師の活動，そして調査目的のため，この章の分析の節で述べられた有効な成果を用いた．彼女は，また言語的に表現された事柄の特徴，成果，看護師の反応と言語的表現の一貫性をコード化するための的確な操作的定義を行った．この定義を**表 5-2** に示す．

主な情報収集方法は非参加観察であり，1対1のかかわりをテープレコーダーに録音したり，プロセスレコードの記録によって行った．他に患者の特別な苦痛や特定の症状を測定するための質問紙などを用いた．例えばダマスとレオナルドは，手術後の嘔吐事例を測定し(Dumas and Leonard, 1963)，またアンダーソンと彼女の共同研究者は，血圧，脈拍数，またすすり泣きや手足の動きなどの観察できる行動を測定した(Anderson, Mertz, and Leonard, 1965)．

### 表 5-2　オーランドの研究方法論における操作的定義

**言語的表現の特徴**

X　　ある事柄が言語的に表現されている．
Y　　ある事柄について尋ねられる．
Z　　言語的に表現された事柄が人称代名詞を用いて自己に向けられている．
XY　ある事柄がまず表現され，その同じ事柄について尋ねられる．
XZ　表現された事柄が自己に向けられている．
XYZ 最初に表現された事柄が自己に向けられ，その同じ事柄が尋ねられる．

**成果**

高い　　有益な成果が言語的および有声で非言語的に表示されたもの
中間　　有益な成果が言語的もしくは非言語的に表示されたもの
低い　　有益な成果が示されなかったが，理解は深められたもの
ゼロ　　高い，中間，低いのいずれの成果の表示もなかったもの，あるいは苦痛，症状，問題についての表示がないもの，または苦痛や症状が増大したり問題があることが表示された場合

**反応と言語的表現の一貫性**

| | |
|---|---|
| 一貫性 | 言語的行動が反応と調和したものかどうか |
| 自己指定的な一貫性 | 自己指定的な言語的表現が反応と一貫性があったかどうか |
| 非自己指定的な一貫性 | 自己指定的でない言語的表現が反応と一貫性があったかどうか |
| コード | 一貫性・自己指定的 |
| | 一貫性・非自己指定的 |
| | 非一貫性・自己指定的 |
| | 非一貫性・非自己指定的 |

〔Orlando, I. J. (1972). The discipline and teaching of nursing process (An evaluation study) (pp.60-61, 63). New York：G. P. Putnam's Sons. の許可を得て掲載〕

## 5. 経験的適切性

　熟慮された看護過程を検証するためにデザインされた研究の再吟味からは，かなりの経験的支持が得られた．実際，1960年代初期にイェール大学看護学部の教員や学生によって行われたいくつかの研究から，熟慮された看護過程を用いた際の有益な効果に関する印象的な証拠が得られた(特に，An derson, Mertz, and Leonard, 1965；Barron, 1966；Bochnak, 1963；Cameron, 1963；Dumas, 1963；Dumas and Leonard, 1963；Dye, 1963；Elms and Leonard, 1966, Faulkner, 1963；Fischelis, 1963；Mertz, 1963；Rhymes, 1964；Tryon, 1963, 1966；Tryon and Leonard, 1964 を参照のこと）．一連の研究の特に重要な発見は，Chapter おわりの参考文献・文献解題にあげてある．

イェール大学での研究は「突然停止してしまった」が，オーランドは「自分独自の系統的論述の開発と精選の作業は続けていた」(Orlando Pelletier, 1990, p.vii)と説明している．彼女のこの努力の結果は，国立精神衛生研究所の助成によって，マサチューセッツ州のベルモント(Belmont)に位置する精神科施設であるマクリーン病院(McLean Hospital)で行われた準実験的研究の主な成果として出版された(Orlando, 1972)．この研究の目的は，過程規律(熟慮された看護過程)を用いることの有効性と，患者，スタッフ，管理者とのかかわりにおけるその有用性を検証することであった．この研究の参加者は，スタッフである看護師と師長であり，彼女たちと患者や他のスタッフ，また師長とのかかわりの場面が観察され，テープレコーダーで記録された．このデータは，過程規律を訓練された6人のスタッフナースと6人の師長によるかかわりの場面のテープ録音を起こした144の記述と，28人の訓練を受けた人たちから提出された言語的なやりとりの280の記録文書からなる．この結果から過程規律を用いることにより，患者の苦痛や症状の軽減，生活上や仕事上の問題の解決が示されたという点で患者やスタッフの行動に明らかに効果があることが示された．この研究を要約して，オーランドは以下のように述べている(1972)．

> この研究結果は，過程規律の言語的表現形式が分離，検証可能であり，患者，スタッフナース，師長間の接触における有効性という操作上の概念に関して評価されうることを十分に実証している．さらに，その同じ言語的表現形式は，過程規律を用いることの有効性を測定するのに十分であり，そのことは訓練の効果を測定することにも十分であることを意味する．さらにまた，この結果は，過程規律と過程規律を用いるための訓練は，患者，スタッフナース，師

長とのかかわりにおいて有効な成果をもたらすことを示している……特にこの研究結果は，過程規律と過程規律を用いるための訓練が，不適切な患者ケアという一般的な問題を解決することに直接関連していることを強く示唆している(p.viii)．

## 6. 実践的適切性

### ■ 看護教育

　熟慮された看護過程理論をどのように用いるかを学ぶためには，特別な訓練が必要とされる．過程規律(熟慮された看護過程)の訓練については，オーランド(1961)が以下のように述べている．

　　個々の看護師が偶然に知覚したり，思考する(たとえ適切であろうとなかろうと)ことは，彼女がそれに伴って何をするかということほど重要なことではない．看護師が反射的に知覚したり，思考することは通常コントロールできない．しかし，看護師は敏感に応答できる規律(看護師の知覚や思考を，それが患者にとってどのような意味をもつのか質問したり，疑ったりすることで，言葉で表したり，成文化する規律)を学ぶことができる(p.41)．

　オーランド(1972)は，「訓練(training)」という言葉を「看護師が特定の機能を遂行し，また特定の成果を達成するための看護過程の特定の規律を看護師に課する準備過程」(p.2)として用いている．訓練の目的は，「個人的で反射的な応答から規律ある専門的応答へ変化させること」(p.33)である．
　したがって訓練を行う上で強調されることは，看護師の反応(知覚，思考，感情)に重点をおくのではなく，看護師の応答や活動に重点をおくということである．つまり訓練の指導者とその成果に課せられた主な2つの課題は下記の内容である．

1. 訓練を受ける人が，調査対象となっている看護師-患者関係における即座の反応に含まれているすべての事柄を，十分に詳しく（思い出して）表現できるよう援助すること．実際，このことによって訓練を受ける人は，反応が何であったかについて自由に認めることができるようになる．
2. その同じ調査中のかかわりの場において，訓練を受ける人の活動がどうであったにせよ，前から抱いていた予想がどのようなものであるか，またその原因は何かを見つけ出すこと．さらに，そのかかわりの場に対する予想から，訓練を受ける人を権威をもって解放することである．要するにこのことにより訓練を受ける人は，自分が何を知覚し，考え，感じ，話し，行わなくては「ならない」かという予想から解放されるだけではなく，さらにそのかかわりの場において自分が何を「実際に」知覚し，思考し，感じたか，［そして］何を「実際に」話し，行ったかということを認めることができるようになる(p.34)．

オーランド(1972)は，過程規律はスタッフナースには6週間で，また師長には3か月で十分教えることができるということを見出した．訓練は，訓練を受ける人たちの反応と活動をプロセスレコードで記録することによってより容易に行えた．そこでプロセスレコードによる記録が，個人またはグループのカンファレンスで訓練を受ける人と指導者の間で討議された．以下の内容が，看護師に過程規律を使う訓練をする時の段階のアウトラインである．

1. まず訓練の指導者は，訓練を受ける人の即座の反応や活動に含まれるすべての事柄を引き出すことと，個々の項目——知覚，思考，感情，行為を明らかにすることだけに焦点をあてる．
2. 訓練を受ける人は自分自身の反応と行動を「患者に関して知覚したこと」「その知覚に対して考えたこと，感じたこと」「患者に対して言ったこと，行ったこと」が並列の欄になっているプロセスレコードに記録する．
3. 指導者は，訓練を受ける人が，自分の反応や行動の項目をこのプロセスレコードの各欄の正しい位置に書き込めるように，書かれていない項目を書き加えるように援助する．
4. 指導者は，訓練を受ける人が，いかにある種の反応や行動が患者のその時

その場のニードを見つけ，ニードを満たすのに影響を与えるかということを分析することができるよう援助する．
5. 訓練を受ける人の言語的行為と反応との間に一貫性がない時，指導者は「訓練を受ける人がその特定の規律どおりにふるまうよう文字どおり，しかし愛情をもって強制する」(p.42)．このような場合には，訓練生は患者に戻って自分のその時の反応を表現し確認することにより，患者の知覚や思考，感情を見つけ，患者の反応を説明するためにさらに必要なデータを得ることができる．

訓練の必要性は，シュミーディング(Schmieding, 1988)によって行われた，スタッフの仮想の問題状況に応じて看護管理者が用いた行為過程の研究結果によって確認された．彼女は，看護管理者がこの状況を問題状況とみなさないか，あるいは反射的に応答してしまうということを発見した．シュミーディングは，この結果から熟慮された看護過程を用いるためには特別な訓練が必要であるというオーランド(1972)の主張は確認されたと指摘している．

熟慮された看護過程理論が適用された時に，訓練に費やされた努力は報われる．オーランド(1989)は，「規律ある過程を実践した看護師は，自分の看護実践を楽しみ，またコントロールすることができるだろう」とコメントしている．さらに過程規律を使う看護師は「働く場で非常に心地よく，満足を感じる」(Orlando, 1972, p.36)と表現している．最後に「訓練を受けた人が，患者の当面の状況を援助することができる過程を理解することにより，自分が専門職としての看護師であるというアイデンティティを確立することにもつながる」(1972, p.43)と述べている．

## ■ 看護実践

オーランド(1961)によると，看護実践の目的は，「患者自身のニードが満たされるために必要な援助を提供することである」(p.8)．特に専門職としての看護の機能は「患者のその時，その場のニードを見つけ，満たすこととして概念化される」(Orlando, 1972, p.20)．その結果として実践においては，患者の当面の体験に強調がおかれ，看護師の活動は「患者を援助するという

目的で熟慮して達成された場合にのみ」(1961, p.70)専門職としてみなされる．

オーランド(1961, 1972)は，看護の目的は看護師が「患者のその時，その場のニードを確認し，そのニードを直接，間接に満たす過程を開始した場合に達せられる」(1961, p.8)と主張した．看護師は，患者が自分のニードを満たすことができない時，そして看護師の活動が看護師-患者のかかわりに限られた時に患者のニードを直接満たす．また看護師は，看護活動が患者自身でかかわれない人，機関，資源などのサービスの手配にまで及んだ時は，患者のニードを間接的に満たすことになる．

オーランド(1961)にとって看護実践には，「①観察，②報告，③記録，そして④患者とともにまた患者のために実行される行為」(p.31)が含まれる．「看護師が勤務時間中に得る患者に関するいかなる［そして］すべての情報」(p.6)と定義される観察は，「生のデータであり，このデータを使って看護師は患者のケアを計画し実行する」(p.6)．観察は，直接的なものと間接的なものがある．直接的観察は，「与えられた時間内に患者の行動に接した看護師自身の体験から得られたあらゆる知覚，思考，感情」(p.32)である．そのため直接的観察は，患者の行動に対する看護師の反応の構成要素となる．間接的観察は，「患者以外のものからもたらされた情報から成り立っている．この情報は患者から直接得られたものではないが，患者に関係する情報である」(p.31)．

オーランド(1961)は，「観察の結果として当然観察されたことに関して，看護活動を行うかどうかが決定される」(p.7)が，患者の直接的観察，間接的観察は「個々の看護師が患者のニードを満たすよう援助するという責任を果たす上で十分ではない」(p.32)と指摘している．観察はむしろ，患者と共有され評価されなければならない．実際，「患者と共有され，患者とともに探究された観察は患者のニードを突き止め，満たすことや，その時点ではニードがないということを発見する上ですぐに役に立つ」(pp.35-36)．看護師の観察を共有し，評価するのに用いられる過程が熟慮された看護過程であり，これをオーランド(1972)は規律のある専門的応答と考えた．

熟慮された看護過程理論の適用には看護師と患者との間の関係性の確立が必要である．オーランド(1961)は以下のように説明している．

> 看護師が患者との関係を確立するまでは，患者は自分の苦痛やニードに関してはっきり話さないものである．つまり患者は，看護師の援助がなければニードを表出できないものであり，看護師が自分のニードを満たしてくれるであろうと確信するまではニードを表出しないものである．しかし，いったん両者の関係が確立すると，患者の看護師に対するコミュニケーションはよりはっきりした明確なものとなる．患者が看護師に対して自発的に自分の苦痛・特性や必要としている内容について話すようになれば，看護師は，患者との専門職的関係が確立したと考えてもよいだろう(p.28)．

熟慮された看護過程理論は，実質的には看護システムのなかのどのような人と人との関係性にも適用できるであろうし，したがって，すべての臨床領域で適用できるであろう．オーランド(1961)が指摘したように，「内科，外科，産科，精神科の患者の看護にもうまく適用可能であり，また大人や子どもの看護にも，家庭にいようと病院や診療所にいようと適用可能である」(p.viii)．後にオーランド(1972)は，この理論は看護師-患者関係に適用できるだけでなく，「他の看護師(看護職員間のラインやスタッフ間の関係)や他の専門職者や非専門職者との間の関係(他のスタッフとの関係)」(p.vii)にも応用できると述べている．この理論が患者の範囲を超えて適用される時，患者や患者の行動に関係して言及されたことはすべて部分修正され，看護師や師長というようなその時対象となる人に焦点があてられる．

熟慮された看護過程理論の実践的適切性はしっかりと確立されている．この理論を適用することで，進歩や有益な成果をもたらすことができる．なぜなら，人と人とのかかわりにおいて一方の人が即座の反応を表現し探究すれば，他方の人もそれ以上に同様のことが行えるからである．その結果，専門的行動や意思決定を行うためのより信頼性の高い情報が活用できる(Orlando, 1972)．

臨床家は実践でこのオーランドの理論を使う法的能力があり，またこの理

論を反映する臨床のプロトコールを実行できることは自明の理である．適切な訓練を行えばどのような専門的な看護場面でも，他の裁可なしに知覚，思考，感情の表現や探究ができる．臨床のプロトコールは，この章の分析のなかで明らかにされた熟慮された看護過程のための特定の必要条件を含んでいる．さらに，プロトコールは，オーランド(1961)が患者のその時，その場の援助を要するニードを明らかにするために提示した様々な技術をも含んでいる．オーランドは，看護師は患者の言動に対する反応のどのような側面(知覚，思考，感情)も表現し探究してよいと述べている．そしてもし看護師の反応のある一面が検討され，それが患者の援助を要するニードを明らかにしなかった時，さらに反応の他の面が検討できると続けている．もし，反応のすべての面を検討しても患者からの言語的応答を引き出せない場合は，看護師は患者の言動に対しさらに関心をもっていることを示すために否定的な表現を用いてもよいと述べている．否定的な表現の一例を下記に示す．

　私に話してもわからないと思っていらっしゃるからですか．
　私は間違っていますか．
　あの処置はとても痛そうでしたが，あなたはそれに対して一言も言いませんでしたね(p.42)．

　オーランドは「看護師が否定的な意味をもった可能性を示してあげると，患者は許してもらえるという気持ちになり，自分の『否定的』反応も表現するようになる」(p.42)と解説している．

　熟慮された看護過程理論は，この理論が用いられた時の患者の不快や不満足を示す報告がないことから，患者の看護実践への期待と一致すると考える．この理論を用いることの実際の有効性は，このChapterの経験的適切性の項目のなかでオーランド(1972)や他の研究者によって広範囲に実証されてきた．

　熟慮された看護過程に対する継続的な関心は，オーランドの1961年の著書が1990年に再版されたことによって証明されている．この理論に対する国際的な関心は，1961年の著書が日本語，ヘブライ語，フランス語，ポル

トガル語，そしてドイツ語に翻訳されていることから証明される(Orlando Pelletier, 1990)．

## C 結論

　オーランドは，患者のその時その場の援助を要するニードを満たす看護過程を詳細に記した理論を解明することにより，看護の知識の発展に，実質的に非常に貢献していた．「疑う余地もないが」とシュミーディング(1990b)が指摘しているように，「オーランドの系統的論述は……看護教育，実践，研究や［1961年に出版された彼女の理論に続く］文献に対し多大な影響を与えた」(p.xviii)．熟慮された看護過程理論はすでに経験的適切性や実践的適切性を証明されてはいるが，オーランド(1972)が示しているように「過程規律の訓練が，大規模な患者ケアの改善のために設計された看護システムの有効性に直接関連がある」(p.126)かどうかを検証するためには，さらに継続した研究が必要である．

## ■ 参考文献

Anderson, B., Mertz, H., & Leonard, R. (1965). Two experimental tests of a patient-centered admission process. *Nursing Research, 14*, 151–156.

Barron, M. A. (1966). The effects varied nursing approaches have on patients' complaints of pain. *Nursing Research, 15*, 90–91. (Abstract)

Bochnak, M. A. (1963). The effect of an automatic and deliberative process of nursing activity on the relief of patients' pain: A clinical experiment. *Nursing Research, 12*, 191–192. (Abstract)

Cameron, J. (1963). An exploratory study of the verbal responses of the nurses in 20 nurse-patient interactions. *Nursing Research, 12*, 192. (Abstract)

Dumas, R. G. (1963). Psychological preparation for surgery. *American Journal of Nursing, 63*(8), 52–55.

Dumas, R., & Leonard, R. C. (1963). The effect of nursing on the incidence of postoperative vomiting. *Nursing Research, 12*, 12–15.

Dye, M. (1963). A descriptive study of conditions conductive to an effective process of nursing activity. *Nursing Research, 12*, 194. (Abstract)

Elms, R. R., & Leonard, R. C. (1966). Effects of nursing approaches during admission. *Nursing Research, 15*, 39–48.

Faulkner, S. (1963). A descriptive study of needs communicated to the nurse by some mothers on a postpartum service. *Nursing Research, 12*, 26. (Abstract)

Fischelis, M. (1963). An exploratory study of labels nurses attach to patient behavior and their effect on nursing activities. *Nursing Research, 12*, 195. (Abstract)

Forchuk, C. (1991). A comparison of the works of Peplau and Orlando. *Archives of Psychiatric Nursing, 5*, 38–45.

Mertz, H. (1963). A study of the process of the nurse's activity as it affects the blood pressure readings and pulse ratings of patients admitted to the emergency room. *Nursing Research, 12*, 197–198. (Abstract)

Orlando, I. J. (1961). *The dynamic nurse-patient relationship: Function, process and principles.* New York: G.P. Putnam's Sons. Reprinted 1990. New York: National League for Nursing.

Orlando, I. J. (1972). *The discipline and teaching of nursing process (An evaluation study).* New York: G.P. Putnam's Sons.

Orlando, I. J. (1989). The nurse theorists: Portraits of excellence. Athens, OH: Fuld Institute for Technology in Nursing Education. (Videocassette recording)

Orlando Pelletier, I. J. (1990). Preface to the NLN edition. In I. J. Orlando, *The dynamic nurse-patient relationship: Function, process, and principles* (pp. vii–viii). New York: National League for Nursing.

Pelletier, I. O. (1967). The patient's predicament and nursing function. *Psychiatric Opinion, 4*(1), 25–30.

Rhymes, J. (1964). A description of nurse-patient interaction in effective nursing activity. *Nursing Research, 13*, 365. (Abstract)

Schmieding, N. J. (1987). Problematic situations in nursing: Analysis of Orlando's theory based on Dewey's theory of inquiry. *Journal of Advanced Nursing, 12*, 431–440.

Schmieding, N. J. (1988). Action process of nurse administrators to problematic situations based on Orlando's theory. *Journal of Advanced Nursing, 13*, 99–107.

Schmieding, N. J. (1990a). The analysis of the patient's immediate experience through the use of Orlando's theory. In *Proceedings of the First and Second Rosemary Ellis Scholars' Retreat* (pp. 155–158). Cleveland, OH: Frances Payne Bolton School of Nursing, Case Western Reserve University. (Abstract)

Schmieding, N. J. (1990b). Foreword. In I. J. Orlando, *The dynamic nurse-patient relationship: Function, process, and principles* (pp. xvii–xix). New York: National League for

Nursing.
Sellers, S. C. (1991). A philosophical analysis of conceptual models of nursing. *Dissertation Abstracts International, 52,* 1937B. (University Microfilms No. AAC9126248)
Tryon, P. A. (1963). An experiment of the effect of patients' participation in planning the administration of a nursing procedure. *Nursing Research, 12,* 262. (Abstract)
Tryon, P. A. (1966). Use of comfort measures as support during labor. *Nursing Research, 15,* 109-118.
Tryon, P. A., & Leonard, R. C. (1964). The effect of patients' participation on the outcome of a nursing procedure. *Nursing Forum, 3,* 79-89.

## ■ 文献解題

### ● 主な出典

Orlando, I. J. (1961). *The dynamic nurse-patient relationship: Function, process and principles.* New York: G. P. Putnam's Sons. [Reprinted 1990. New York: National League for Nursing]

> Orlando は，患者の眼前にある援助のニードを認識でき，それに見合うだけの熟慮された過程として，自身の看護理論の要素を紹介している．1990年版の序文において，彼女は自身の研究の背景を説明している．1990年版の前書きにおいて Schmieding は，Orlando の研究は看護師の焦点を医学的診断から患者の眼前にある援助のニードへ動かすことの大きな力になったと指摘した．

Orlando, I. J. (1962). Function, process and principle of professional nursing practice. In *Integration of mental health concepts in the human relations professions.* New York: Bank Street College of Education.

> Orlando は患者の眼前にある援助ニードを認識するためのアプローチについて考察している．この章は，Orlando の "The Dynamic Nurse-Patient Relationship" という本の内容の概要である．

Orlando, I. J. (1972). *The discipline and teaching of nursing process.* New York: G. P. Putnam's Sons.

> Orlando は精神病院における彼女の理論の効果について研究の結果を報告している．彼女はその理論について詳しく述べ，十分に熟慮された看護過程・看護過程の学問としての要素を説明している．

### ● オーランドおよび他の研究者による解説

Andrews, C. M. (1983). Ida Orlando's model of nursing. In J. J. Fitzpatrick & A. L. Whall, *Conceptual models of nursing: Analysis and application* (pp. 47-65). Bowie, MD: Brady.

Andrews, C. M. (1989). Ida Orlando's model of nursing practice. In J. J. Fitzpatrick & A. L. Whall, *Conceptual models of nursing: Analysis and application* (2nd ed., pp. 69-87). Norwalk, CT: Appleton and Lange.

> Andrew は Orlando の理論を記述し，それを間違ってモデルとして言及している．

また，理論分析を紹介し，看護研究，教育，実践への関係を大まかに考察している．

Beckstrand, J. (1980). A critique of several conceptions of practice model in nursing. *Research in Nursing and Health, 3*, 69–79.

 Beckstrandは，DickoffとJamesとWiedenbachの実践理論の概念は活動計画と本質的に同等であると主張している．彼女は，Dickoffらの実践理論の考えと他の規範的な実践理論，特にJacoxにより展開された規則(set of rules)の概念を対比している．彼女は，規則の概念は支持できないことと，他の実践理論の概念は，知識の形式を確立させたものでしかないことを指摘している．彼女はOrlandoの理論を看護実践の最初のメタ理論であるとみなしている．

Crane, M. D. (1980). Ida Jean Orlando. In Nursing Theories Conference Group, J. B. George (Chairperson), *Nursing theories: The base for professional nursing practice* (pp. 123–137). Englewood Cliffs, NJ: Prentice-Hall.

Crane, M. D. (1985). Ida Jean Orlando. In J. B. George (Ed.), *Nursing theories: The base for professional nursing practice* (2nd ed., pp. 158–179). Englewood Cliffs, NJ: Prentice-Hall.

Leonard, M. K., & Crane, M. D. (1990). Ida Jean Orlando. In J. B. George (Ed.), *Nursing theories: The base for professional nursing practice* (3rd ed., pp. 145–164). Norwalk, CT: Appleton and Lange.

 本書の各版においてこの章では，Orlandoの学術的・経験的な証明についての記述と，彼女の理論およびその分析についての記述を含んでいる．

de la Cuesta, C. (1983). The nursing process: From development to implementation. *Journal of Advanced Nursing, 8*, 365–371.

 この研究で，著者は社会学の視点から看護過程を分析しており，文献レビューや米国と英国の病院での観察と，それぞれの国の看護師へのインタビューを通した看護過程の実施を記述している．データの分析の結果，米国で独自に発達した看護過程が，英国の看護の文脈に合致しないことが明らかになった．看護教育，実践，研究における看護過程の有用性が疑問視された．著者はOrlandoが1961年の本で看護過程の概念を紹介したことを指摘している．

Flynn, J-B. M., & Heffron P. B. (1984). *Nursing: From concept to practice*. Bowie, MD: Brady.

 著者は，Orlandoの理論の簡潔な概要を含めている．

Forchuk, C. (1991). A comparison of the works of Peplau and Orlando. *Archives of Psychiatric Nursing, 5*, 38–45.

 Forchukは，PeplauとOrlandoが過去も現在も精神保健看護実践において，大きなインパクトを与えていると論評している．彼女は，2人の業績を比較・批評し，Peplauは個人の発達に非常に重きをおいたのに対し，Orlandoは患者の眼前のニードに焦点をあてていると指摘している．

Henderson, V. (1978). The concept of nursing. *Journal of Advanced Nursing, 3*, 113–130.

 Hendersonは，異なった看護の定義，看護師の機能，そしてこれらの機能への法的な障害に関する彼女の視点を紹介している．複数の看護理論家の業績をもとにして，

著者は看護師が役立つために必要な看護行為や教育準備を概説している．基本的な看護プログラムが提案されている．彼女は，オーランドに"看護過程"という用語を造りだした功績があると認めている．

Lego, S. (1980). The one-to-one nurse-patient relationship. *Perspectives in Psychiatric Care, 18,* 67–89.

Lego は 1946 年から 1974 年の精神看護の理論と実践の概要を紹介している．精神療法を行う看護師の課題が吟味されている．著者は，精神科看護の歴史と傾向を考察し，理論，実践，そして精神科看護師によって報告される研究を批判的に評価している．精神科看護における一対一の関係に関する説明が示されている文献のパターンを要約して紹介している．Orlando の理論の概観が含まれている．

McBride, A. B. (1986). Present issues and future perspectives of psychosocial nursing. Theory and research. *Journal of Psychosocial Nursing and Mental Health Services, 24*(9), 27–32.

この論文では，McBride は看護の発展，特に心理社会的看護における発展を調査している．看護理論家の看護への貢献についての概観と看護師が研究活動に従事することへのいっそうの必要性が提示されている．心理社会的な看護の発展に対する理論と研究の影響が記述されている．彼女は，Orlando と Peplau が心理社会的な看護実践の発展において重要な原動力となったことを示している．彼女は，理論構築のための方法として研究の重要性を一貫して主張している．

McGilloway, F. (1980). The nursing process: A problem solving approach to patient care. *International Journal of Nursing Studies, 17,* 79–80.

McGilloway は，Peplau と Orlando が看護行為の分析を早期に試み，そして看護介入は対人関係のプロセスであると認識したことを述べている．

Orlando, I. J. (1987). Nursing in the 21st century: Alternate paths. *Journal of Advanced Nursing, 12,* 405–412.

Orlando は，看護の独特な本質や他の専門職から看護が独立する必要性について，自身の視点を紹介している．看護が依存に向けた道を選択するのに影響を与えてきた因子は，看護が医学とは異なった機能や成果をはっきり述べることができなかったことの積み重ねによって，生み出されている．著者は将来，看護が直面するであろう依存と独立の道についての彼女の関心事を共有している．

Orlando, I. J., & Dugan, A. B. (1989). Independent and dependent paths: The fundamental issue for the nursing profession. *Nursing and Health Care, 10,* 76–80.

看護の機能や成果のはっきりしない定義づけに関係して，Orlando と Dugan は，独立の道と依存の道の間にある緊張関係について再調査をしている．2 人は，看護のはっきりとした機能の成果の表現は，専門職の実行可能性において重要であると主張している．

Pelletier, I. O. (1963). Behind the theory of nursing practice. [Interview with Ida Orlando Pelletier by the staff of the *American Journal of Nursing.*] *American Journal of Nursing, 63*(8), 54.

このインタビューで，Orlando Pelletier は彼女の看護経歴と理論の構築について考察している．

Schmieding, N. J. (1983). An analysis of Orlando's theory based on Kuhn's theory of science. In P. L. Chinn (Ed.), *Advances in nursing theory development*, (pp. 63–87). Rockville, MD: Aspen.

Schmieding は Orlando の理論の分析と評価を紹介している．

Schmieding, N. J. (1987). Problematic situations in nursing: Analysis of Orlando's theory based on Dewey's theory of inquiry. *Journal of Advanced Nursing, 12*, 431–440.

Schmieding は，探究に関する Dewey の理論を使用して，Orlando の理論の分析を紹介している．この分析では，Orlando の概念は Dewey の概念と非常に似ていることを明らかにした．それぞれに，経験が意味することから導き出された組織原理を使用し，ともに研究を問題と解決策を見つけ出すための事実と発想を用いた連続的過程とみなしている．Orlando の業績のいくつかは，Dewey の体系化された記述を通して高められ，拡張されうるだろう．この分析は，扱いにくい状況で Orlando の理論を使うことを支持している．

Schmieding, N. J. (1989). Time spent on MDs work is astronomical [Letter to the editor]. *Nursing Management, 20*(5), 18–19.

1988 年 12 月発行の雑誌に掲載された論説で，Schmieding は，看護師の専門職としての責任を明確にするために，Orlando の理論を使用することを提案している．彼女は，看護師が，患者の眼前にある援助のニードを見つけ出したり，うまく対処するのに役立つ活動に焦点をあてることは，看護専門職の役割責任を明らかにし，看護活動ではないことをしている看護師を救うことになると，説明している．

Torres, G. (1986). *Theoretical foundations of nursing*. Norwalk, CT: Appleton-Century-Crofts.

Torres は，簡潔に Orlando の理論の記述と評価を紹介している．彼女はまたアセスメント，診断，計画立案，実施，評価という看護過程の枠組みの文脈で，この理論の適用を述べている．

Winder, A. (1984). A mental health professional looks at nursing care. *Nursing Forum, 21*, 184–188.

Winder は，看護独特の専門的な働きとしてのケアリングの過程について彼女の視点を紹介している．ケアや看護ケアの概念分析が提示されている．Orlando の看護過程の概念化をもとに，著者は看護学生にケアリングの過程を教えることの必要性を述べている．

● 実践

Harrison, C. (1966). Deliberative nursing process versus automatic nurse action. The care of a chronically ill man. *Nursing Clinics of North America, 1*, 387–397.

Harrison は，「非協力的」と見なされる患者の事例研究を紹介している．彼女はそのような患者のケースで Orlando の熟慮された看護過程を使うことの利点を例証して

いる．

Hughes, M. M. (1983). Nursing theories and emergency nursing. *Journal of Emergency Nursing, 9*, 95-97.

　Hughes は，救急看護実践の枠組みとして，Henderson，King，Orem，Orlando，Roy の業績を大まかに考察している．

Pelletier, I. O. (1967). The patient's predicament and nursing function. *Psychiatric Opinion, 4*(1), 25-30.

　Orlando Pelletier は，患者の生活における独特な存在としての看護の機能を記述している．彼女は，患者のニードに気が付いたり，うまく対処したりする看護の機能は，他の看護師や医療従事者の関係に対する，看護師の活動の分析や方向づけについての基礎を提供すると主張している．

Schmidt, J. (1972). Availability: A concept of nursing practice. *American Journal of Nursing, 72*, 1986-1989.

　Orlando の熟慮された看護の概念から，著者はどのように看護師-患者の相互作用の有効性が看護師の可能性に応じて変化するかを議論している．この論文は，看護師が受容の利用可能性を増すために使用する様々な方法と，看護過程における問題解決の様々な段階を示している．看護師-患者の相互作用に関する複数の引用を通して，著者は，利用可能性の概念を説明している．

Schmieding, N. J. (1970). Relationship of nursing to the process of chronicity. *Nursing Outlook, 18*, 58-62.

　Schmieding は，看護師は患者とその患者の眼前にある援助のニードに注意を払わなければならないと主張している．彼女は，そうすることが望まない入院がなされるのを防ぐと主張している．

Schmieding, N. J. (1986). Orlando's theory. In P. Winstead-Fry (Ed.), *Case studies in nursing theory* (pp. 1-36). New York: National League for Nursing.

　Schmieding は，Orlando の理論を記述し，看護実践においてこの理論の使用を例証する事例研究を紹介している．

● 管理

Schmieding, N. J. (1984). Putting Orlando's theory into practice. *American Journal of Nursing, 84*, 759-761.

　Schmieding は，病院看護部における Orlando の理論の実施について記述している．著者は，看護の機能を明らかにし，看護実践の分析，患者ケアの促進，管理判断において，Orlando の理論がどのように役立つ可能性があるかを考察している．

Schmieding, N. J. (1987). Face-to-face contacts: Exploring their meaning. *Nursing Management, 18*(11), 82-86.

　Schmieding は，スタッフ同士が効果的に相互作用するように，Orlando の理論がどのように看護管理者に役立ちうるかについて解説している〔「● 研究」の項(次項)に

ある Schmieding の以下の文献参照：Schmieding, N. J. (1987). Analyzing managerial responses in face-to-face contacts. *Journal of Advanced Nursing, 12*, 357-365 ; Schmieding, N. J. (1988). Action process of nurse administrators to problematic situations based on Orlando's theory. *Journal of Advanced Nursing, 13*, 99-107 ; Schmieding, N. J. (1990). Do head nurses include staff nurses in problem solving? *Nursing Management, 21*(3), 58-60 ; Schmieding, N. J. (1990). A model of assessing nursing administrators' actions. *Western Journal of Nursing Research, 12*, 293-306 ; Schmieding, N. J. (1991). Relationship between head nurse responses to staff nurses and staff nurse responses to patients. *Western Journal of Nursing Research, 13*, 746-760].

Schmieding, N. J. (1990). An integrative nursing theoretical framework. *Journal of Advanced Nursing, 15*, 463-467.

臨床実践と管理実践の両方について，統合的な看護の理論的枠組みを使用することが，このところずっと提案されている．Schmieding は，Orlando と Henderson の文書をもとに重要な概念を含んだ理論的枠組みを記述しており，統合的な枠組みとしての使用を提案している．その枠組みを使用する理論的根拠は，提示された枠組みからの概念の統合の方法を示す，臨床・管理での代表例にそって議論されている．この論文の前提は，看護の理論的枠組みの使用は看護独自の見方を提供するという理由で有益であるというものである．

Sheafor, M. (1991). Productive work groups in complex hospital units: Proposed contributions of the nurse executive. *Journal of Nursing Administration, 21*(5), 25-30.

Sheafor は，Schmieding による Orlando の理論の看護管理への適用を説明し，病棟におけるストレスのない環境を作るための方法を記述している．

● 研究

Anderson, B., Mertz, H., & Leonard, R. (1965). Two experimental tests of a patient-centered admission process. *Nursing Research, 14*, 151-156.

この論文は，都市の病院と州立精神病院の救急処置室で行われた2つの実験を記述している．Orlando の業績と一致した，患者を中心とした看護アプローチと業務中心の看護アプローチの患者幸福における効果が調査されている．結果では，患者中心の看護アプローチを受けていた患者らが，業務指向群の患者らよりも悩みが少なく，血圧が下がったことを示していた．

Bochnak, M. A., Rhymes, J. P., & Leonard, R. C. (1962). The comparison of two types of nursing activity on the relief of pain. In *Innovations in nurse-patient relationships: Automatic or reasoned nurse action* (Clinical papers no. 6, pp. 5-11). New York: American Nurses' Association.

著者らは，Bochnak の修士論文の結果を報告している．それは，患者の痛みの軽減において，熟慮されたものと反射的な看護過程の効果を調査した．鎮痛剤の投与や患者の言語的，非言語的行動の観察が従属変数として使われている．Orlando 業績に一致して，結果では熟慮した看護ケアを受けた患者らは，反射的な看護過程群に比べてより効果的に緩和されていた．

Diers, D. (1970). Faculty research development at Yale. *Nursing Research, 19,* 64-71.

　　Diers は，米国公衆衛生局(United States Public Health Service)から提供されている学部研究発展補助金プログラム(Faculty Research Development Grant program)でのエール大学看護学部の成果を記述している．彼女は，Orlando の業績は看護ケアの効果に焦点をあてた多くの研究の理論的基礎に対して，早くから大きな貢献をしていると述べている．

Dracup, K., & Breu, C. (1978). Using nursing research findings to meet the needs of grieving spouses. *Nursing Research, 27,* 212-216.

　　著者らは，心臓疾患患者のケアを行う場面で，看護研究の結果を利用することについて記述している．配偶者のニードに対する研究的な看護介入の効果を調査する際に，著者らは Orlando のニードの定義を使用した．

Dumas, R. G. (1963). Psychological preparation for surgery. *American Journal of Nursing, 63*(8), 52-55.

　　Dumas は，熟慮された看護過程を通しての看護師の関わりは，手術前の患者の情緒的な不安軽減に有効であることを証明している．2 事例を使用して，著者は看護過程の有効性を証明している．

Dumas, R. G., Anderson, B. J., & Leonard, R. C. (1965). The importance of the expressive function in preoperative preparation. In J. K. Skipper & R. C. Leonard (Eds.), *Social interaction and patient care* (pp. 16-29). Philadelphia: J. B. Lippincott.

　　著者らは，3 つの研究結果から立証されたこととして，看護師による外科患者の心理的準備が手術後の嘔吐に対して有効であるという結果を記述している．心理学的準備についての介入は，Orlando の理論に基づいている．

Dumas, R. G., & Leonard, R. C. (1963). The effect of nursing on the incidence of postoperative vomiting. *Nursing Research, 12,* 12-15.

　　著者らは，外科患者の術後の嘔吐発生に対する 2 種類の看護アプローチの効果を検証する 3 つの実験について記述している．結果として，3 つすべての実験において，実験的看護アプローチ，すなわち Orlando の理論に基づいて，患者の情緒的不安を軽減させるアプローチを受けた患者は，術前にいつも通りの看護ケアを受けたコントロール群に比べて，術後の嘔吐の発生が少ないことがわかった．看護実践への示唆が考察されている．

Dye, M. C. (1963). Clarifying patients' communications. *American Journal of Nursing, 63*(8), 56-59.

　　Dye は患者自身のニードを表現するよう促したり，不安を軽減させたりすることで，Orlando によって記述された看護過程の有効性を探求した研究結果を報告している．16 の看護師-患者場面の観察で，多くの患者が病気や治療に関する間違った理解に関係する不安を体験していたことを明らかにした．数例ではあるが，著者は患者と看護師の間のコミュニケーション改善のための看護過程について示している．

Eisler, J., Wolfer, J., & Diers, D. (1972). Relationship between need for social approval and postoperative recovery and welfare. *Nursing Research, 21*, 520–525.

　研究者らは，術後回復に影響する因子についての研究を記述している．結果の考察で，研究者らは，Orlando は看護師の患者観察の有効性を主張しているが，患者は自分の内なる体験に基づくというよりも，自身が期待されたと考えるような反応をしているかもしれないと述べている．

Elms, R. R. (1964). Effects of varied nursing approaches during hospital admission: An exploratory study. *Nursing Research, 13*, 266–268.

　この調査研究では，入院中，異なった看護アプローチへの患者の反応について評価することの実行可能性と有効性について明らかにした．つまり，患者のストレスへの反応に対する実験群・コントロール群，そして病院看護アプローチを試みた．結果として，実験群の看護アプローチ，すなわち Orlando の理論に基づいたものでは，コントロール群や病院看護アプローチよりも患者の不安を和らげることにおいて，より有効であることが明らかになった．

Elms, R. R., & Leonard, R. C. (1966). Effects of nursing approaches during admission. *Nursing Research, 15*, 39–48.

　この研究は，一般病院に随意入院した患者が体験した不安の軽減について，Orlando と Peplau の業績と一致する実験的アプローチの有効性について検証している．身体的，主観的不安尺度は実験群とコントロール群で一貫した違いがみられなかったが，一方で患者中心の看護アプローチは，技術作業を強調するアプローチよりもより不安を軽減する傾向があることを示した．著者らは，尺度開発と理論を検証する必要性について考察している．

Gillis, L. (1976). Sleeplessness: Can you help? *Canadian Nurse, 72*(7), 32–34.

　Grills は睡眠障害の患者への反射的な看護アプローチと熟慮された看護アプローチの影響を検証した研究結果を報告している．眠れない患者は無作為にコントロール群と実験群に割り付けられた．研究者は，患者の振る舞いや患者の眠れないことへの不満に対する看護師の行動だけでなく，その効果についても記録した．Orlando の業績と一致して，患者幸福への効果的なアプローチとして熟慮された看護を支持している．

Gowan, N., & Morris, M. (1964). Nurses' responses to expressed patient needs. *Nursing Research, 13*, 68–71.

　この研究は，52名の外科患者の看護ケアについてのニードに加えて，患者の要求への看護師の反応に対する満足度も調査している．患者のニード，患者要求と看護師の行為間の経過時間の長さに関するデータから，52％の看護師の反応は，15分から2.5時間遅れていることが明らかになった．研究者らは，看護ケアの質の満足に関係する患者からの報告について考察している．

Haggerty, L. (1987). An analysis of senior nursing students' immediate response to distressed patients. *Journal of Advanced Nursing, 12*, 451–461.

　Orlando の理論に基づいて，この研究では，最上級学年の看護学生が不安をもっている患者に即座に反応することの有効性が，学生の教育的準備の種類（AND・BSN）あ

るいは患者の不安の種類(身体的・情緒的)に関係付けられているかどうかを調査している．痛みの訴えと感情的な不安を表す患者のシミュレーションビデオをみた後に，ANDとBSNの学生らにインタビューを行った．結果では，不安の種類が有効な反応に関係しているが，教育の種類には関係していないことが明らかになった．著者は，看護学生のコミュニケーションと心理社会的な技術の改善についての必要性を述べている．

Hampe, S. (1975). Needs of the grieving spouse in a hospital setting. Nursing Research, 24, 113-120.

Hampeは，配偶者は自身のニードに気づけるが，看護師や医師はあまりに忙しくて，気にかけられないと配偶者が感じていることを報告している．Orlandoのニードの定義が用いられた．

Houfek, J. F. (1992). Nurses' perceptions of the dimensions of nursing care episodes. Nursing Research, 41, 280-285.

Houfekは，Orlandoが看護実践の概念にシンボリック相互作用論を組み入れることを主張した．彼女は，患者による行為参加が必要なケアでのエピソードに，自立を促す最も潜在的なものがあると看護師が見なしていることを報告している．

Larson, P. (1977). Nurse perceptions of patient characteristics. Nursing Research, 26, 416-421.

Larsonは，看護師が，それぞれの患者から得たデータに基づき個別性を際立たせたケアを計画するために，体系的な問題解決形式を利用していることを述べている．彼女は患者から関連するデータを引き出すための1つの方法として，Orlandoのアプローチを引用している．

Madden, B. P. (1990). The hybrid model for concept development: Its value for the study of therapeutic alliance. Advances in Nursing Science, 12(3), 75-87.

研究者は，提供者-クライエントの相互作用のなかで現れるプロセスとしての，治療上の連携の定義を示した．それは，クライエントと提供者が(1)クライエントの今の健康状態とライフスタイルに調和するように選択された，発展中のクライエントの健康行動目標に向かって積極的に活動すること，(2)その目標に向け，行う活動を決定するために相互の取り引きに焦点をおくこと，(3)その目標を促すために支持的で公平な治療的関係を使用すること，である．これは，看護師-クライエント関係を最重要とするOrlandoの考えだけでなく，PeplauやTravelbeeの視点からも成り立っている．

Mertz, H. (1962). Nurse actions that reduce stress in patients. In Emergency intervention by the nurse (Clinical papers no. 1, pp. 10-14). New York: American Nurses' Association.

Mertzは，救急処置室で処置を受けた患者の状態について熟慮された看護過程と反射的な看護過程の効果を調べた研究結果を報告している．結果では，熟慮された過程を受けた患者は，眼前にあるニードが満たされる傾向にあり，その結果，心拍数と血圧の改善がみられた．Orlandoの業績と一致して，この研究は看護師が熟慮したアプローチを使用することの必要性を支持した．

Nelson, B. (1978). A practice application of nursing theory. *Nursing Clinics of North America, 13*, 157-169.

　Nelson は，腎移植患者に関連して，Orlando の理論に基づいた彼女の研究の結果を報告している．関連が示されたカテゴリーは，没個性化，コミュニケーションの困難，家族の不安，心理的代償不全，不耐性の限界，不満足な自己イメージ，身体的障害であった．

Peitchinis, L. (1972). Therapeutic effectiveness of counseling by nursing personnel: Review of the literature. *Nursing Research, 21*, 138-147.

　Peitchinis は，共感，無所有の思いやり，誠実さを含んだ，看護師が使用する治療的効果の要素について文献の概観を示している．彼女は，エール大学の看護学部で行われた研究が，Orlando の理論を支持したことを指摘した．彼女は，研究のうち，あるものは再現されているが，一方であるものは追試が必要であると主張した．

Pienschke, D. (1973). Guardedness or openness on the cancer unit. *Nursing Research, 22*, 484-490.

　Pienschke は，がんの診断と予後を明らかにする際，使用されたアプローチにかかわらず，一般に看護ケアを患者が満足しているが，看護介入では，開放的なアプローチが実施された際に，より効果があると報告している．彼女は Orlando を，患者が援助を必要としているか，どんな援助が必要とされているか，そしてどのような支援が最もよいものとして提供されうるかを学ぶことが看護の直接的な責任であると主張する著者の1人として引用している．

Powers, M., & Wooldridge, P. (1982). Factors influencing knowledge, research, and compliance of hypertensive patients. *Research in Nursing and Health, 5*, 171-182.

　研究者らは，経験に基づく教育プログラムが 160 人の高血圧患者の被験者において，血圧を下げるのに有意な効果がなかったことを報告している．この教育プログラムは Orlando の熟慮された看護過程の理論の一部に基づいていた．

Pride, L. F. (1968). An adrenal stress index as a criterion measure of nursing. *Nursing Research, 17*, 292-303.

　Pride は，彼女の研究結果で，経験に基づく対人関係の看護アプローチは，病院に関係した患者のストレスに対して，よい効果をあげていることが明らかになったと報告している．この看護アプローチの1側面は，Orlando の理論に基づいている．

Princeton, J. C. (1986). Incorporating a deliberative nursing approach with breastfeeding mothers. *Health Care for Women International, 7*, 277-293. (See also Clausen, J. C. (1983). Clinical nursing research on the science and art of breastfeeding using a deliberative nursing care approach (Abstract). *Communicating Nursing Research, 16*, 29. Reprinted in *Western Journal of Nursing Research, 5*(3), 29.)

　この研究の目的は，産科で母乳の授乳をしている母親の不安の軽減について，熟慮された看護ケアアプローチと反射的な看護ケアアプローチを比較することである．射乳反射や病院退院後の母親の授乳時間の長さといった不安変数が 36 人の母親を被験者として測定された．結果として，熟慮された看護ケアアプローチは，母親の悩みを軽減していることを明らかにした．

Ramos, M. C. (1992). The nurse-patient relationship: Theme and variations. *Journal of Advanced Nursing, 17,* 496–506.

　Ramos は，患者と看護師の関係についての看護師の認識を記述している重大な出来事の分析結果を報告している．この研究は，Orlando と Peplau により構築された伝統的手法のなかで，関係の特性が示されている．この分析は，修正された社会的な関係として表現される親密な関係が共通していることを明らかにした．

Schmieding, N. J. (1987). Analyzing managerial responses in face-to-face contacts. *Journal of Advanced Nursing, 12,* 357–365.

　Schmieding は，Orlando の理論が管理行動を分析するための枠組みとして役立てられることを提案している．著者は，スタッフの行為の意味を認識した上での管理行動の有効性について，これまでの研究や最新の研究からデータを示している．看護師長の活動の分析では，スタッフナースは看護師長が探求的活動を用いるのを好むことを明らかにしている．特定の種類の活動がどのように問題確認を促したり，あるいは妨げになるのかについての考察がある．

Schmieding, N. J. (1988). Action process of nurse administrators to problematic situations based on Orlando's theory. *Journal of Advanced Nursing, 13,* 99–107.

　Schmieding は彼女の研究の結果を報告している．そこでは，看護スタッフによって示された現実的な仮説的状況に対する看護管理者の行動過程を調査するために，Orlando の理論を使用した．90人の参加者が6つの問題状況について，自分たちの考え，思い，そして行動を記録した．結果では，50%以上の看護管理者の行動は熟慮されたものよりも反射的なものであることが示された．著者は，看護管理者が看護スタッフの眼前にある状況に対して行動を導くために，特定の看護の概念や組織原理を用いることの必要性を議論している．

Schmieding, N. J. (1990). Do head nurses include staff nurses in problem-solving? *Nursing Management, 21*(3), 58–60.

　Schmieding は対面接触における管理行動の評価を目的としたモデル構築の基礎として，Orlando の理論を使用した．患者，医師，看護師についての場面描写を含んだ質問紙を用いて，著者は看護師長とスタッフナースの反応を調査した．結果として，看護師長の行動の大部分は，スタッフナースに全く影響を与えていないことが明らかになった．管理的な振る舞いと従属的な振る舞いとの関係と，看護ケアにおける示唆について議論されている．

Schmieding, N. J. (1990). A model of assessing nursing administrators' actions. *Western Journal of Nursing Research, 12,* 293–306.

　Schmieding は，看護管理者によって受ける行為の研究の基盤として Orlando の理論を使用した．彼女は，大多数の対象(スタッフナース，看護師長，そして監督者)が Orlando の理論と一致する行動を最も役立つものと評価していることを発見した．

Schmieding, N. J. (1991). Relationship between head nurse responses to staff nurses and staff nurse responses to patients. *Western Journal of Nursing Research, 13,* 746–760.

　Schmieding は自身の研究結果で，看護師長とスタッフナースの両方とも，(看護師

長とスタッフナース，スタッフナースと患者の）相互作用において反射的な反応を使用していることが明らかになったと報告している．それらを Orlando は，障害あるいは妨げになるコミュニケーションであると主張した．

Silva, M. C. (1979). Effects of orientation information on spouses' anxieties and attitudes toward hospitalization and surgery. *Research in Nursing and Health, 2*, 127-136.

Silva は，Orlando の理論の一部をもとに情報提供や心理的支援の実験的介入を行った．彼女は実験的介入を受けた患者の配偶者が入院や手術に対してより肯定的態度であったことを発見した．そして特別な情報や支援を受けなかった配偶者に比べて，不安が少ないことを報告していた．

Stevens, B. (1971). Analysis of structured forms used in nursing curricula. *Nursing Research, 20*, 388-397.

Stevens は，記号論理学的，弁証法的，操作的といった扱いにくい方法を含む共通のカリキュラム構造に通底している哲学的概念の分析結果を示している．彼女は操作的方法の例として Orlando の理論を分類し，Orlando は看護それ自体を定義していないが，彼女が看護過程の要素を定義していることを示している．

Tarasuk, M. B., Rhymes, J., & Leonard, R. C. (1965). An experimental test of the importance of communication skills for effective nursing. In J. K. Skipper & R. C. Leonard (Eds.), *Social interaction and patient care* (pp. 110-120). Philadelphia: J. B. Lippincott.

著者らは，疼痛治療の管理において Orlando の理論に基づいて実験的看護介入を調査した研究結果について報告している．実験的介入を用いることで，患者の問題の正確なアセスメントが可能となった．それらの問題を患者は最初に疼痛として表現していた．

Thibaudeau, M., & Reidy, M. (1977). Nursing makes a difference: A comparative study of the health behavior of mothers in three primary care agencies. *International Journal of Nursing Studies, 14*, 97-107.

この研究では，Wiedenbach と Orlando の業績に基づいて，子どもの医療的養生についての母親の知識とコンプライアンスの改善における，実験的看護介入の効果を調査した．参加者は3つの異なる種類のヘルスサービス施設から募集し，2つの実験群と3つのコントロール群（いつも通りのケア）を作った．結果は，実験群の母親は，コントロール群の母親に比べて，子どもの診断，病因，合併症の知識を有意にもっていたことを示していた．さらに，実験群ではコントロール群に比べて，より高い割合で従順な母親が含まれていた．

Tryon, P. A. (1962). The effect of patient participation in decision making on the outcome of a nursing procedure. In *Nursing and the patients' motivation* (Clinical papers no. 19, pp. 14-18). New York: American Nurses' Association.

Tryon は，患者が治療の結果をふまえて出産前の浣腸の管理についての計画立案に参加することの影響を報告している．50人の出産する女性がコントロール群と実験群に割り付けられた．Orlando の看護ケアの理論に基づいて，実験群の参加者は熟慮された看護アプローチを，一方，コントロール群の参加者はいつも通りのケアを受けた．結果，実験群の参加者は浣腸の管理についての計画立案に参加し，そしてコント

ロール群に比べてより効果的な結果を得たことが示された．著者は，出産の経過における，実験的アプローチの効果について考察している．

Tyon, P. A. (1966). Use of comfort measures as support during labor. *Nursing Research, 15,* 109–118.

Tryon は，女性 30 名について，お産の間にいつも通りの看護ケアを受けるコントロール群と熟慮された看護ケアを受ける実験群に無作為に割り付けて，満足度に関する測定用具を用いて調査した研究の結果を報告している．Orlando の研究と一致して，満足度はコントロール群に比べて，実験群でより効果があるという結果が明らかになった．

Tryon, P. A., & Leonard, R. C. (1964). The effect of patients' participation on the outcome of a nursing procedure. *Nursing Forum, 3,* 79–89.

Tryon と Leonard は，出産前の浣腸処置の患者の受け入れと参加だけでなく，看護師-患者関係において，実験群とコントロール群で 2 種類の看護アプローチの効果を比較する 2 つの研究結果を報告している．結果では，実験的アプローチを行った患者らは，出産前の浣腸への参加が促進され，コントロール群の女性に比べて処置に由来するより有効な効果を体験していた．これらの結果は Orlando の業績を支持している．

Williamson, J. (1978). Methodological dilemmas in tapping the concept of patient needs. *Nursing Research, 27,* 172–177.

Williamson は，Orlando が患者のニーズを識別し，それに応じていくという回復過程の重要性を強調している点について述べている．彼女は，患者の身体的，情緒的ニーズに関する患者と看護師の気づきを計測するために作られた測定用具の信頼性について研究した．そのデータでは，測定用具の信頼性を確保することはできなかった．

Wolfer, J., & Visintainer, M. (1975). Pediatric surgical patients' and parents' stress responses and adjustment as a function of psychological preparation and stress point nursing care. *Nursing Research, 24,* 244–255.

Wolfer と Visintainer による研究報告は，Orlando の熟慮された看護過程の理論に基づいていた．著者らは，体系的な心理的準備と継続的な支持的ケアという実験的看護介入がなされた入院中の子どもたちは，実験的な看護介入をされていない子どもたち(コントロール群)に比べて，心理的混乱が少なく，より協力的で，入院後の適応に関する問題が少ないことを発見した．実験群の子どもの親たちは，コントロール群の親たちよりも心配が少なく，提供される情報やケアについてより満足をしていた．

## ■ 博士論文

Reid Ponte, P. A. (1990). The relationships among empathy and the use of Orlando's deliberative process by the primary nurse and the distress of the adult cancer patient. *Dissertation Abstracts International, 50,* 2848B.

Schmieding, N. J. (1983). A description and analysis of the directive process used by directors of nursing, supervisors, and head nurses in problematic situations based on Orlando's theory of nursing experience. *Dissertation Abstracts International, 44,* 1414B.

### ■ 修士論文

The following master's theses were conducted at Yale University School of Nursing.

Barron, M. A. (1966). The effects varied nursing approaches have on patients' complaints of pain (Abstract). *Nursing Research, 15,* 90–91.

Bochnak, M. A. (1963). The effect of an automatic and deliberative process of nursing activity on the relief of patients' pain: A clinical experiment (Abstract). *Nursing Research, 12,* 191–192.

Cameron, J. (1963). An exploratory study of the verbal responses of the nurses in 20 nurse-patient interactions (Abstract). *Nursing Research, 12,* 192.

Diers, D. K. (1966). The nurse orientation system: A method for analyzing the nurse-patient interactions (Abstract). *Nursing Research, 15,* 91.

Dye, M. (1963). A descriptive study of conditions conductive to an effective process of nursing activity (Abstract). *Nursing Research, 12,* 194.

Faulkner, S. (1963). A descriptive study of needs communicated to the nurse by some mothers on a postpartum service (Abstract). *Nursing Research, 12,* 26.

Fischelis, M. (1963). An exploratory study of labels nurses attach to patient behavior and their effect on nursing activities (Abstract). *Nursing Research, 12,* 195.

Mertz, H. (1963). A study of the process of the nurse's activity as it affects the blood pressure readings and pulse ratings of patients admitted to the emergency room (Abstract). *Nursing Research, 12,* 197–198.

Rhymes, J. (1964). A description of nurse-patient interaction in effective nursing activity (Abstract). *Nursing Research, 13,* 365.

Taylor, S. K. (1963). A measure of nurse-patient verbal interaction (Abstract). *Nursing Research, 12,* 262.

Tryon, P. A. (1963). An experiment of the effect of patients' participation in planning the administration of a nursing procedure (Abstract). *Nursing Research, 12,* 262.

Parse's Theory of Human Becomig

**CHAPTER 6**

# パースィの人間生成理論

● 主要概念

人間生成
Human Becoming
意味づけること
Meaning
▶ イメージすること
　Imaging
▶ 価値づけること
　Valuing
▶ 言語化すること
　Languaging

リズム性
Rhythmicity
▶ 明示的-隠蔽的
　Revealing-Concealing
▶ 促進的-限定的
　Enabling-Limiting
▶ 結合的-分離的
　Connecting-Separating
相互超越
Cotranscendence
▶ 力を与えること
　Powering
▶ 創生すること
　Originating
▶ 変容すること
　Transforming

ローズマリー・リゾ・パースィ(Rosemarie Rizzo Parse)は，看護の知識を高めるであろう人間科学にもとづいて理論を創造しようとした．彼女は，次のように述べている．

> そのような理論を創造しようとする考えは，なぜそうではないのかと思い，迷い，問い始めた何年も前から始まった．理論それ自体は……主として私の看護との生きられた体験(lived experience)を通して，他者との対人関係のなかで，長年にわたってヤヌス神のようなスタイル(訳注：相反する二面性をもった形)で胸中に浮かび上がった．それをまとめ上げるには，年月を要し困難を極めたが，また多くの喜びの時を伴った(Parse, 1981, p.xiii)．

パースィの知的な努力の成果は，1981年に最初に出版された「健康を-生きる-人間(Man-Living-Health)」理論であった．その理論は，"man"(人間)という語が以前は公的に"mankind"(人類)を意味していたが，近年，男性を暗示するようになったために，1990年に「人間生成理論(Theory of Human Becoming)」と名を改めた(Parse, 1992)．

人間生成理論の概念と下位概念を，前頁に示した．本Chapterの後半に，それぞれを定義し記述する．

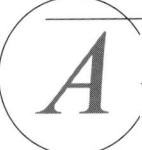

## A 人間生成理論の分析

この節では，パースィ理論の分析を示す．分析は，パースィ理論の出版物，主に1981年の"*Man-Living-Health : A Theory of Nursing*"(邦訳は髙橋照子訳『健康を-生きる-人間—パースィ看護理論』現代社，1985年)と，1992年の雑誌論文'Human Becoming : Parse's Theory of Nursing'にもとづいている．1992年の論文では，理論名を変更したことによる哲学的主張と理論的前提の言い直しを示している．

## 1. 理論の範囲

　人間生成理論の中心的論点は,「人間は,健康をともに創造することにおいて,天地万物(universe)に関与している」(Parse, 1992, p.37)ということである.パースィによると,「人間生成とは,人間が関係づくりのリズミカルなパターンをともに創造し可能性をもってともに超越しながら,多次元的に意味を構成していくことを意味している」(Takahashi, 1992, p.86 に収載).この理論の懸念と命題は,比較的抽象レベルの論述として書かれているので,この理論は結果として大理論に分類される.

## 2. 理論の背景

### ■ メタパラダイム概念と命題

　この理論は,「単一的人間(unitary man)が健康をともに創造しながら,環境と相互に関係していることを示している,相互に関連性のある諸概念の体系である」(p.13)というパースィ(1981)の記述は,関心のあるメタパラダイム概念が人間,環境,健康であることを示している.さらに,彼女の記述は,特に関心のあるメタパラダイム命題が人間存在の全体性あるいは健康であり,それらは絶えまなく環境と相互に影響し合っているとの認識であることを示唆している.

### ■ 哲学的主張と概念モデル

　人間生成理論は,実存的-現象学的哲学とロジャーズ(Rogers, 1980)の看護概念モデルに由来している.パースィは,自身の理論の哲学的基礎と概念的基礎を織り混ぜているので,それらはともに論じなければならない.

　人間生成理論の哲学的基礎は,志向性(intentionality)と人間の主体性(human subjectivity)の理念にそって,相互構成,共存,状況的自由の概念

を含んでいる．概念的基礎は，ロジャーズ(1980)のエネルギーの場，開放性，パターンとオーガニゼーション，四次元性，そして，らせん運動・相補性・共鳴の原理から導かれている．パースィ(1981)は，それらの概念，理念，原理を人間についての4つの前提と，健康についての5つの前提にまとめた．彼女は後に，"man"を"the human"（訳語はともに人間）に，「健康」を「生成」に，「環境」を「天地万物」に置き換えて前提を書き直した(Parse, 1992)．

人間についての前提は，以下のとおりである．

1. 人間は，天地万物とリズミカルなパターンをともに構成しつつ共存している．
2. 人間は，状況のなかで自由に意味を選択し，決定に対して責任を負う開かれた存在である．
3. 人間は，絶えず関係づくりのパターンをともに構成し合っている生きている統一体である．
4. 人間は，可能性をもって多次元的に超越していく(Parse, 1992, p.38)．

生成についての前提は，以下のとおりである．

1. 生成とは，人間によって体験される開かれたプロセスである．
2. 生成とは，人間-天地万物の相互関係をリズミカルにともに構成していくプロセスである．
3. 生成とは，関係づくりの価値優先順位を決める人間のパターンである．
4. 生成とは，可能性をもって超越していく相互主体的なプロセスである．
5. 生成とは，人間の展開である．

3つの他の前提は，パースィとコインとスミスによる1985年の本(Parse, Coyne & Smith, 1985)で提示された．人間〔man(the human)〕と健康(生成)〔health(becoming)〕についての前提の統合を示しているそれらの前提は，「健康を-生きる-人間」を「人間生成」(human becoming)と置き換え

て，1992年のパースィの論文で言い直されている．それらは，次のとおりである．

1. 人間生成とは，関係づくりの価値優先順位を決める相互主体的なプロセスにおいて，状況のなかで自由に個人的な意味を選択することである．
2. 人間生成とは，天地万物との開かれた相互交換のなかで，リズミカルな関係づくりのパターンをともに創造することである．
3. 人間生成とは，展開する可能性をもって多次元的にともに超越することである．

5つのその他の前提(それらのうちのいくつかは人間，生成，および人間生成についての前提の組み合わせあるいは記述であるが)は，パースィの研究方法論の基礎になっている．それらの前提は，次のとおりである．

1. 人間は，天地万物との相互プロセスにおいて開かれた存在である．人間生成の構造とは，人間-天地万物-健康のプロセスを意味する．
2. 人間生成は，個々人によって独自に生きられている．人々は，自らの健康を実現させている他者や天地万物との関係のなかで，反省的(reflective)に，また前反省的(prereflective)に選択を行う．
3. 生きられた体験(lived experiences)についての記述は，人間生成についての知識を豊かにする．個人や家族は，健康の意味を照らし出すようにして，自らの体験を記述することができる．
4. 研究者-関与者との対話的なかかわりは，人間的に生きられた諸現象の意味を明らかにする．関与者に対して真に現前した研究者は，生きられた体験についての本物の情報を引き出すことができる．
5. 探求し，論理に従い，そして抽出-統合と発見的(heuristic)解釈の過程で意味論的一貫性を固守することを通して，研究者は，生きられた体験の構造を創造し，看護の知識基盤を増強するやり方で，その構造を理論に組み入れていく(Parse, 1992, p.41)．

コイン(Coyne, 1981)は，パースィの理論は(感性によって知りうる)現象的な世界と，(知性によってのみ知りうる)本体的世界の統合であると説明し

た．コインによるとこの理論は，ホワイト(White, 1938)の科学する，すなわち科学を行うこと，あるいは行為，活動としての科学という観念を表現している．パースィ(1981)は，この理論は「人間科学に根ざしている」(p.13)と解説した．

　パースィの哲学的主張は，同時性の行為という世界観を反映している．事実，パースィ(1981, 1987, 1992)は，この理論を人間科学にもとづいた同時性の視点の1つの例だと，はっきりと分類している．さらに彼女は，「人間生成は，健康を-生きる-人間の構造の統合であり，[それは]生物的，心理的，霊的といった人間の特定の側面を言及しているのではない」(1992, p.37)と明記した．その点に関してはさらにパースィは，この理論は「人間を病気や病理学のような用語によって限定され，働きかけられる部分の総体とみなす[哲学的視点]とは正反対である」(1981, p.7)と解説した．

　ロジャーズ(Rogers, 1980)の概念体系と歩調を合わせながら，パースィ(1981, 1992)は，人間を，環境(天地万物)のリズミカルなパターンとともに，同時的に相互にともに創造し，状況に応じて自由に選択する一元的存在(unitary being)だと捉えている．健康は，「絶えまない世界への関与」(1981, p.39)であると同時に，「その人によって体験され言葉で表現されるような生成のプロセス」(1992, p.36)だとみなされている．看護の目標は，「生命の質(quality of life)」(1992, p.36)である．

## ■ 先行する知識

　パースィ(1981)は，人間〔man(the human)〕と健康(生成)〔health (becoming)〕についての前提は，ロジャーズ(1980)の概念モデルと，ハイデッガー(Heidegger, 1962)やメルロ-ポンティ(Merleau-Ponty, 1974)，サルトル(Sartre, 1966)らの実存的-現象学的思想から生じたのだと述べている．彼女はまた，理論の諸概念を定義し論じるにあたって，多くの学者を引用している．それは，シュッツ(Schutz, 1967)，グリーン(Greene, 1978)，ラスとハーミンとサイモン(Raths, Harmin and Simon, 1978)，バンドラーとグリンダー(Bandler and Grinder, 1975)，ワッツラヴィック(Watzlawick, 1978)，

ブーバー(Buber, 1965)，ケンプラー(Kempler, 1974)，ディルタイ(Dilthey, 1961)，ティリッヒ(Tillich, 1954)，ニーチェ(Nietzsche, 1968)，ヴァン・デン・ベルク(van den Berg, 1971)らである．

## 3. 理論の内容

　人間生成理論の中心概念は，**人間生成**である．生成は「健康を生きる」と定義され，人間の健康は「人間-天地万物の相互交換による日々の展開」と，人間生成は「価値優先順位の変化を通じて生きられる絶えまないプロセス」と定義されている(Parse；Takahashi, 1992, p.86 に収載)．

　人間生成理論の他の概念は，この理論を支えている哲学的主張から生じた主題を表現している．それらは，意味づけること，リズム性，相互超越である．パースィの出版物を分析すると，それら3つの概念のそれぞれが，さらに3つの下位概念によって特色づけられることがわかる．

### ■ 意味づけること

　**意味づけること**(meaning)という概念は，定義されていない．しかし，意味づけることに関連した下位概念のそれぞれ，イメージすること，価値づけること，言語化することは定義されている．パースィ(1981)は，イメージすることを「象徴する，あるいは描くこと」(p.177)，あるいは「多次元的な体験の意味を具体的にすること」(p.44)と定義した．その定義を詳しく，次のように説明した．

> 現実は，人間が同時的に反省的-前反省的にイメージすることによってつくり上げられる．反省的-前反省的にイメージすることは，個人の知識の具体化であり，現実を一挙にはっきりと，また，それとなく創造することである(pp. 42-43)．

　パースィ(1981)は，価値づけることを「育んだ信念を確認するために選択すること」(p.179)，あるいは「育んだ信念を確認していくプロセス」(p.45)

と定義した．彼女は，次のように解説している．

　　この信念の確認は，イメージされた選択肢から選択し，その選択を承認することである．選択されたものはその人の価値体系に統合され，その人の人生を導く原則や考え方の基盤になる．その基盤は準拠枠であり，それによって多次元的な体験からイメージされたすべてがふるいにかけられる(p.45)．

　パースィは，1つの価値を「意味を表す1つのシンボル」(p.46)と定義した．ラスとハーミンとサイモン(Raths, Harmin and Simon, 1978)を引用して，態度や信念を1つの価値に変換することになる7つの本質的要素を明らかにした．本質的要素とは，自由に選択する，選択肢から選択する，反省的に選択する，尊重し大切に育む，確信する，選択にもとづいて行動する，繰り返す，である．
　パースィは，新しい価値が認知されると，それらは，今大事にしている価値に統合されると続けて主張した．そうした「常に変化する価値は，人間がより大きな複雑さへと向かっていることを反映している．諸価値の統合こそが，その人の健康なのである」(p.46)．
　パースィ(1981)は，言語化することを「価値づけられたイメージを表現すること」(p.46)，あるいは「言語や身ぶり，見つめること，接触，姿勢などのシンボルを通して価値づけられたイメージを共有すること」(p.177)と定義した．彼女は，「言語化するプロセスを通して……各人それぞれが，ユニークな現実を象徴化している．この象徴化することは，話したり動いたりするプロセスのなかで表面化してくる」(p.47)と主張している．詳しくは次のように述べている．

　　言語化するとは，単に人が言葉でいう内容なのではなく，どのように全体のメッセージが，その状況の文脈のなかで表されているかということである．象徴的な表現……を構成しているのは，リズミカルな沈黙の瞬間であり，言葉の選択や配列，抑揚，顔の表情，身ぶり，姿勢であり，また語られない事柄である(p.48)．

## ■ リズム性

　リズム性(rhythmicity)は定義されていないが，その用語の形容詞型リズミカル(rhythmical)は，「抑揚のあること，秩序のあること」(Parse, 1981, p.178)と定義されている．リズム性の下位概念は，明示的-隠蔽的，促進的-限定的，結合的-分離的である．それぞれの下位概念は，人間生成のリズミカルで逆説的なパターンを示している．パースィ(1992)は逆説的リズムは，単に見た目が反対なだけだと説明した．実際には，「これらのリズミカルなパターンは，対立しているのではない．すなわち，それらは同時に共存する同じリズムの2つの側面なのである．リズムの両側面は，同時に存在するのである」(p.38)．

　パースィ(1981)は，明示的-隠蔽的を「自己のいくつかの面を明らかにしていると同時に，他の面を隠していることである」(p.52)と定義した．彼女は後に，この下位概念を次のように記述した．それは，「他者との関係づくりのパターンにおける逆説的なリズムである．人は，今何者であるかを同時に明示し-隠蔽する．そのことで，過去何者であったか，将来何者でありえるかを具体化している．明示している一方で，同時に隠蔽しているのである」(Parse, 1992, p.38)．

　促進的-限定的については，明白な定義は与えられていない．しかし，パースィ(1992)はその下位概念を次のように記述した．

　　　促進的-限定的とは，関係づくりのリズミカルなパターンである．選択することには無数の機会と無数の限界がある．一方に動くということは，他方への動きを制限することである．選ばれた方向には，同時に無限の機会と限界がある．このように，人はすべての選択によって促進され-限定されている(p.38)．

　パースィ(1992)は，結合的-分離的を「一緒になり離れるリズミカルなプロセス」(p.38)だと定義した．彼女は，次のように説明した．「1つの現象と一緒になることで，人は他の諸現象から離れる．一緒になることにおいては，同じ現象に，一緒であることの接近と，離れて動くことの距離の両方が

ある」(p.38). 初期にパースィ(1981)は, 結合的-分離的のリズムは「人間が1つの現象に結合し, 同時に他の諸現象から分離している時に認識される」(pp.53-54)と述べた.

## ■ 相互超越

**相互超越**(cotranscendence)は, はっきりとは定義されていない. しかし, 分詞型のともに超越すること(cotranscending)は,「他者との相互関係のなかで, 現実を超えること」(Parse, 1981, p.177)と定義されている. 相互超越に関連する下位概念は, 力を与えること, 創生すること, 変容することである.

力を与えることを, パースィ(1981)は「推進的-反発的な緊張と闘うこと」(p.178)と定義している. それは,「非-存在の可能性に照らして, 絶えず自己を確認していくことに認められるような, 人間-環境のエネルギーの相互交換のプロセス」(p.57)であり,「現在ある自分から, まだ実現されていない自分へという, すべての変化や変容のプロセス」(p.58)なのである. パースィは, 力を与えることを詳細に次のように解説した.

> 人がどのように力を与えながら生きているかは, 推進-反発のリズムを通じてその人が世界と関係していくパターンのなかに反映される. 推進-反発は, あらゆる人間の出会いのなかに存在しており, 緊張をもたらしたり葛藤を生じさせたりする. 可能性は, 選択肢を作り出す緊張や葛藤を通じて展開され, その選択肢から人は, 乗り越えていくことで選ぶことができる. 緊張とは, 新しい可能性に到達しようと努力するプロセスで, 他者やいろいろな事柄や考えや望みや希望に一挙に対処する時に生じる推進と反発の闘いである. その闘いのなかで, それぞれの人はともに超越しながらまだ存在しないもののほうへ出現してくる(p.58).

パースィ(1992)は,「あらゆる生活の場において人が経験する前進と後退」, すなわち力を与えることは,「激励してその場を超越する動きを起こさせる力」(p.38)であると主張した. 彼女は説明を以下のように続けた. 力を

A　人間生成理論の分析　209

与えることである推進と反発のリズムが変化した時に葛藤が生じるが，「それは，否定的な力なのではなく，むしろ見方をはっきりさせる機会なのである」(p.38)．

　パースィは，創生することを「現れること，生じること」(1981, p.178)，あるいは「新たに創造し，人々や企てとの相互関連を通じて浮かび上がってくるユニークな生き方を生み出すこと」(1992, p.38)と定義した．さらにはっきりと，創生することは，「環境との相互のエネルギー交換で明らかになりながら，負のエントロピー的に展開される絶えまないプロセスである．それは，ユニークな生き方を工夫することによって，特有な自己-発現の仕方を選択することである」(1981, pp.59-60)と定義した．

　そして，人々は創生するなかで，お互いから自分自身を区別しユニークになっていく．パースィ(1992)によれば，「親密な関係と創造的な企てのなかでかけがえのないという点において，人はユニークなのである」(p.39)．パースィ(1981)はさらに詳しく次のように説明した．

　　自分自身を区別するとは，一挙に同調-不同調および確実性-不確実性の逆説的な統一を生きるユニークな生き方を選ぶことである．同調-不同調の逆説的な統一は，人間的な出会いのなかで浮かび上がってくる．それはそれぞれの人が他者のようでありたいけれども，同時にそうでありたくないと求めるからである．確実性-不確実性を生きるという逆説は人との出会いのなかで浮かび上がってくる．それは個人が状況に応じて自らの選択を具体的にし，あるいは明確にしながらも，同時に未知の結果というあいまいさを生きているからである(p.60)．


　変容することとは，「変化が変化することであり，慎重なやり方で新たにともに構成することである」(1981, p.62)，あるいは「知っていることに異なった光が注がれる時，親しんだ見方が変わること」(1992, p.39)であると，パースィは定義している．彼女は，「変化は1つの進行中のプロセスである．すなわち，変化と呼ばれる同時に起こる展開のなかで，人は環境とともに関

与し合うのである」(1981, p.62)と説明した．

　パースィ(1981)によれば，進展すなわち変化は，人間が環境(天地万物)と相互に関連する生涯を通じて起こっている．彼女は，次のように説明した．

　　世界観における革新的な発見や変化は，人間と世界との同時的な相互交換によってともに構成される．人間は発見へと開かれており，現象は発見されるように開かれている．したがって発見への機会は，人間-世界の相互関係の背景のなかで生じる(p.62)．

さらに，変化は，

　　多様性が増すことによって認められる．多様性が増すと，体験が体験に溶け込み，異なった優先順位が生じるので，リズミカルに生きられることになる……その時，人の関係づくりのパターンは，同時に同じでもあり，違うものでもある．すなわち，新しいことのなかに組み込まれ，その人の人生の織物のなかに認められることになる．これが変容である(Parse, 1992, p.39)．

## ■ 非関連命題

　概念と下位概念の定義は，関連を示さない命題である．さらにパースィ(1981, 1992)は，関連を示さない命題とみなしうる3つの原理を明らかにした．それぞれの原理は，人間生成理論の概念の1つとその下位概念に結びついている．最初の原理は，「多次元的に意味を構成するとは，価値づけやイメージすることを言語化することを通じて，現実をともに創造すること」である．パースィ(1992)は，この原理の意味するところを次のように説明した．

　　話すことと動くことを通じて，明白にそして同時にそれとなく生きられる心に育まれた信念を明らかにしながら，人間は天地万物の様々な領域から選択肢を選ぶことによって個人的な意味を構築する．各人にとって何が現実であるかは，その当人によって構築される(p.37)．

加えてパースィ(1981)は，以下のように主張した．個人はより多様に複雑に成長し，多様なイメージは言葉を通じて新たな価値や独自の表現の可能性を目指すので，意味は絶えまなく変化する．

第2の原理は，「リズミカルな関係づくりのパターンをともに創造することとは，結合的-分離的である一方，明示的-隠蔽的，促進的-限定的な逆説的統一性を生きること」である．この原理は，人間-天地万物のプロセスをリズミカルにともに創造することを明確に表現していると，パースィ(1992)は説明した．パースィによると，「関係づくりのリズミカルなパターンは，本質的に逆説的である……［その］パターンは，対立しているのではない．すなわち，それらは同じリズムの同時に共存する2つの局面である．リズムの両局面は，同時に存在している」(p.38)．

第3の原理は，「可能性をもってともに超越することは，変容のプロセスのなかで，ユニークな創生の仕方に力を与えること」である．この原理は，「人間は熟知したことに対して新たな見方を創造する時の推進-反発行動を通じて，意志的な希望や夢とともに乗り越えていくことを表している」(p.38)のだと，パースィ(1992)は記した．

### ■ 関連命題

パースィ(1981)は，人間生成理論の諸概念を次の関連命題で結びつけた．

> 「健康を-生きる-人間」（人間生成）は，可能性をもってともに超越しながら，関係づくりのリズミカルなパターンをともに創造するなかで，多次元的に意味を構成している(p.67)．

もう1つの関連命題は，人間生成の概念と意味づけることに関連する下位概念を結びつける．その命題は，次のように主張する．

> 「健康を-生きる-人間」，人間生成［すなわち human becoming］は，価値づけたりイメージすることを言語化することを通じて，現実を日々創造している(Parse, 1981, p.67)．

下位概念間のつながりは，関連命題のなかではっきりと示されている．

　言語化することは，人々が変容することを創生する方法として，力を与えながら生きる時の，明示的‐隠蔽的，促進的‐限定的，結合的‐分離的なリズムの反映である(Parse, 1981, p.67)．

加えてパースィは，3つの原理にまたがっている下位概念間の他のつながりを，明らかにしはじめている．理論構造と彼女が呼ぶそれらの記述は，関連命題として分類できる．パースィ(1992)の指摘によると，関連命題は，非方向性，非因果性を示す．これまでのところ，3つの関連命題は，次のように記述されている．

1. 力を与えることは，明示的かつ隠蔽的にイメージする1つの方法である．
2. 創生することは，促進的かつ限定的に価値づけることの1つの表明である．
3. 変容することは，結合的かつ分離的に言語化するなかで展開される(Parse, 1981, p.72)．

# B 人間生成理論の評価

　この節は，パースィの人間生成理論の評価を示す．評価は，この理論の分析の結果とともに，この看護理論を使ったり論評している他者の出版物にもとづいている．

## 1. 重要性

　パースィは，焦点をあてている人間，健康，環境，および人間生成理論は「単一的人間(unitary man)」が，健康をともに創造しながら環境と相互に関係

していくこと」を扱っているという彼女の主張を，メタパラダイムの要素としては分類しなかった．しかし，それらの概念やその記述は，この理論のメタパラダイムの起源を示していることは確かである．

対照的に，パースィははっきりと，理論を強く支えている哲学的前提や概念モデルを明らかにした．前節「分析」で述べたように，哲学的・概念的要素は非常に統合されているので，それらを別々にすることは不可能である．パースィは，ロジャーズの看護の概念モデルが，彼女の理論の出発点になっていることを明示している．さらに彼女は，理論を強く支えている他分野からの学者——特に哲学者——に敬意を表し引用した．

人間生成理論の意義は，どのように人々が健康を体験しているかを，人間科学の視点から理解することに貢献している点にある．パースィ(1992)によると，この理論は，その本質が，「意味や関係のパターンや希望，願望のなかにある」(p.37)ために，人間科学と一致している．

この理論の意義はまた，価値が健康の一部を担っているという認識にある．パースィ(1992)が述べているように，「この理論は，人間が，天地万物とのユニークな関係である個人的な価値を具体化しながら，健康を生きていることを考慮に入れたものである」(p.37)．

この理論の顕著な特徴は，プロセス指向と，人間と天地万物との相互変換の，逆説的でリズミカルなパターンの強調である．もう1つの特徴は，健康をともに創造するなかでの，人間の天地万物への関与とその関係性に焦点をおいたことである．

しかし，パースィの用いた用語は，彼女の労作の意義を正しく認識するには限界があるかもしれない．ホームズ(Holmes, 1990)が，次のように論評した．

> 不幸なことに［パースィの］努力は，期待されたほど看護へのインパクトをもたなかった．それらへの近づきやすさは，あいまいなスタイルや，親しみのある言葉を全く風変わりに使う傾向，多くの解説不十分な新造語によって，阻害されている．それらの問題は，読者が実存的現象学者の難解な言語や特有な

概念用語に親しみがないと，ますます深くなる(p.193)．

## 2. 内的一貫性

　人間生成理論は，その哲学的・概念的起源との一貫性を保っている．事実，ミッチェルとコーディ(Mitchell and Cody, 1992)は，パースィの哲学的主張や理論の内容は，「ディルタイのいう伝統的な意味での人間科学」(p.59)と一致していると指摘した．さらに彼らは，パースィの理論は人間科学的アプローチを明瞭にし拡大したと主張した．さらにまた，サーター(Sarter, 1988)が記したように，パースィが，実存主義とロジャーズの概念モデルを統合したことは，論理的に構成され組織化されていると同時に，創造的である．

　語義に関する明瞭さは，意味づけることは別にして，人間生成理論のすべての概念と下位概念についての明白な定義，あるいは記述のなかではっきりしている．この意味づけることの概念やそれに関する下位概念についてのパースィの論述により，この定義がどの辞書にもある典型的なものであることがわかる．

　パースィは，下位概念のすべてに ing で終わる分詞型を用いた．用語は「この理論のプロセス指向をはっきりさせるために，意図的にデザインされた」(Parse, 1992, p.37)のだとパースィは説明した．

　意味論的な一貫性は，明白である．パースィは，用語の使い方に矛盾はないし，彼女の種々の出版物の用語にも同じ意味を付している．さらに，理論の名称を変え，その結果で命題を書き換えたことに対し，理論的根拠を示している．

　概念に重複はない．それぞれの概念と下位概念は，理論に何らかの特有さを加えている．

　人間生成理論の分析は，構造的な一貫性を示した．パースィは(1990年4月20日の個人的な会話で)，理論は帰納的にかつ演繹的に開発したのだと述

べた．分析によれば，3つの主要な非関連命題(パースィの「原理」)に含まれている概念と下位概念から，関連命題は演繹法の論理の道筋に従って導き出されている．

## 3. 簡潔性

人間生成理論は，比較的簡潔である．理論の主要な構成要素は，4つの主要概念と9つの下位概念，3つの主要な非関連命題であることを，分析が示した．理論の要素を主要概念と下位概念に分けることに決めたのは，哲学的主張から生じた3つの主題を，パースィ(1992)がはっきりと示しておきたかったからである．それらの主題(意味づけること，リズム性，相互超越)は，はっきりと主要概念を表しているので，パースィ(1981)がそれぞれの主題に関連させた概念は，「下位概念」と名づけられた．さらに，パースィの最近の理論に関する記述(Parse；Takahashi, 1992 に収載)は，人間生成を理論の特徴的な概念であるとの確認へと導いた．全体に，本章の分析の節でみてきた概念と下位概念の組み合わせは，この理論の簡潔な構造を提供した．

## 4. 検証性

人間生成理論の関連命題は，それらが大理論の抽象レベルで書かれているので，直接に検証できない．しかし，それらの命題は，中範囲理論のはっきりした具体的なレベルへと変容させうる．パースィ(1992)は，3つの例を表 6-1 に示した．

潜在的に検証可能な中範囲理論は，パースィ(1987, 1990a, 1992)が開発した質的研究の方法論によって，人間生成理論から導き出すことができる．研究の目的は，「体験の意味をはっきりさせることのできる個人や集団とともに，生きられた体験の構造を明らかにすること」(1992, p.41)である．関心ある現象は，「普遍的な人間の健康の体験」(1992, p.41)，あるいは「健康の生きられた体験」(1990a, p.10)である．パースィ(1981, 1992)によると，健康

表 6-1 人間生成理論から導き出される命題の例

| 大理論の命題 | 中範囲理論の命題 |
|---|---|
| 力を与えることは，明示的かつ隠蔽的にイメージする1つの方法である | 目標に向かって闘うことは，状況の重要さを明らかにしたり隠したりする |
| 創生することは，促進的かつ限定的に価値づけることの1つの表明である | 新たに創造することは，育んだ信念を示し，1つの方向への動きを導く |
| 変容することは，結合的かつ分離的に言語化するなかで展開される | 見方を変えることは，他者と話したり動くなかで生じる |

Parse, R. R. (1987). Nursing science: Major paradigms, theories, and critiques (p.170). Philadelphia: W. B. Saunders. および Parse, R. R. (1992). Human becoming: Parse's theory of nursing. Nursing Science Quarterly, 5, 39. をもとに作成．

の生きられた体験の適切な例は，喜びや苦しみ，深い悲しみ，対話のなかで隠された意味を明らかにする苦闘，自己開示のための可能性をともに創造する苦闘，他者と異なっていること，選択によって促進されたり限定されたりすること，将来について計画すること，見方を変えること，決定的な人生の決断などが含まれる．

　研究参加者は何歳でもよいのだが，研究対象である生きられた体験を確実に説明できなければならない．パースィ(1987)は，データが飽和あるいは過剰になれば，2～10人の参加者で十分だとしている．飽和の基準は，「多くの参加者によって繰り返される取決めのパターン」(Parse, 1990a, p.10)である．

　1次データは，研究参加者によって創造されたり解釈された絵，隠喩，詩など，研究対象の生きられた体験を描写できるシンボル(表象)である．それらのデータは，対話的なかかわりによって集められ，抽象-統合と発見的解釈の過程を経て分析される．

　対話的な関わりは，「研究者と参加者の話し合いである」(Parse, 1987, p.179)．それは伝統的な意味でのインタビューではない．すなわち，研究者は参加者にとって真の現前が求められるのである．特に，対話的なかかわり

は,「研究者と参加者が生きられた体験について非構造的に話し合うことにおいて,我-汝のプロセスを生きる相互主体的な『ともに在ること』」(Parse, 1987, p.176)である.研究者は,生きられた体験の意味に「こだわる(dwelling with)」ことによって,対話によるかかわりのために準備する.すなわち,「十分な話し合いに開かれるように自らを集中する」(Parse, 1990a, p.11)のであり,対話が向かう方向に,何らかの考えを創造するのである.話し合いは録音または録画され,後に分析のために文字に書き写される.

パースィ(1990a)は,抽象-統合を「参加者の言葉から,抽象度の高い科学の言葉へと記述を変えていく過程」(p.11)だと説明した.その過程は,研究者に「多くの知覚的投入」,すなわち同時に書き写したものを読み,録音を聞きながら,話し合いについて「じっと熟慮すること」(p.11)を要求する.もし可能ならば,書き写したものを読んだ後に,録画を見る.

抽象-統合とは,「研究者の視点に統合していく創案と,論述を高めていく抽象化,意味論的な一貫性にこだわる論理への固着」(Parse, 1987, p.176)を通じて,話し合いを創造的に概念化することである.そのため,研究者自身の視点は,明らかにデータ分析手続きの一部なのである.

パースィ(1987)は,創造的概念化にかかわる5つの過程を,次のように明らかにした.

1. 参加者によって語られた中心的な考えの完全な表現を得るために,書き写された記述から,エッセンスを参加者の言葉で抽出する.
2. 抽出されたエッセンスの中心的な考えを得るために,研究者の概念化によって研究者の言葉でエッセンスを統合する.
3. 統合されたエッセンスの中心的な考えを結びつける,研究者によって概念化された方向性をもたない主張を得るために,それぞれの参加者の記述から命題を体系化する.
4. 命題の中心的な意味を捉える用語を得るために,すべての参加者の体系化された命題から概念を抽出する.
5. 中心概念を結びつける,研究者によって概念化された主張を得るために,抽出された概念から生きられた体験の構造を統合する.

発見的解釈は，構造的統合と概念的解釈を含むものである．構造的統合とは総合された構造を人間生成理論に結びつけることを意味し，それは，結果として，生きられた体験の構造を抽象のレベルに高めることになると，パースィ(1987, 1990a)は説明した．パースィ(1990a)によると，「概念的解釈は，生きられた体験の意味を理論のレベルで示す独自の理論的構造を創造するために，この理論の概念を用いることによって，生きられた体験の構造をさらに明白にすることである」(p.11)．それゆえ，研究の結果が，生きられた体験の構造なのである．そのような構造は，中範囲の理論とみなされ，経験的に検証可能なのである．

パースィ(1981)は，この理論は「経験的立証を促す」(p.77)と主張した．さらに「この理論は，記述的方法論によって立証されるであろうことが期待されている」(p.78)と述べた．しかし，伝統的な経験的検証による立証は，パースィの目標ではないだろうし，人間生成理論に合致しないように思える．事実，パースィは一般化しうることは当を得ていないと記している．代わりに「パースィ方法論の目標は，生きられた体験の構造を理解することであり，それにより実践やさらなる研究を導くために，看護の理論や知識を高めることである」(Parse, 1990a, p.11)としている．同様に，レイ(Ray, 1990)は，諸研究がパースィの研究方法論を実際に検証しており，その方法論は理論を一般化する目的のものであったと指摘した．

## 5. 経験的適切性

直接的な検証性が人間生成理論に合致しないようなので，パースィの研究方法論によって，生きられた体験の記述が実際に可能であると規定できるよう経験的適切性の基準を修正しなければならない．人間生成理論に関連した研究を吟味すると，修正された経験的適切性の基準にかなっていることが明らかになった．もっとはっきりいえば，人間生成理論にもとづいた諸研究の結果を概観すると，健康の生きられた体験に関する新しい中範囲の記述的理論が，実際に生まれていることが明らかになった．

パースィ(1992)は，理論に関係するいくつかの研究が，彼女の研究方法論の開発に先だって行われたことを指摘した．このChapterの最後の文献解題に書かれているそれらの研究は，対話的かかわりや，抽象-統合，発見的解釈などの独特の過程を経るというよりも，現象学や民族誌学，記述などのような質的方法を用いて行われた(Banonis, 1989 ; Jonas, 1992 ; Nokes and Carver, 1991 ; Parse, Coyne, and Smith, 1985 ; Santopinto, 1989 ; Wondolowski and Davis, 1988, 1991)．

　パースィの方法論を採用した研究が出始めている．パースィ(1990a)は，自分が主張したことが，「生まれつつある健康を-生きる-人間研究方法論を十分に使う最初の研究」(p.16)だったと報告した．その研究は，10人を対象にした希望という生きられた体験に焦点をあてたものだった．希望は，「人間-環境の相互関係における生成の仕方として浮かび上がってくる」(p.12)ために，彼女の理論の文脈にある研究にとって適切な現象なのだと，パースィは主張した．パースィの導きに従って，ミッチェル(Mitchell, 1990a)や，スミス(Smith, 1990)，コーディ(Cody, 1991)，ケリィ(Kelley, 1991)が，多様な生きられた体験の研究のために，その研究方法論を用いた．ミッチェルは，カナダの10人の高齢者によって語られた，日々の生活を送ることの意味に関する研究の結果を報告した．スミスは，10人の失業中の人が語った，困難な時を経ての闘いの生きられた体験を記述した．コーディは，身近な人を死によって失った悲観について3人と，また，親密な関係を失った悲嘆について1人との対話的かかわりによって，個人的な喪失の悲嘆についての記述を開発した．ケリィは，米国の看護アカデミーの40人のメンバーによって体験された「信じられない状況でやっていくことの苦闘」に関する現象を記述した．

## 6. 実践的適切性

### ■ 看護教育

　人間生成理論を使うためには，特別の教育が必要である．それは，以下の理由による．なぜなら，この理論にもとづく看護実践は，

　　特別な種類の看護だからである．それは，看護師の個人的な価値体系から出てくる専門的な助言や意見を示さないということである．それは，治療するための既成の方法ではないということである．それは，健康と生活の質(QOL)を高めるための，主体対主体の相互関係であり，他者に対しての情のこもった真の現前である(Parse, 1987, p.169)．

　その結果，臨床家は，個々人の生き方や考え方，感じ方に判定を下したり分類するのを避けることを学ばなければならない．パースィ(1992)によれば，「その人を裁いたり変えたりコントロールしようとするよりも，むしろその人のいるところにともに行くことが，最も重要なことである」(p.40)
　さらに，臨床家は，人間生成理論にもとづいた看護を実践するためには，1人の人あるいは集団に対して真に現前するという対人関係技術を学ばなければならない．真の現前とは，それぞれの人は自分自身のうちのどこかに「その方法」を知っているのだという信念に根ざしている．パースィ(1992)は，真の現前を「看護師が，その人や家族が自らの価値優先順位を生きることの証人になるような，特別な方法で『ともに在る』こと」(p.40)と述べた．さらに詳しく，パースィ(1990b)は次のように述べた．

　　看護師の真の現前は，非習慣的で非機械的な「ともに在る」方法であり，その方法で看護師は信頼するに足る人間となり，個人や集団にとっての意味の瞬間から瞬間の変化に心を集中する……真の現前は，人間間の本分であり，そこから，開放性と自己-供与と［人間生成理論］を反映した強い知識基盤をもって，看護師がその人の世界に入る場所なのである……その人とともに真の現前

を生きるとは，その人を自由に健康を選択している共存者として価値づけている看護師との人間対人間の相互関係に，重きをおくということである(p.139).

さらに，本節の「重要性」の項で指摘したように，人間生成理論にもとづいた看護実践は，実存的現象学の基本理念や用語と，この理論の用語の使い方にかなりの素養を必要とする．事実，「実存的現象学になじみのない人は，最初はパースィの用語法に困難を感じるだろう」(Phillips, 1987, p.195).
　パースィ(1981)は，この理論を取り入れたいろいろなカリキュラムパターンが開発できると記した．後の出版物のなかで彼女は，看護のカリキュラムは，教授-学習課程の教育理論にもとづくべきであり，そのカリキュラムの実質的な内容は，看護理論と看護の概念枠組みであるべきだと指摘した．詳しく次のように説明した．

　　看護理論と概念枠組みは，カリキュラム計画であってはならない．すなわち，カリキュラム計画は，教育学に由来するのだから，教育理論にもとづいてデザインされるべきである．しかし，その教えるべき実質的な内容は，看護学である(Parse；Takahashi, 1992, p.89 に収載).

　パースィ(1981)は，この理論にもとづく修士課程のプログラムを詳しく記述した．理念，プログラム目標，レベル指標，目的，コース内容とその流れ，教授方略，評価計画が明記された．そのプログラムは，教育や看護サービス管理に専心する役割をもつ家族保健専攻のためのものである．

## ■ 看護実践

　パースィ(1987)は，「実践は，理論の経験上の生命である．それは，ある理論の実践とは，その他の理論の実践とは全く異なっているということを意味している」(p.166)と指摘した．したがって彼女は，人間生成理論から直接導かれ，それにふさわしい実践のための方法論を開発した．この方法論による看護実践の目的あるいは目標は，「その人や家族によって認められる生活の質(QOL)」(p.167)である．彼女は，次のように説明した．

ひとりの人や一家族のための生活の質を構成するものは，他の人や家族の質を構成するものとは，全く異なっているだろう．看護師は，それぞれの人や家族の質についての見解を尊重し，その見解を，看護師自身の見解に一致するようには変えない(Parse, 1992, p.39)．

　この実践方法論は，看護師-個人，あるいは看護師-集団のかかわる状況において実行されうるのである．方法論は，人間生成理論(Parse, 1981, 1987, 1992)の3つの主要な非関連命題(原理)から，直接に導き出された3つの側面と3つの過程を内包している．その側面は，意味を明らかにすること，リズムに同調すること，超越に備えることである．その過程は，経験的な活動であり，はっきりさせること，こだわること，乗り越えることである．
　意味を明らかにする側面は，理論の第1原理，すなわち，多次元的に意味を構成することから導き出されている．その側面は，「それが，過去何であって，現在何であり，将来何でありうるかを明らかにすることを通じて，それが今みえるがままに光を注ぐ」(1987, p.167)ことを意味する．意味を明らかにすることは，はっきりさせる経験的活動，すなわち，「言語化することによって，今みえていることを明らかにする過程」(1992, p.39)を経て生じる．そして，「その人あるいはその家族に対する真の現前において」看護師は，「その人たちが状況の意味を説明するように導くのである」(1992, p.39)．特に，はっきりさせることを通じて意味を明らかにすることは，「同時代の家族の相互関係が，生きた価値をともに創造するユニークな方法……」に注意を向けさせ，「家族の健康の可能性を照らし合わせて異なった意味を構築し言語化することに，家族のエネルギーを結集することに［焦点をあてる］」(1981, p.81)．
　パースィは，次のように主張した．「意味について語ることで，人々は看護師-家族状況において，彼ら自身や看護師や他者と，考えや感情を共有する．考えや感情をはっきりさせる過程は，状況に新しい光をあてることであり」(1992, p.39)，そして，「状況の意味をもっとはっきりさせることで，その意味を変える」(1987, p.168)．

## B 人間生成理論の評価

　リズムに同調する側面とは，理論の第2原理である，関係づくりのリズミカルなパターンをともに創造することから導き出されている．それは，こだわることという経験的活動によって生じる．すなわち，「接近-分離における苦闘の流れに自らをゆだねる」(1987, p.167)ということである．パースィは，次のように説明した．

　　リズムに同調することは，人と人との間の抑揚の，縦ゆれや偏ゆれ，横ゆれ ── 人間関係が逆転したり空転したり押し付けられたりすること ── にこだわるなかで生じる．縦ゆれや偏ゆれ，横ゆれは，浮き沈みや苦闘，喜びの瞬間や日々の生活が平坦でないことなどを示している(1987, p.168)．

　パースィは，次のように説明した．「真の現前において看護師は，その人あるいはその家族が……今の瞬間の日々の生活を語る間，その人あるいはその家族とともにとどまっている．看護師は……平坦でないリズムを整えようとするのではなく，むしろその人あるいはその家族によって作られたそのリズムとともに進む」(1992, p.39)．さらに彼女は，ともに思案することを通してリズムに同調することは，「家族が健康を生きるなかで，価値優先順位が変わることに照らし合わせて，家族の相互の結びつきのパターンを明らかにすること」(1981, p.82)に焦点をあてることだと指摘した．

　パースィは，次のように主張した．話し合いを通じて看護師は家族を導き「家族自身の生きられた文脈のなかに存在している調和を認めさせることができる．人間関係が空転したり逆転するなかでの衝突のうちにも，調和を見出す方法は必ずある」(1987, p.168)．加えて，「関係づくりのパターンに家族が気づくことは，健康のパターンを変える機会を増やす」(1981, p.82)．

　超越に備えるという側面は，可能性をもってともに超越するという理論の第3原理から導かれている．その側面は，乗り越えるという経験的活動，すなわち，「変容するなかで，可能性に向かって進むこと」(1987, p.167)と定義されている活動を通じて実行される．パースィによれば，超越に備えることは，「意味づけの瞬間をいまだ存在しないことのほうへ乗り越えることを通じて」，看護師との真の現前において生じる．「それは，可能性を夢みるこ

とと，その夢を達成するように計画することに焦点をあてることである」(1987, p.169)．

こうして看護師は，「個々人や家族らが，生きられた健康のパターンを変えることを計画するよう導く．それらのパターンは，意味を明らかにする，あるいはリズムに同調する，超越に備えるなかではっきりしてくる」(1987, p.169)．そして「乗り越えること」は，「新しい意味を具体化する状況がはっきりするなかで，個人あるいは家族と看護師がリズミカルにともにとどまることができるようになった時に，起こる」(1992, p.40)．パースィは，次のように主張した．乗り越えることを通じて超越に備えることは，結果として「家族のエネルギーを結集させて，健康が変化するプロセスに有効な可能性に関して，見解の転換を，反省的に選ぶことに向かわせる」(1981, p.82)．

表6-1にあげた中範囲理論の命題は，看護実践のための比較的具体的な指標になりうるとパースィ(1987)は指摘した．「目標に向かって闘う」という命題は，「個人や家族が，新しい可能性をイメージするために，新たな夢を考えるなかで超越に備えることのできる明示的-隠蔽的でユニークな方法のプロセスを明らかにすること」(p.170)に焦点をあてることによって，実践の指標となる．詳しく次のように説明した．

> 看護師-家族過程において，家族成員は，状況についての彼らの考えや感情を共有する．そのことは，それぞれの目標に到達するための絶えまない闘いにおいて彼らが知ったことのすべてを，明らかにもするしそうでない場合もある．状況の重要さが明らかになるなかで，その意味は家族成員にとって，そしてその一家にとって変化する(p.170)．

「新たに創造する……」という命題は，「価値が変化するなかで，他者と似ていたり異なっているあり方を明らかにすること」(p.170)にかかわることによって，実践の指標となる．ここでは，

看護師-家族過程において，リズムに同調することによって，家族成員は，一緒にいるかけがえのない方法を選ぶなかでなされた決断によって，創造された機会や限界を明らかにする．一緒にいる新たな方法を選択することが，超越に備えることである(p.170)．

「見方を変えることは……生じる」という命題は，「種々に変わる視点が熟知しているものに異なった光をあて，それが新たな可能性を喚起する時，一緒にいるという関係の仕方の意味を明らかにする」(p.170)ことに焦点をあてることによって，実践を導く．この場合，家族成員は，

言葉や動きによって彼らの価値を説明する．そして，見方が変化し，超越に備えることによって関係の仕方が変化する．家族成員の間で，変化した見方が話される時，新たな可能性がみえ，そして，家族成員間の関係の仕方が変化する(p.170)

人間生成理論の適用を扱ったいくつかの報告が，出版されている(Butler, 1988；Butler and Snodgrass, 1991；Liehr, 1989；Mitchell, 1986, 1988, 1990b；Mitchell and Copplestone, 1990；Mitchell and Pilkington, 1990；Rasmusson, Jonas, and Mitchell, 1991)．それらの出版物は，この理論の実践的適切性の最初の証拠となる．この理論は，看護師-家族状況に対してと同様に，高齢者や慢性精神疾患者，ホームレスの人，外科患者など，多様な看護師-個人状況に対しても適切である．この理論に十分に精通した看護師が，この理論を反映した臨床的なプロトコールを実践するための実行可能性ははっきりしている．また，臨床家はそれらのプロトコールを実施する法的資格がある．しかし，人間生成理論にもとづいた看護実践が，看護実践への期待にどの程度一致しているかということと，理論の活用の現実的効果については，十分に探求されていない．特に，看護実践の非伝統的な形態であるパースィの実践方法論を，ヘルスケアの利用者が受け入れるかは，系統的で綿密な吟味を必要とする．

## C 結論

　パースィは，健康に関する生きられた体験に焦点をあてた大理論を展開することによって，看護知識の発展に意味深い貢献をした．加えて，彼女の理論に合致した研究や実践のための独自の方法論にも寄与している．パースィの著作への広く行きわたった関心は，国際パースィ派グループ(International Parse Interest Group)の設立によって証明される．この理論が患者の生活の質(QOL)をどのように高めるかについて特に注意をはらいながら，人間生成理論を用いた成果を継続的に実証していかなければならない．

## ■ 参考文献

Bandler, R., & Grinder, J. (1975). *The structure of magic I*. Palo Alto, CA: Science and Behavior Books.
Banonis, B. C. (1989). The lived experience of recovering from addiction: A phenomenological study. *Nursing Science Quarterly, 2*, 37–43.
Buber, M. (1965). *The knowledge of man* (M. Friedman, Ed.). New York: Harper and Row.
Butler, M. J. (1988). Family transformation: Parse's theory in practice. *Nursing Science Quarterly, 1*, 68–74.
Butler, M. J., & Snodgrass, F. G. (1991). Beyond abuse: Parse's theory in practice. *Nursing Science Quarterly, 4*, 76–82.
Cody, W. K. (1991). Grieving a personal loss. *Nursing Science Quarterly, 4*, 61–68.
Coyne, A. B. (1981). Prologue. In R. R. Parse, *Man-Living-Health. A theory of nursing* (pp. vii–xii). New York: John Wiley & Sons.
Dilthey, W. (1961). *Pattern and meaning in history*. New York: Harper and Row.
Greene, M. (1978). *Landscapes of learning*. New York: Teachers College Press.
Heidegger, M. (1962). *Being and time*. New York: Harper and Row.
Holmes, C. A. (1990). Alternatives to natural science foundations for nursing. *International Journal of Nursing Studies, 27*, 187–198.
Jonas, C. M. (1992). The meaning of being an elder in Nepal. *Nursing Science Quarterly, 5*, 171–175.
Kelley, L. S. (1991). Struggling with going along when you do not believe. *Nursing Science Quarterly, 4*, 123–129.
Kempler, W. (1974). *Principles of gestalt family therapy*. Oslo: A. S. Nordales, Trykkert.
Liehr, P. R. (1989). The core of true presence: A loving center. *Nursing Science Quarterly, 2*, 7–8.
Merleau-Ponty, M. (1974). *Phenomenology of perceptions*. New York: Humanities Press.
Mitchell, G. J. (1986). Utilizing Parse's theory of man-living-health in Mrs. M.'s neighborhood. *Perspectives, 10*(4), 5–7.
Mitchell, G. J. (1988). Man-living-health. The theory in practice. *Nursing Science Quarterly, 1*, 120–127.
Mitchell, G. J. (1990a). The lived experience of taking life day by day in later life: Research guided by Parse's emergent method. *Nursing Science Quarterly, 3*, 29–36.
Mitchell, G. J. (1990b). Struggling in change: From the traditional approach to Parse's theory-based practice. *Nursing Science Quarterly, 3*, 170–176.
Mitchell, G. J., & Cody, W. K. (1992). Nursing knowledge and human science: Ontological and epistemological considerations. *Nursing Science Quarterly, 5*, 54–61.
Mitchell, G. J., & Copplestone, C. (1990). Applying Parse's theory to perioperative nursing. A nontraditional approach. *Association of Operating Room Nurses Journal, 51*, 787–798.
Mitchell, G. J., & Pilkington, B. (1990). Theoretical approaches in nursing practice: A comparison of Roy and Parse. *Nursing Science Quarterly, 3*, 81–87.
Nietzsche, F. (1968). *The will to power*. (W. Kaufmann, Ed.). New York: Vintage Books.
Nokes, K. M., & Carver, K. (1991). The meaning of living with AIDS: A study using Parse's theory of Man-Living-Health. *Nursing Science Quarterly, 4*, 175–180.
Parse, R. R. (1981). *Man-Living-Health: A theory of nursing*. New York: John Wiley & Sons.
Parse, R. R. (1987). *Nursing science: Major paradigms, theories, and critiques*. Philadelphia: W. B. Saunders.
Parse, R. R. (1990a). Parse's research methodology with an illustration of the lived experience of hope. *Nursing Science Quarterly, 3*, 9–17.
Parse, R. R. (1990b). Health: A personal commitment. *Nursing Science Quarterly, 3*, 136–140.

Parse, R. R. (1992). Human becoming: Parse's theory of nursing. *Nursing Science Quarterly, 5,* 35–42.
Parse, R. R., Coyne, A. B., & Smith, M. J. (1985). *Nursing research: Qualitative methods.* Bowie, MD: Brady Communications.
Phillips, J. R. (1987). A critique of Parse's Man-Living-Health theory. In R. R. Parse, *Nursing science: Major paradigms, theories, and critiques* (pp. 181–204). Philadelphia: W. B. Saunders.
Rasmusson, D. L., Jonas, C. M., & Mitchell, G. J. (1991). The eye of the beholder: Parse's theory with homeless individuals. *Clinical Nurse Specialist, 5,* 139–143.
Raths, L. E., Harmin, M., & Simon, S. B. (1978). *Values and teaching.* Columbus, OH: Charles E. Merrill.
Ray, M. A. (1990). Critical reflective analysis of Parse's and Newman's research methodologies. *Nursing Science Quarterly, 3,* 44–46.
Rogers, M. E. (1980). Nursing: A science of unitary man. In J. P. Riehl & C. Roy, *Conceptual models for nursing practice* (2nd ed., pp. 329–337). Norwalk, CT: Appleton-Century-Crofts.
Santopinto, M. D. A. (1989). The relentless drive to be ever thinner: A study using the phenomenological method. *Nursing Science Quarterly, 2,* 29–36.
Sarter, B. (1988). Philosophical sources of nursing theory. *Nursing Science Quarterly, 1,* 52–59.
Sartre, J-P. (1966). *Being and nothingness.* New York: Washington Square Press.
Schutz, A. (1967). On multiple realities. In M. Natanson (Ed.), *The problem of social reality: Collected papers* (Vol. 1, pp. 209–212). The Hague; Martinue Nijhoff.
Smith, M. C. (1990). Struggling through a difficult time for unemployed persons. *Nursing Science Quarterly, 3,* 18–28.
Takahashi, T. (1992). Perspectives on nursing knowledge. *Nursing Science Quarterly, 5,* 86–91.
Tillich, P. (1954). *Love, power and justice.* New York: Oxford University Press.
van den Berg, J. H. (1971). Phenomenology and metabletics. *Humanitas, 7,* 285.
Watzlawick, P. (1978). *The language of change.* New York: Basic Books.
White, L. A. (1938). Science is sciencing. *Philosophy of Science, 5,* 369–389.
Wondolowski, C., & Davis, D. K. (1988). The lived experience of aging in the oldest old: A phenomenological study. *The American Journal of Psychoanalysis, 48,* 261–270.
Wondolowski, C., & Davis, D. K. (1991). The lived experience of health in the oldest old: A phenomenological study. *Nursing Science Quarterly, 4,* 113–118.

---

### ■ 文献解題

● 主な出典

Parse, R. R. (1981). Caring from a human science perspective. In M. Leininger (Ed.), *Caring: An essential human need* (pp. 129–132). Thorofare, NJ: Slack.

> Parseは，人間科学の視点からケアリングに関する考えを記述している。彼女はケアリングを，ちょっとした喜びに向かっている人のそばに思い切っていることと定義する。この章は，1980年にユタ州ソルトレイクシティで開催された第3回 National Caring Conference で行われた講演の概要である。

Parse, R. R. (1981). *Man-Living-Health: A theory of nursing.* New York: Wiley. [Reprinted 1989. Albany, NY: Delmar]

この本は Parse の理論とともに，理論の看護研究，教育，実践への適用に関する考察を含んでいる。

Parse, R. E. (1987). Man-Living-Health theory of nursing. In R. R. Parse, *Nursing Science. Major paradigms, theories, and critiques* (pp. 159–180). Philadelphia: W. B. Saunders.

この章で Parse は，哲学的前提，原理(principles)，概念，健康を-生きる-人間の理論の理論的構造を特定している。著者は，看護における伝統的な研究と実践について考察している。そして，健康を-生きる-人間の実践における方法論とその次元，過程について記述している。最終的に，その理論に一貫した新しい研究方法論について紹介している。

Parse, R. E. (1989). Man-Living-Health: A theory of nursing. In J. P. Riehl-Sisca, *Conceptual models for nursing practice* (3rd ed., pp. 253–257). Norwark, CT: Appleton & Lange.

Parse は自身の理論を，前提，原理，理論的構造とともに概観している。また彼女は，その研究と実践の方法論について簡単に述べている。

Parse, R. R. (1990). Health: A personal commitment. *Nursing Science Quarterly, 3,* 136–140.

Parse は，個人のコミットメントとしての健康が，彼女の理論から展開する1つの視点であると説明している。彼女は，健康の視点に関連する看護実践と研究は密接に関係していることを明らかにしている。そして，人間が概念を創造し，自己を肯定し，本能的に異常に気づくことを通して，どのように健康のパターンを変容させていくのかを説明している。彼女はまた，真実の存在の意味についても論議している。

Parse, R. R. (1992). Human becoming: Parse's theory of nursing. *Nursing Science Quarterly, 5,* 35–42.

Parse は自身の理論を更新すると同時に，理論の題名を健康を-生きる-人間から人間生成へ変更し，それに一貫するように言葉を変えた。また研究と実践の方法論についても更新した。さらに，はじめて研究方法論の前提基盤について発表している。

● パースィおよび他の研究者による解説

Boyd, C. O. (1990). Critical appraisal of developing nursing research methods. *Nursing Science Quarterly, 3,* 42–43.

Boyd は，Newman と Parse の研究の位置づけについて論じ，両方ともが質的研究を分析する過程に必要な明晰性を与えるものであると述べている。

Bunting, S. (1993). *Rosemarie Parse: Theory of health as human becoming.* Newbury Park, CA: Sage.

Bunting は，Parse の人間生成理論の解釈と分析を述べている。臨床事例に沿って，彼女の実践と研究方法論に関する非常に簡単な概観が含まれている。

Cody, W. K. (1991). Multidimensionality: Its meaning and significance. *Nursing Science Quarterly, 4,* 140–141.

Cody は多次元性という言葉の使い方について論じている。彼は，Parse が人間生成

理論にアイデンティティを与えたとして，Martha Rogers 独自の使用法である4次元性の概念を引用していると述べている．彼は次に，Parse の多次元性の使い方について述べている．

DeFeo, D. J. (1990). Change: A central concern of nursing. *Nursing Science Quarterly, 3,* 88-94.

Defeo は，仏教の教え，実存主義的哲学，そして現代の啓発的な考えから，根源的で避けられない人生の側面として，そして選択する危険の過程として，変化の概念を探究している．彼はまた，Parse の理論における概念の様々な用法を述べている．

Hall, B. A., & Parse, R. R. (1993). The theory-research-practice triad: Commentary [Hall]. Response [Parse]. *Nursing Science Quarterly, 6,* 10-12.

Hall は Parse の人間生成理論について解説し，2つの問題を論じている．すなわち，理論とその結果を更新する必要があるが，理論家が死亡または引退した場合は不可能となることについてである．そして，より哲学的な理論と予測的な目的のために提案される理論の，研究手順における違いである．Parse は，何人かの看護学者が，主要な理論家のオリジナルな業績を更新することに関与していることを述べ，人間生成理論が理論を検証するための伝統的なアプローチを借用していないことを説明することで返答している．

Hickman, J. S. (1990). Rosemarie Rizzo Parse. In J. B. George (Ed.), *Nursing theories: The base for professional nursing practice* (3rd ed., pp. 311-332). Norwalk, CT: Appleton & Lange.

Hickman は，Parse の学術的で経験にもとづく実績を認め，記述している．そして彼女の理論を分析している．

Huch, M. H. (1991). Perspectives on health. *Nursing Science Quarterly, 4,* 33-40.

この論文は，1989年5月にペンシルバニア州ピッツバーグにおいて，Discovery International の後援で開催された看護理論家会議 (Nurse Theorist Conference) のパネルディスカッションを記録したものである．参加者は，Imogene King, Nola Pender, Betty Neuman, Martha Rogers, Afaf Meleis, そして Rosemarie Parse である．その議論の中心は健康に対する理論家の展望であった．

Mitchell, G. J. (1990). A nurse responds [Letter to the editor]. *Holistic Nursing Practice, 5*(1), ix-x.
Donnelly, G. F. (1990). Editor's response. *Holistic Nursing Practice, 5*(1), x-xi.
Burkhardt, M. A., & Nagai-Jacobson, M. G. (1990). Authors' response. *Holistic Nursing Practice, 5*(1), xi-xii.

Mitchell は，1989年5月に発刊された"Holistic Nursing Practice"に掲載されていた Nagai-Jacobson と Burkhardt による2つの論文を読んだ感想を述べている．これらの論文の著者らが，Parse の業績を評価していないことを話題にしている．

雑誌編集者の Donelly は，Nagai-Jacobson と Burkhardt が論文を執筆した時には，看護の文献に Parse の業績が十分に載っていなかったことを報告している．加

えて，多くの学問を越えて学者の業績が現れているように，その2つの論文に書かれている概念はParseの業績に限定されるものではない．

BurkhardtとNagai-Jacobsonは，彼らの論文が臨床経験，同僚の貢献，そして自主的な研究と学識にもとづいて書かれていると主張している．彼らは，そこで使われている用語が様々な源泉の統合から導かれ，その多くはParseの業績の発表以前のものであると指摘している．

Mitchell, G. J. (1992). Specifying the knowledge base of theory in practice. *Nursing Science Quarterly, 5,* 6-7.

Mitchellは，実践を導くために使用される知識の源泉について考察している．彼女はParseの理論を含む，看護モデルと理論に盛り込まれた看護の知識について論じている．彼女は，Parse理論の実践方法を非常に簡単に概観している．

Mitchell, G. J. (1993). Living paradox in Parse's theory. *Nursing Science Quarterly, 6,* 44-51.

Mitchellは，パラドックス(paradox)の歴史的な発展，そしてその様々な形態と使用について探究している．彼女は現存するパラドックスを，リズミカルに変化する考え方と定義づけしている．そしてそれは，いまだないもの(not-yet)への旅のなかで，何がより重要であるかに関して，日々，正反対の矛盾を体験することを通して生じる認識であるとしている．彼女は，Parseの理論に詳しく記されているような現存するパラドックスが，看護と人間科学に重大な貢献をしていると主張する．

Mitchell, G. J., & Cody, W. K. (1992). Nursing knowledge and human science: Ontological and epistemological considerations. *Nursing Science Quarterly, 5,* 54-61.

MitchellとCodyは，Diltheyの観点から人間科学を定義して説明している．彼らは，Parseの理論が人間科学の観点に一致するだけでなく，それを超越していると結論づけている．

Parse, R. R. (1987). *Nursing science: Major paradigms, theories, and critiques.* Philadelphia: W. B. Saunders.

この編著作は，Parseの全体性(totality)と同時性(simultaneity)のパラダイムの特性に関する論文を含み，Parseはもちろん，Roy, Orem, King, Rogersによる論文も含んでいる．また，理論家の業績に対する批評も含んでいる．この本はDiscovery International後援のもと，1985年5月にペンシルバニア州ピッツバーグで開催された看護理論家会議(Nurse Theorist Conference)において発表された論文にもとづいている．

Phillips, J. R. (1987). A critique of Parse's man-living-health theory. In R. R. Parse, *Nursing Science: Major paradigms, theories, and critiques* (pp. 181-204). Philadelphia: W. B. Saunders.

Phillipsは，Parseの業績の一貫性，理論の構造における論理的な流れ，そしてその要素間の関係における対称と美学について論じている．彼はParseが，Rogersの概念モデルと実存的現象学の前提における概念の関係性を明確に論じていないことを指摘している．Parseの業績に関する他の批評は，検証できる命題の欠如と理論の抽象性のレベルを含んでいる．Phillipsは，Parseの業績が理論というよりも看護モデル

とみなされることを示唆している．この書籍において Parse の業績は大理論に分類されている．

Pugliese, L. (1989). The theory of man-living-health: An analysis. In J. P. Riehl-Sisca, *Conceptual models for nursing practice* (3rd ed., pp. 259-265). Norwark, CT: Appleton & Lange.

　　Pugliese は Parse の理論に関して，その要素の内的評価および有用性と意義の外的評価を含む簡単な批評を発表している．

Sarter, B. (1988). Philosophical sources of nursing theory. *Nursing Science Quarterly, 1,* 52-59.

　　Sarter は Parse の理論の哲学的ルーツが，Martha Rogers の概念システムと実存主義から論理的に構成され，統合し，体系づけられたものとしている．

Schumacher, L. P. (1986). Rosemarie Rizzo Parse: Man-Living-Health. In A. Marriner, *Nursing theorists and their work* (pp. 169-177). St. Louis: C. V. Mosby.

Lee, R. E., & Schumacher, L. P. (1989). Rosemarie Rizzo Parse: Man-Living-Health. In A. Marriner-Tomey, *Nursing theorists and their work* (2nd ed., pp. 174-186). St. Louis: C. V. Mosby.

　　いずれの版においても Parse の学術的，経験的実績が記述されており，彼女の理論についての初期の分析が紹介されている．その理論の大まかな批評が含まれている．

Smith, M. C. (1991). Existential-phenomenological foundations in nursing: A discussion of differences. *Nursing Science Quarterly, 4,* 5-6.

　　Smith はいくつかの看護理論における実存的，現象学的基盤について論じている．彼女は Parse の理論が，人間が統一体あるいはそれ以上簡単にできないという見解，実在の意味の具現化としての健康，健康に関するパターン，超越することとしての健康，そして健康の生きられた体験における逆説的な本質の原理を含むと指摘する．

Smith, M. C., & Hudepohl, J. H. (1988). Analysis and evaluation of Parse's theory of Man-Living-Health. *Canadian Journal of Nursing Research, 20*(4), 43-57.

　　この論文の目的は，Parse の健康を-生きる-人間の理論を，Fawcett の看護における概念モデルの分析評価の基準にそって分析することである．分析は，Parse の業績における歴史的な発展とその基本的な前提，概念の記述を含む．評価は，概念と命題の包括性，構造と内容の論理的一貫性，そして理論の社会的意義と有用性の吟味からなる．看護モデルのための Fawcett の枠組みを使用したことは，大理論である Parse の理論には適切ではなかった．

Randell, B. P. (1992). Nursing theory: The 21st century. *Nursing Science Quarterly, 5,* 176-184.

　　この論文は，1990 年 9 月にカリフォルニア大学ロサンゼルス校の Neuropsychiatric Institute and Hospital 後援のもと，ロサンゼルスで開催された会議のパネルディスカッションを記録したものである．参加したのは，Dorothy Jonson, Betty Neuman, Dorothea Orem, Rosemarie Parse, Martha Rogers, そして Callista Roy であった．議題の焦点は，理論家の業績の発展，21 世紀に看護理論の向かう方

向，理論家の業績からもたらされた現在の研究，そして理論家の業績と NANDA 看護診断分類の関係であった．

Smith, M. J. (1988). Perspectives on nursing science. *Nursing Science Quarterly, 1*, 80-85.

この論文は，1987 年 5 月に Discovery International 後援のもと，ピッツバーグで開催された看護理論家会議(Nurse Theorist Conference)のパネルディスカッションを記録したものである．Mary Jane Smith が司会を務めた．参加者は，Imogene King, Madeleine Leininger, Rosemarie Parse, Hildegard Peplau, Martha Rogers, Callista Roy, そして Rozella Schlotfeld であった．議題の焦点は，理論的枠組みにおける独自の論点，理論的枠組みの現象的中心，そして看護診断であった．

Takahashi, T. (1992). Perspectives on nursing knowledge. *Nursing Science Quarterly, 5*, 86-91.

この論文は，1991 年 5 月に Discovery International 後援のもと，東京で開催された看護理論家会議(Nurse Theorist Conference)のパネルディスカッションを記録したものである．南裕子が司会を務めた．参加者は，Imogene King, Rosemarie Parse, Hildegard Peplau, そして Martha Rogers であった．それぞれの理論家における業績の焦点，業績の類似点と相違点，看護教育カリキュラムの構築へ向けた看護理論の使用法，そして，多様な文化における看護モデルと理論の適用可能性に関して議論された．パネルディスカッションは，4 名の理論家に重要な意見交換の機会をもたらした．

Winkler, S. J. (1983). Parse's theory of nursing. In J. J. Fitzpatrick & A. L. Whall, *Conceptual models of nursing: Analysis and application* (pp. 275-294). Bowie, MD: Brady.

Cowling, W. Richard III. (1989). Parse's theory of nursing. In J. J. Fitzpatrick & A. L. Whall, *Conceptual models of nursing: Analysis and application* (2nd ed., pp. 385-399). Norwalk, CT: Appleton & Lange.

いずれの版でも，著者は Parse の理論について説明し，理論の分析を示している．また，看護研究，教育そして実践との関係について簡単に考察している．

● 実践

Balcombe, K., Davis, P., & Lim, E. (1991). A nursing model for orthopaedics. *Nursing Standard, 5*(49), 26-28.

著者は，Parse の理論を基盤とした看護実践のための枠組みを述べている．その枠組みは，医療，補助医療，そして看護介入を認めているが，看護介入，特に患者-看護師関係を強調している．患者の望む健康状態が中心的な重要性をもち，患者における健康の定義は，看護師が計画すべき個別の健康教育から現実のものとなる．

Butler, M. J. (1988). Family transformation: Parse's theory in practice. *Nursing Science Quarterly, 1*, 68-74.

Butler は，命の危険を伴う神経の手術をした家長の喪失に直面している家族の健康状態を変化させるために，健康を-生きる-人間の理論の原理と実践の次元がどのように使用されるかを説明している．理論にもとづいた看護実践の有用性が，家族の状況を通して考察されている．

Butler, M. J., & Snodgrass, F. G. (1991). Beyond abuse: Parse's theory in practice. *Nursing Science Quarterly, 4,* 76–82.

　　ButlerとSnodgrassはParseの理論にもとづき，虐待されている女性と彼女たちの家族に対する看護実践について述べている．1つのケーススタディが含まれている．

Cody, W. K., & Mitchell, G. J. (1992). Parse's theory as a model for practice: The cutting edge. *Advances in Nursing Science, 15*(2), 52–65.

　　CodyとMitchellは，看護実践におけるParseの理論の有用性について述べている．そしてParseの実践方法の信念，価値，倫理について解説している．著者は，効果を定めるために立案された，公表および公表されていない評価プロジェクトの結果を概観し，さらなる評価プロジェクトを薦めている．

Liehr, P. R. (1989). The core of true presence: A loving center. *Nursing Science Quarterly, 2,* 7–8.

　　Liehrは，心臓移植を受けてから2年後に入院して合併症の定期検診を受ける人の，Parseの真の現前(true presence)の観念の用法について論じている．

Magan, S. J., Gibbon, E. J., & Mrozek, R. (1990). Nursing theory applications: A practice model. *Issues in Mental Health Nursing, 11,* 297–312.

　　この論文は，Parse, Newman, そしてRogersの開放系の看護原理にもとづき，入院している慢性的な精神疾患の患者への，看護理論にもとづいたアセスメントの実施と介入方略について述べている．著者は，実践モデルの経験的な検証について論じている．

Martin, M-L., Forchuk, C., Santopinto, M., & Butcher, H. K. (1992). Alternative approaches to nursing practice: Application of Peplau, Rogers, Parse. *Nursing Science Quarterly, 5,* 80–85.

　　著者らは，実践におけるParse, Peplau, そしてRogersによる業績について述べている．著者らは，伝統的な実践と理論にもとづいた実践はどのように異なるのか，そして看護の知識はどのように実践を導くことができるのかについて説明している．各理論家の業績の観点から，表が提示されている．

Mattice, M., & Mitchell, G. J. (1991). Caring for confused elders. *The Canadian Nurse, 86*(11), 16–17.

　　MatticeとMitchellは，混乱した高齢者ケアにおける，Parseの理論の用法について論じている．著者らは，看護師たちが体験すべきことを他者に伝えるよりは，患者の体験する人生を理解しようと努め，患者とともにあろうとするのはParseの理論を用いる時であると指摘している．

Mitchell, G. J. (1986). Utilizing Parse's theory of man-living-health in Mrs. M.'s neighborhood. *Perspectives, 10*(4), 5–7.

　　Mitchellは，Parseの健康を-生きる-人間の理論が入院している年配の女性への看護ケアをどのように導くかについて述べている．健康を-生きる-人間の，実践方法における3つの次元について説明がされている．選び出された看護介入とクライエントへ

のケアにおける理論の有用性が論じられている．

Mitchell, G. J. (1988). Man-Living-Health. The theory in practice. *Nursing Science Quarterly, 1,* 120-127.

　Mitchell は，健康を-生きる-人間の理論を概説している．理論的前提の検証，主要なテーマ，範囲，過程が示されている．著者は，リハビリテーション病棟から老人ホームに退院する高齢者への看護ケアにおける，理論の適合性について述べている．

Mitchell, G. J. (1990). Struggling in change: From the traditional approach to Parse's theory-based practice. *Nursing Science Quarterly, 3,* 170-176.

　Mitchell は彼女の実践を，伝統的な問題にもとづくアプローチから，Parse の理論に導かれるアプローチへと変化する取り組みについて説明している．彼女はその変化による恩恵が，クオリティ・オブ・ライフ(quality of life)を向上させるクライエントの観点と，専門職としての実践における看護師の観点に関連していることを明らかにしている．

Mitchell, G. J. (1991). Distinguishing practice with Parse's theory. In I. E. Goertzen (Ed.), *Differentiating nursing practice: Into the twenty-first century* (pp. 55-58). Kansas City, MO: American Academy of Nursing.

　Mitchell は，彼女が Parse の理論を適用しはじめた時，どのように実践が変化したのか，カナダのオンタリオ州トロントにある St. Michael Hospital において Parse の理論を使用した評価の結果について説明している〔Ququwro, A., Knights, D., & Meo, C. O. (1991). Theory as a guide to practice：Staff nurses choose Parse's theory. *Canadian Journal of Nursing Administration,* 4(1), 14-16. を参照〕．

Mitchell, G. J. (1991). Human subjectivity: The cocreation of self. *Nursing Science Quarterly, 4,* 144-145.

　Mitchell は，世界におけるユニタリ・ヒューマン・ビーイングの関与としての主観性について論じ，自己(self)の「ともに創造すること(cocreation)」において，世界への関与者としての Parse の人間観を引用している．彼女は末期がんの状態にあった年配の女性への看護ケアに，主観性の観念を適用している．

Mitchell, G. J. (1991). Nursing diagnosis: An ethical analysis. *Image: Journal of Nursing Scholarship, 23,* 99-103.

　Mitchell は，患者と看護師にとっての「無害(to do no harm)」の原理における，看護診断の倫理的意義について明らかにしている．彼女は人間の苦痛が，看護の客観的判断と，人間を無理に変えようとする行動を通して引き起こされると主張している．彼女は Parse の理論が，「無害」の義務を支持するアプローチの1つであると述べている．

Mitchell, G. J. (1992). Parse's theory and the multidisciplinary team: Clarifying scientific values. *Nursing Science Quarterly, 5,* 104-106.

　Mitchell は今まで看護師が，多くの専門分野にわたるチームにどのように関与してきたのか，そして看護師の関与は看護科学に変化をもたらすべく，どのように変わっているかについて説明している．彼女は Parse の理論が，看護師の人間健康とクオリ

ティ・オブ・ライフ(quality of life)へ向けた独自の貢献を具体的に述べる機会をもたらすものだと述べている．

Mitchell, G. J., & Copplestone, C. (1990). Applying Parse's theory to perioperative nursing: A nontraditional approach. *Association of Operating Room Nurses Journal, 51,* 787–798.

周手術期の看護実践は，伝統的に人間の関係性や人生のプロセスよりも問題の認識に焦点をあてていた．この論文において著者は，クライエントと家族への周手術期の看護ケアを導く，Parse の理論の用法について説明している．

Mitchell, G. J., & Pilkington, B. (1990). Theoretical approaches in nursing practice: A comparison of Roy and Parse. *Nursing Science Quarterly, 3,* 81–87.

著者は，Parse と Roy によって導かれた看護実践を比較している．著者はそれぞれのアプローチにおける実践方法について述べ，それぞれのアプローチを看護の状況に適用し，それらの機会と限界を明らかにしている．Parse の理論によって提案される機会は，看護師-人間における相互関係，専門的な実践，そして自己の発見を中心に展開している．その限界は，人間と健康に関する伝統的な見方を変えている．著者は，他者に対する真の現前が，エネルギー，時間，そしてその過程への専念を要求すると述べている．

Mitchell, G. J., & Santopinto, M. (1988). An alternative to nursing diagnosis. *The Canadian Nurse, 84*(11), 25–28.

著者は，伝統的な看護過程の限界に関する考察と，全体性のパラダイムを基盤とした看護診断の用法について示している．比べて，Parse の理論に導かれる看護ケアは同時性のパラダイムにもとづいており，それはよりダイナミックなアプローチとされる．著者はケアプランを用いて，看護診断にもとづく伝統的なケアと，Parse による健康から現れるパターンにもとづく実践に向けたガイドとを比較している．

Parse, R. R. (1991). Parse's theory of human becoming. In I. E. Goertzen (Ed.), *Differentiating nursing practice: Into the twenty-first century* (pp. 51–53). Kansas City, MO: American Academy of Nursing.

Parse は彼女の理論に関する簡単な概観を述べ，彼女の理論が実践においてどのように適用できるかを説明している．彼女は，伝統的な看護過程におけるアセスメント，計画，診断，実施，そして評価が，彼女の理論と一貫性のないものであることを指摘している．彼女は人の健康に関する個人的な記述について，Parse の理論を用いる看護師と分かち合い，そして状況における希望だけでなく，健康と願望に関する逆説的なパターンを具体的に述べることを説明している．

Quiquero, A., Knights, D., & Meo, C. O. (1991). Theory as a guide to practice: Staff nurses choose Parse's theory. *Canadian Journal of Nursing Administration, 4*(1), 14–16.

著者らは，カナダのオンタリオ州トロントにある St. Michael Hospital の急性期ケア病棟において，Parse の理論が実践を導くために用いられた際の，スタッフナースの考えと行動に起きた変化を述べている．著者は Parse の理論が，よりヒューマニスティックな看護の方法を導くと結論づけている．

Rasmusson, D. L., Jonas, C. M., & Mitchell, G. J. (1991). The eye of the beholder: Parse's theory with homeless individuals. *Clinical Nurse Specialist*, 5, 139-143.

> 著者らは，あるコミュニティにいるホームレスの人々への個人と集団両方に対する看護実践を，Parseの理論がどのように導くかについて述べている．著者らはParseの理論と実践の方法が，伝統的な問題解決とどのように異なるのかを説明している．

Smith, M. C. (1990). Pattern in nursing practice. *Nursing Science Quarterly*, 3, 57-59.

> Smithは，看護の文献におけるパターンの概念に関する考察を追跡している．それはMartha Rogersに始まり，Parse, Newmanにおけるパターンの概念へと続く．彼女はParseについて，パターンがリズミカルで逆説的であると述べている．

Smith, M. J. (1989). Research and practice application related to man-living-health: A theory of nursing. In J. P. Riehl-Sisca, *Conceptual models for nursing practice* (3rd ed., pp. 267-276). Norwark, CT: Appleton & Lange.

> Smithは，平穏(rest)の生きられた体験に関する研究〔この論文の解題は「●研究」の項を参照〕結果の，夫の年老いた母親が同居したことにより不安(unrest)に直面している家族に対する看護ケアへの適用について述べている．

Sullivan, I. (1992). The nurse practitioner as healer: A process of interactive simultaneity. *Nurse Practitioner Forum*, 3, 226-227.

> Sullivanは，相互に影響し合う同時性についての彼女の考えについて述べている．その考えはParseの理論から得ている．そして，女性が現代の臨床実践を向上させている，北極圏と亜北極圏での医療における癒しの活動に関する彼女の研究について述べている．

● 管理

Mattice, M. (1991). Parse's theory of nursing in practice: A manager's perspective. *Canadian Journal of Nursing Administration*, 4(1), 11-13.

> Matticeは，カナダのオンタリオ州トロントにあるSt. Michael Hospitalにおいて，Parseの理論の適用への看護管理者の関与について述べている〔「●実践」の項のQuiquero, A., Kinghts, D., & Meo, C. O. (1991). Theory as a guide to practice；Staff nurses choose Parse's theory. *Canadian Journal of Nursing Administration*, 4(1), 14-16.を参照〕．彼女は理論の使用が，ケアの質と看護師の満足に好ましい影響をもたらし，より団結した，人間性のある看護に導いたと報告している．

Parse, R. R. (1989). Parse's man-living-health model and administration of nursing service. In B. Henry, C. Arndt, M. Di Vincenti, & A. Marriner-Tomey (Eds.), *Dimensions of nursing administration* (pp. 69-74). Boston: Blackwell Scientific Publications.

> Parseは，彼女の理論と関連する実践方法について述べている．彼女は理論と方法論が，実践する看護師の価値に対する管理者の開放性と関心を重要視することによって，非伝統的な看護サービスの管理を導くと述べている．Parseは管理の構造が，看護の哲学，看護実践のゴール，実践の基準を含む彼女の理論を使うことを要求されるようになることを明らかにしている．

Parse, R. R. (1989). The phenomenological research method: Its value for management science. In B. Henry, C. Arndt, M. Di Vincenti, & A. Marriner-Tomey (Eds.), *Dimensions of nursing administration* (pp. 291-296). Boston: Blackwell Scientific Publications.

　Parse は，現象学的研究方法の基本的な考えを概観して，管理者がそれを用いることについて述べている．彼女は，状況によっては現象学的方法が不適切であるため，理論によって導かれる管理，看護サービスの管理部門が研究方法の選択を決定すべきであるということを述べている．

● 研究

Banonis, B. C. (1989). The lived experience of recovering from addiction: A phenomenological study. *Nursing Science Quarterly, 2*, 37-43.

　この研究は，Rogers の概念的システムと Parse の健康を-生きる-人間の理論を基盤として，中毒から回復する体験の構造的記述を明らかにした．回復過程にある中毒患者3名の，生きられた体験のリズミカルな変化が記述されている．この研究は Parse の前提だけでなく，看護研究における現象学的な方法の価値を支持している．看護実践への影響について考察されている．

Cody, W. K. (1991). Grieving a personal loss. *Nursing Science Quarterly, 4*, 61-68.

　Cody は，個人的な喪失を深く悲しむという生きられた体験の構造について報告している．それは，失った存在と，大切にされた思い出の輝きのなかにある他者と一緒にいたり離れたりするなかで，様々な可能性が現われるのと同じように，新たな考え方が現在を越えていくことを育んでいる間の，その変化のなかでの激しい努力である．

Heine, C. (1991). Development of gerontological nursing theory. Applying the Man-Living-Health theory of nursing. *Nursing and Health Care, 12*, 184-188.

　Heine は，老年看護実践と老年看護研究における，Parse の理論の用法について述べている．彼女は，施設にいる高齢者によって体験される感情の抑制の生きられた体験の構造とは何かという研究疑問を提示して，その疑問に答える研究を Parse の研究方法論がどのように導くかを説明している．

Jonas, C. M. (1992). The meaning of being an elder in Nepal. *Nursing Science Quarterly, 5*, 171-175.

　Jonas は，ネパールにおいて高齢者であることの意味を報告している．それは，重要な他者とともに祝典の歓びのなかに混じって生き残る必然性を大事にすることである．普通の行動様式を減らすことは，一時的な休息の時間を引き延ばす．さらに他者からの思いやりが，自己を支持するのである．そして習慣を変えることで，何が新しい可能性のなかに広がったものとして快-不快を創造することである．彼女はその研究結果が，Parse の価値づけること，促進的-限定的，そして変容することの概念に一貫していると述べている．

Kelley, L. S. (1991). Struggling with going along when you do not believe. *Nursing Science Quarterly, 4*, 123-129.

　Kelley は米国の優秀な看護師の生きがいのなかに，すぐれて普遍的な生きられた体

験の存在を信じることがない状況で苦闘する現象を発見したと報告している。その現象とは，正当な譲歩として，また結果に苦しんでいる時に，対立する観点が個人の信念を強化しつつも自己開示を強いることとして記述されている。Kelley はその現象が，Parse の述べる，明示的-隠蔽的な力を与えることを価値づけることに類似しているとはっきり述べている。

Liehr, P. (1992). Prelude to research. *Nursing Science Quarterly, 5*, 102–103.

　　Liehr は，研究疑問を練る前に行われる，考えることと観察について述べている。彼女は Parse の理論に関連する2つの例を示している。

Mitchell, G. J. (1990). The lived experience of taking life day-by-day in later life: Research guided by Parse's emergent method. *Nursing Science Quarterly, 3*, 29–36.

　　Mitchell は，日々人生をたどる意味について，75歳以上の個人を参加者とした研究結果を報告している。データから導き出された共通の概念は，「相互関係を通して自己を肯定すること」「広がる可能性のなかで減じている今を垣間見ること」そして「乗り越えていく，荷を降ろした旅」である。

Nokes, K. M., & Carver, K. (1991). The meaning of living with AIDS: A study using Parse's theory of man-living-health. *Nursing Science Quarterly, 4*, 175–179.

　　Nokes と Carver は，AIDS である人の質的記述的研究の結果を報告している。AIDS とともに生きることの意味のなかから，3つのテーマが明らかにされた。すなわち「優先事項の変化をもたらすパターンの突然の変更」「親しい他者とともに居たり離れたりする不確かさのなかで起こる将来性の動揺」そして「苦しみの自己洞察から表面化する希望と夢の変化」である。

Parse, R. R. (1990). Parse's research methodology with an illustration of the lived experience of hope. *Nursing Science Quarterly, 3*, 9–17.

　　この論文の目的は，Parse の研究方法を記述し，血液透析を行っている人の希望についての生きられた体験を調査するための，新しい方法を用いた研究結果を報告することである。その生きられた体験の構造は，「希望は，視野を広げる異なる観点を解き明かす一方，日常の快-不快に調和して生きるなかで，今まだないもの(not-yet)の想像を通して将来性を期待すること」である。

Parse, R. R. (1993). The experience of laughter: A phenomenological study. *Nursing Science Quarterly, 6*, 39–43.

　　Parse は65歳以上の人の，笑いに関する彼女の研究結果を報告している。笑いの構造的な定義が決められた。すなわち「笑いは，思いがけず見かけた存在のなかで，熟慮する物の見方を通して新たに表面化する，完全な調和を促すことへの楽天的な没頭」である。Parse はその定義が，彼女の理論に適合し，人間の体験への理解を発展させると述べている。

Parse, R. R., Coyne, A. B., & Smith, M. J. (1985). *Nursing research: Qualitative methods.* Bowie, MD: Brady.

　　この編著作は，Parse の理論の記述を含んでいる。すなわち，現象学的，民族誌学

的，そして記述的方法の記述で章が分けられている．そして質的研究の評価のための基準が記述されている．また，さまざまな質的研究方法を使用した研究の報告も含んでいる．

Phillips, J. R. (1990). New methods of research: Beyond the shadows of nursing science [Guest editorial]. *Nursing Science Quarterly, 3,* 1-2.

Phillips は，Parse の研究方法〔Parse, R. R. (1990). Parse's research methodology with an illustration of the lived experience of hope. *Nursing Science Quality,* 3, 9-17. を参照〕が，Bohm の隠れた秩序の考えを扱い，人々を対象としてデータ収集するよりもむしろ，人々の体験を理解することを促していると述べている．

Phillips, J. R. (1991). Human field research. *Nursing Science Quarterly, 4,* 142-143.

Phillips は，Martha Rogers の業績に焦点をあてて批評しているが，彼は正反対なものの統一が，逆説的でリズミカルなパターンを扱う原理を通じて，Parse の業績において明らかであると述べている．

Ray, M. A. (1990). Critical reflective analysis of Parse's and Newman's research methodologies. *Nursing Science Quarterly, 3,* 44-46.

Ray は，Parse の研究方法の分析を示している．彼女はその方法が，新しい理論の発展を導くことができると同時に，研究方法をしばしば特徴づける大理論を発展させると指摘している．

Santopinto, M. D. A. (1989). The relentless drive to be ever thinner: A study using the phenomenological method. *Nursing Science Quarterly, 2,* 29-36.

この研究の目的は，容赦なく今までより薄っぺらになることを余儀なくされる，生きられた体験を記述することであった．この生きられた体験とは，「引き下がったり携わったりすることを通して，イメージされた生きられた自己に向かっての絶え間ない努力」である．

Smith, M. C. (1990). Struggling through a difficult time for unemployed persons. *Nursing Science Quarterly, 3,* 18-28.

Smith は，Parse の研究方法論を用いた研究結果を報告している．困難な時をどうにかやっていくことは，失業中の人が大事にしていたものを失った悲しみの最中に大切な人によっておおらかな気持ちになったり，障害によって排除されたと感じている一方で，自分を肯定することを通して激動する変化のなかに新たな生き方を刻むのと同じであるとみなせることを彼女は示した．

Smith, M. J. (1989). Research and practice application related to man-living-health: A theory of nursing. In J. P. Riehl-Sisca, *Conceptual models for nursing practice* (3rd ed., pp. 267-276). Norwark, CT: Appleton & Lange.

Smith は休息の生きられた体験の意味について，現象学的方法を使用して研究した結果について述べている．その結果は，構造化され制限された状況での個々の休息は，あれこれ思い描く際に逆説的な揺れが表面化することで，簡単に追いやられることを

示している。

Wondolowski, C., & Davis, D. K. (1988). The lived experience of aging in the oldest old: A phenomenological study. *American Journal of Psychoanalysis, 48*, 261-270.

　Parseの健康を-生きる-人間の理論にもとづき，この現象学的な研究は，コミュニティに生きる高齢者が年をとる体験をどう考えているのか明らかにしている。その調査は，80～101歳の男性と女性100名を参加者としている。そこでは年をとることを，超越的な旅の瞬間によって高められた快い響きを放つ存在において，変容を創り出すことであると示している。

Wondolowski, C., & Davis, D. K. (1991). The lived experience of health in the oldest old: A phenomenological study. *Nursing Science Quarterly, 4*, 113-118.

　著者は高齢者の健康の生きられた体験について，著者らが行った現象学的研究の結果を報告している。著者は健康が，自己を発揮するなかで熱狂的な空想の瞬間を通して発する生命力を維持することと捉えられていることを発見した。

## ■ 博士論文

Beauchamp, C. J. (1990). The structure of the lived experience of struggling with making a decision in a critical life situation, for a group of individuals with HIV. *Dissertation Abstracts International, 51*, 2815B.

Costello-Nickitas, D. M. (1990). The lived experience of choosing among life goals: A phenomenological study. *Dissertation Abstracts International, 50*, 3916B.

Dickerson, S. S. (1992). The lived experience of help seeking in spouses of cardiac patients. *Dissertation Abstracts International, 52*, 5758B.

Lemone, P. (1991). Transforming: Patterns of sexual function in adults with insulin-dependent diabetes mellitus. *Dissertation Abstracts International, 52*, 1354B.

## ■ 修士論文

Baldwin-Donald, F. C. (1990). The lived experience of anger: An exploratory study. *Masters Abstracts International, 29*, 88.

Brennan, K. S. (1989). Integrating ambivalence: Living with the abortion experience. *Masters Abstracts International, 28*, 405.

Brown, L. L. (1991). Struggling in changing priorities. *Masters Abstracts International, 30*, 295.

Brunsman, C. S. (1988). A phenomenological study of the lived experience of hope in families with chronically ill children. *Master's Abstracts International, 26*, 416.

Cohen, D. (1990). A descriptive case study. One family's approach to a daughter's menarche: Illuminating the possibles. *Masters Abstracts International, 28*, 572.

Cutler, L. A. (1990). Assigning meaning to the lived experiences of women's menstrual cycles. *Masters Abstracts International, 28*, 572.

Donahue, D. M. (1991). Powerlessness and nurses' decision-making processes. *Masters Abstracts International, 30*, 94.

Hurren, D. A. (1989). Lived experience of caring for residents who verbalize concerns about death in a nursing home setting: A qualitative study. *Masters Abstracts International, 28*, 273.

Lavenia-Anderson, J. T. (1991). The lived experience of the spouse whose husband has cancer. *Masters Abstracts International, 30*, 96.

# Peplau's Theory of Interpersonal Relations

CHAPTER 7

# ペプロウの人間関係理論

● 主要概念

看護師-患者関係
Nurse-Patient Relationship
▶ 方向づけの局面
　Phase of Orientation
▶ 同一化の局面
　Phase of Identification
▶ 開拓利用の局面
　Phase of Exploitation
▶ 問題解決の局面
　Phase of Resolution

ヒルデガード・ペプロウ(Hildegard Peplau)の教育的，臨床的，指導的体験は，「看護師-患者関係に何が起こっているのかを明らかにしたいという興味をペプロウ自身に引き起こした」(Peplau, 1952, p.v)．ペプロウは看護師と患者双方が「関係に自己投入し，さらには関係それ自体が治療的となる」(Sills, 1989, p.ix)ことを観察した．これらの考えは，ペプロウが初めて名付けた「精神力動的看護」の系統的論述を導き(1952)，後年においては，「人間関係理論」を作り出すことになった(1992)．人間関係の理論は，まず1948年に看護学生に教えられ，1952年にペプロウによって出版された．そしてペプロウはその理論を討議し続け，多くの論文で様々な臨床上の問題へ応用できることを示していった．これは現在でもオトールとベルト(O'Toole and Welt)らによって編集された本のなかにみることができる(1989)．
　人間関係理論の1つの概念とその次元を前頁にあげ，この Chapter の後半において，それらについて述べていく．

## A 人間関係理論の分析

　この節では，ペプロウの人間関係理論の分析を示す．この分析は，1952年の著書 "*Interpersonal Relations in Nursing*"（邦訳は稲田八重子ら訳『ペプロウ 人間関係の看護論』医学書院，1973年）と，1992年の彼女の雑誌掲載論文 'Interpersonal Relations：A Theoretical Framework for Application in Nursing Practice' という彼女の理論に関する刊行物を基盤とする．

### 1. 理論の範囲

　人間関係理論の中心的主張は，「看護とは，意義のある治療的な人間関係の過程」(Peplau, 1952, p.16)ということであり，「看護が教育的で，治療的

で，成熟を促す力として機能するためには患者の体験の意味を理解することが必要である」(Peplau, 1952, p.41)ということである．オトールとベルトは，この理論を中範囲理論として分類している(1989)．もっと詳しくいえば，対人関係の理論は，中範囲の記述的理論に分類される．この分類は，この理論が，主に看護師と患者の間の対人関係の局面に比較的特異的で具体的な分類に限られている，という事実によって支持される．中範囲理論の分類は，さらにペプロウ自身による理論の範囲に関するコメントによって支持されている(Peplau, 1952, 1992；Takahashi, 1992)．

　この質問について述べると，私たちは，健康に関連する困難な出来事を解決するために，病人と看護師が出会った際，何が起こるのかについて関心をもっている(1952, p.18)．
　私の理論は，個人の内界と対人相互作用の現象に焦点をあてているが，例えば病理的または生物学的現象，および人間の体験の他の現象を含んではいない．特に相互作用現象，人と人との相互作用に限定して焦点をあてている(Takahashi, 1992, p.86 に収載)．
　対人関係の理論は患者の問題の医学的側面を説明しない．……人間関係の理論のなかに含まれている概念は，主として看護の実践状況における看護師と患者の行動の説明と心理社会的現象の説明に関連したものである．それゆえ，看護実践のためには，より包括的な理論構築が必要であることは明らかである(1992, p.13)．

## 2. 理論の背景

### ■ メタパラダイム概念と命題

　ペプロウ(1965)は，看護のメタパラダイムに言及して以下のように述べている．

　　人間関係は，看護の中核であると私には思える．基本的に，看護実践は，い

つも，看護師と患者という少なくとも2人の実在する人間の関係を含んでいる．……看護師が指導と技術的手順の応用の効果を上げる方法は，看護師と患者間の相互作用と大いに関係している(p.274)．

　この主張は，対人関係理論が，人間と看護のメタパラダイム概念から導き出されたものであることを示している．人間は，患者と看護師を包括し，看護は，看護師と患者の間の人間関係のプロセスである．さらに，ペプロウの主張は，最も適切なメタパラダイムの命題は患者の健康状態に良好な変化をもたらす［看護の］プロセスであるということを示している．

## ■ 哲学的主張

　ペプロウは，人間と行動についていくつかの哲学的主張を述べている(Peplau, 1952；Takahashi, 1992に収載)．

1. 人間はどのみち還元することができる(Takahashi, 1992, p.88に収載)．
2. すべての人間の行動は，満足感と安心感という点から目的をもち，目標を求めている(1952, p.86)．
3. 人間は，自身にとっての出来事の意味を根拠としてふるまう．すなわち，特定の関係のなかで起こる表現行為と状況に対する即座の判断を根拠としてふるまう(1952, pp.283-284)．
4. それぞれの患者は，いかなる危機の間でも，過去に直面した危機に関連してうまくいったやり方でふるまう(1952, p.255)．
5. 患者にとっての患者の行動の意味は，看護師が何を満たしたらいいかを決定する唯一の適切な根拠となる(1952, pp.226-227)．
6. 看護師と患者の相互作用は，共通の意味を見極め，用いるコミュニケーションの方法が状況のなかで作用する時に，効果がある(1952, p.284)．

　加えて，ペプロウ(1952, 1992)は，人間関係理論の哲学的基礎を示すいくつかの前提(assumptions)を示した．

1. 人々の間で進行している事柄は気づき，研究し，説明し，理解することができる．もし有害なものであっても変えることができる(1992, p.14)．
2. 他の人間とのいかなる接触においても看護師が共通の目標と理解に向かって作業する可能性が存在する．2人の人間の間の接触とは，感情，信念，行動様式の，衝突の可能性をも含む(1952, p.xiii)．
3. どんな看護師-患者関係も，日常生活の困難が繰り返し起こっている対人関係の状況である(1952, p.xiii)．
4. 看護師は，卓越した看護ケアを提供するために，患者の困難についての情報を必要とする．現在の状況についての患者からの情報は，看護師がいつも用いている患者の病歴や看護の記録などよりも，より重要な資源である(1992, p.14)．
5. 患者を励まし，自身の問題の確認とアセスメントに参加させることは，患者に大きく関わる計画の積極的なパートナーとして自身を関わらせることである．看護に応用された民主的な方法は，患者参加を必要とする(1952, p.23)．
6. 看護師がなろうとしている人物像の種類は，患者が病気の体験を通して看護される時に，それぞれの患者が学ぶことの内容に実質的な差を生み出す(1952, p.xii)．
7. 成熟の方向に人格を発達させることは，看護と看護教育の任務である．それは日々の人間関係の問題や困難さに取り組む過程を許容し，指導する方法や原則を必要とする(1952, p.xii)．
8. 看護師が専門職として，あるいは個人的に成長するには，彼らもしくは彼女ら自身の行動の変化を必要とする(1992, p.14)．
9. 看護師は，患者の行動を変化させる力をもっていない(1992, p.14)．
10. 看護師による無意識のうちの「病気の維持」は，専門家として受容されない行動である(1992, p.14)．
11. 看護師と患者が，似ていながらも異なった人として，また問題を一緒に解決する人として，お互いが知り合いになり，尊敬し合うならば，看護過程は，教育的で治療的となる(1952, p.9)．

セラーズ(Sellers, 1991)は，ペプロウの理論は「医学モデルの行動主義的

哲学を支持し，機械論的，決定論的，永続的な見解を例証している」(1991, p.141)と述べている．しかしながらペプロウは，自身の研究は機械論的というよりむしろ力動的である，とはっきり述べることによって，そのような彼女の評価を拒否した(1954/1989)．機械論的理論は，ペプロウによれば，「主に部分的であり，一方的である．［機械論的理論は］……観察される個人からの分離を前提とするような人が行う見物人的な観察によっている」(p.9)．これと対照的に，ペプロウが指摘しているように，力動的理論は参加者としての観察が必要であり，看護師の観察者と患者双方からの情報を考慮するものであり，これが人間関係理論の本質的特徴である．これらの特徴はペプロウの哲学的主張を吟味してみると，この理論が相互作用の世界観とほぼ同系列であることを示しており，その見解に織り込まれている全体性の原理に重きをおいている．実際，フォチャック(Forchuk, 1991a)は，ペプロウの仕事は全体的な世界観を反映していると指摘しており，セラーズもついには同じ結果に至っている(1991)．

## ■ 概念モデル

ハリー・スタック・サリバン(Harry Stack Sullivan)の人間関係モデルは，ペプロウの理論の基礎として概念的に強い影響を与えた．ペプロウは，1930年代から1940年代にかけてサリバンの仕事を研究し，自身の理論の出発点としてそれを用いたと述べている．しかし，1948年以降，彼女の仕事は「主に精神科の患者の臨床からのデータの広範囲にわたる研究から導き出されている」(Peplau, 1992, p.13)．

ペプロウ(1992)は，人を「人間としての尊敬，尊厳，プライバシー，信頼，倫理的ケアなど人間的な尊重すべてに値するクライエントあるいは患者として」みなしている．また，彼女は「患者としての人間は，……専門の看護サービスを受ける必要のある何らかの問題をもつ」(p.14)と続けて述べている．彼女は，看護師を専門家，一定の専門知識をもつ人としてみなしている．ペプロウによると「専門の知識とは，看護の範囲内での現象の本質に属するもので，研究により検証済みであるがゆえ予測できる既知の結果をもっ

た，信頼できる介入に属する知識のことである」(p.14)と述べている．

ペプロウは，人格の形成に文化が重要であることを述べながらも，環境にはあまり注意をはらっていない．部分的には，「人格を決定するのはその子どもの生物学的要素の特有な表現と文化の力の相互作用である」(Peplau, 1952, p.163)と述べている．

健康は，ペプロウによると(1952)，「はっきり定義されてはいないが，人格の前向きな動きや，その他に創造的，建設的，個人的，および共同の生活の方向性に向かう前進的な人間的過程を意味する言葉の象徴である」(p.12)．

ペプロウ(1952)は，看護を以下のように定義した．

> 重要で，治療的な，人間関係の過程である．それは地域のなかで個人が健康になることを可能にする他の人間的過程とともに機能する．専門家による健康サービスが必要とされる特定の状況においては，看護は，有機体としての人間の自然な前進的傾向を促進する状況を組織化することに貢献する．看護は，創造的，建設的，生産的，個人的，そして地域社会での生活の方向性に向かう人格の前向きな動きを促進することを目標とした，教育的な手段でありかつ成長を促す力である(p.16)．

したがって，ペプロウにとっての専門的看護実践の目標は(1992)，「建設的に生きることを阻む問題に患者自身が気づき，患者自身がその問題を解決することを助けることである」(p.15)，と述べている．

### ■ 先行する知識

ペプロウはハリー・スタック・サリバンとその門弟の影響をはっきりと認め，自身の考えは彼らに負うものが多いことを認めている．1952年の本の序章では，次のように述べている．

> 著者は，ハリー・スタック・サリバン博士の後年の著書からの間接的な恩恵に，そしてエーリッヒ・フロム博士，ウィリアム・アランソン・ホワイト精神医学研究所，およびチェストナットロッジの専門家スタッフの様々なメンバー

とともに行った研究から得られた直接的な支援に，深く謝意を表したい．サリバン博士が提唱し，これらの専門家が発展させた人間関係理論は，看護で観察された現象を説明するのに最も役に立つ理論の1つであると著者は考える．この本は，人間の行動を理解する上で非常に貴重な考えを，より単純な形で看護師が利用できるようにするために，彼らの貢献した仕事に多くを頼っている（p.v）．

「対人関係」という言葉は，心理劇を発見した精神科医のヤコブ・モレノ（Jacob Moreno, 1941）によって造語されたが，のちにサリバン（1953）によって定義され解説されたと，ペプロウ（1987/1989）は述べている．また，ペプロウは，「サリバンは精神分析の実践家であるが，人間関係理論の構成要素は，1920年代から1950年代の社会科学と彼の精神科の臨床の仕事の両方から導き出されている」（1987/1989, p.58）と述べている．後年の出版物で，ペプロウ（1992）は，サリバンの人間関係理論は，精神分析理論よりも社会科学の理論から多くを得ていると注釈している．

ペプロウ（1987/1989）は，サリバンは人間関係を「二者あるいはそれ以上の人々（ほとんどそのうちの1人は全く架空の人物ということもありうる）の間で起こることの研究」（p.58）であると定義している，と述べている．彼女は指摘しているが，用語は「人間関係(interpersonal relationships)」よりもむしろ「人と人とのつながり(interpersonal relations)」であるべきである．関係(relations)は「物や人間間の交わり，つながり，結びつき，きずなを意味する」（p.58）とペプロウは説明している．また，彼女は「看護師-患者の人間関係において，特に精神科においては，看護師の目的は，クライエントと他者（家庭，友人，スタッフ，看護師）との間に起こっている人間関係を研究することである」（p.59）と述べている．

## 3. 理論の内容

ペプロウの著書の系統的分析によると，人間関係の理論には1つの概念つ

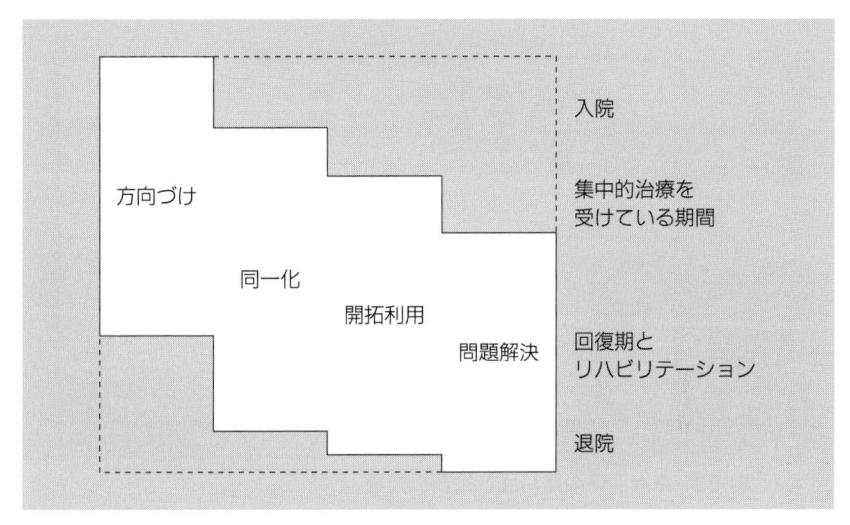

**図 7-1 看護師-患者関係における重なり合った諸局面**
〔H. E. Peplau, (1952). Interpersonal Relations in Nursing: *A Conceptual Frame of Reference for Psychodynamic Nursing* (p.21). New York: G. P. Putnam's Sons. Copyright 1991 by Springer Publishing Company, Inc., New York 10012. の許可を得て掲載〕

まり看護師-患者関係が含まれていることがわかる．ペプロウは，「関係性は人間関係のプロセスである．それは出発の時期があり，いくつかの局面を経て進行し，タイム・リミットが決められ，そして終わりの時期をもつ」(1992, p.14) と述べている．

看護師-患者関係は 4 つの局面があり，これは概念の次元を示している(図 7-1)．それぞれの局面に対するペプロウの論考には看護師と患者の間の人間関係の発達と，想定される役割の説明が含まれている(図 7-2)．方向づけの局面は，患者が健康上の問題を知らせる切実な欲求をもち，その問題を明確にするために援助を求める時に起こる．患者は質問をしたり，安心するために何を知ってもらう必要があるかを探そうとしたり，専門家の反応の仕方を観察することで，この方向づけの局面に参加しているとペプロウは述べている (1952)．この方向づけの局面に，看護師は，患者を助けて健康上の問題および，援助が必要な度合いを認識，理解させ，どんな専門的サービスが受け

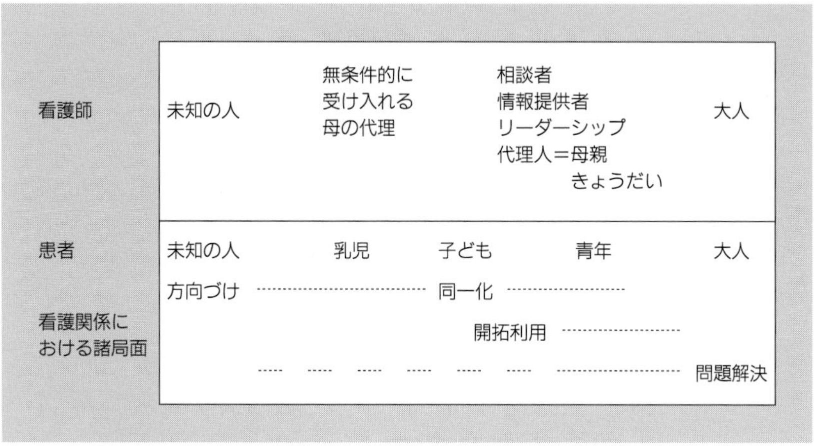

| 看護師 | 未知の人 | 無条件的に受け入れる母の代理 | 相談者<br>情報提供者<br>リーダーシップ<br>代理人＝母親<br>きょうだい | 大人 |
|---|---|---|---|---|
| 患者 | 未知の人 | 乳児 | 子ども　　　青年 | 大人 |

| 看護関係における諸局面 | | | | |
|---|---|---|---|---|
| 方向づけ ……………………………… 同一化 ……………………… | | | | |
| | | 開拓利用 ……………………… | | |
| …… …… …… …… …… …… …… …… …… …… …… 問題解決 | | | | |

**図 7-2　看護師−患者関係の諸局面と役割の変遷**
〔H. E. Peplau, (1952). Interpersonal Relations in Nursing：*A Conceptual Frame of Reference for Psychodynamic Nursing* (p.54). New York：G. P. Putnam's Sons. Copyright 1991 by Springer Publishing Company, Inc., New York 10012. の許可を得て掲載〕

られるかを理解させ，専門的サービスを受ける計画を立てさせ，切実な欲求と結びついた緊張と不安を利用して気力を起こさせることで参与している．ペプロウは(1992)，方向づけの局面について以下のように指摘している．

　　この局面は，続く重大な仕事の準備段階として大変重要であり，この局面においては，例えば，看護師の名前，看護師の目的，利用可能な時間，仕事へのアプローチを知り始める．看護師は，患者を人として知るようになり，看護師への患者の期待，患者の反応の特徴などを知ることができるようになる．看護師が，患者の潜在能力，ニード，関心，不安や恐怖を体験する時の患者の傾向をアセスメントするのはこの局面においてである(p.14)．

　**図 7-2** にみられるように，方向づけの局面における看護師の最初の役割はこれも見知らぬ人の役である患者とともに演じる，見知らぬ人としての役割である．「見知らぬ人とは，片方の個人が知り合いでない個人ということである」(1952, p.44)とペプロウは述べている．方向づけの局面が進むと，患

者は乳児の役割を演じるかもしれない．それゆえ看護師は患者から代理の役割，特に無条件に受け入れる母の役割を振り当てられるかもしれない．ペプロウ(1965/1989)は，この親のような役割はある状況では有用ではないかもしれないが，「もし患者が深刻な病気であり，継続的に母親のようなケアが必要であれば，看護師がそれを満たしていくことは合理的であるといえる」(1952, p.55)と述べている．

<u>同一化の局面</u>は，看護師-患者関係を患者がどのように活用するかを学ぶ時に起こる．この局面では，看護師と患者は，状況の見方や出来事に対する反応の仕方について同じような意見や異なった意見をもつ人間としてお互いを理解し，尊敬し合うようになるとペプロウ(1952)は説明している．

この局面において，患者は「①看護師との関係や相互依存の関係を基礎として，②看護師からの自立や分離を基盤として，［または］③看護師への無力感や依存を基盤として」(p.33)反応することを，ペプロウ(1952)は指摘している．さらにペプロウは，看護師-患者関係は1つの様式の対応から他の様式に移るので，目標を達成するには，3つの様式すべてが必要であることを述べている．

この局面を通して，看護師は専門的な教育と技術を用いて，患者が関係を十分利用して健康上の問題を解決することを助けていく．特に看護師はいくつかの役割を引き受け，患者が乳児や子どものように演じている時は，無条件に受け入れる母の役割を演じたり，患者が徐々に思春期の役割を演じるにつれて，相談者，情報提供者，リーダー，または代理人としての役割を演じる(図7-2)．情報提供者としては，看護師は，「患者が健康上の問題と新しい状況を理解できるような特定の必要とされる情報を提供する」(Peplau, 1952, p.21)．相談者としては，患者が入院に至った状況とそれに伴った感情をふりかえることに耳を傾ける．リーダーとしては，独裁的あるいは放任的というよりむしろ民主的にふるまう．患者の母親，父親，きょうだい，他の人の代理人の役割では，看護師は患者に過去の関係についての昔の感情をもう一度演じたりアセスメントしたりすることで患者を助ける．

<u>開拓利用の局面</u>は，患者が利用可能な専門家のサービスを十分に活用し出

す時に始まる．この局面では，重症の時期の依存的になる必要がある時と，回復過程において自立的になる必要がある時のバランスをとろうとすることが難しいようにみえる(Peplau, 1952, p.38)．開拓利用の局面での看護師の課題は，何が患者の行動を依存から自立へ向かわせるのかということを理解し，患者の側に立って，過剰な開拓から患者を守ることである．この局面では，看護師は，相談者，情報提供者，リーダー，あるいは思春期の患者の役割に応じた代理人のような役割を行い続ける(図7-2)．

　問題解決の局面は，患者がもっと生産的な社会活動と関係を求めて自由になりたいと思うように，看護師が患者の行動の組織化を助ける時に起こる．関係を終わりにしたいという患者の願望は，病気の回復とは一致しないこともあるとペプロウ(1952)は述べている．問題解決の中心的課題は，患者が自分の人生に対して自由に動くことである．もちろん看護師も患者も自由になる過程に参加しなければならない．看護師と患者が大人の役割になった時，解決が起こる(図7-2)．

　ペプロウ(1952, 1965)は，看護師の他のいくつかの役割も認めている．それらは看護師-患者関係の様々な局面のなかで，技術的な卓越者，コンサルタント，教師，家庭教師，社会福祉士，セーフティーエージェント，環境取締官，仲介役，管理者，報告者，観察者，研究者などである．技術的卓越者の役割は，関係のすべての局面でとりうる．この役割において看護師は「様々な専門的方策を理解し，患者のために技術と眼識で巧みにその方策を処置する」(1952, p.22)．教師の役割も，看護師と患者の関係のなかで，いかなる時にも存在するとみなされている．ペプロウによれば，この役割は他の全部の役割のコンビネーションである(1952, p.48)．患者に焦点を合わせながらも，ペプロウは「患者の知っている事から出発して，さらなる医学情報を望んだり利用できるよう患者の興味をかきたてる」(1952, p.48)教育的なやり方を唱えた．ペプロウは他の役割についても触れているが具体的には記載していない．

　看護師は，患者との相互作用の間，多くの異なった役割を引き受けることになるが，患者が彼らに振り当てようとするかもしれない，ある一定の役割

だけは引き受けるべきでない．特にペプロウは(1965/1989)，仲良し，親友，主役や性的な対象としての役割は，看護師がとる有効な役割ではないことを主張している．

## ■ 命題

看護師-患者関係とその関係の局面に対する記述は，人間関係理論の非関連命題を構成している．看護師-患者関係のそれぞれの局面についての他の非関連命題は次のようである．

### □ 方向づけの局面

方向づけは，患者の生活体験のなかに病気の出来事を全面的に参与させ，統合させるために必要である．これは看護師が患者に代わってできる事柄を抑圧したり，切り離して考えたりしないための唯一の予防手段なのである(Peplau, 1952, p.23)．

患者は自分のできないことと，援助の欲求の程度を認識し，理解する必要がある(Peplau, 1952, p.22)．

欲求にもとづいて援助を求めることを，皆感じてはいるが十分に理解していない．援助を求めることはしばしば動的な学習経験における第一歩であり，そこから個人的-社会的成長における建設的な次の一歩を踏み出すことができるのである(Peplau, 1952, p.19)．

どの患者も専門の職員が提供できるサービスを受けることを認識し，それを計画することに，援助を必要としている(Peplau, 1952, p.24)．

どの患者も，感じている欲求に関連した緊張や不安からくるエネルギーを利用して，当面の問題を明確にし，理解し，そしてそれに生産的に立ち向かうための積極的な手段を獲得することに援助を必要としている(Peplau, 1952, p.26)．

問題に対する方向づけは，再活性化された古いものや新しい状況での挑戦によって創造された新しいものも含めて，欲求と感情を表現することに導く(Peplau, 1952, p.41)．

## ☐ 同一化の局面

　豊富で無条件のケアを提供し，援助する人を常に象徴する看護師への同一化は，ニードを満たす方法であり，抵抗できない問題に向き合う1つの方法である．最初のニードが満たされると，それらは成長し，もっと成熟したニードが生じる(Peplau, 1952, p.41)．

　看護師が患者に，彼らが感じていることを表現するのを許容し，なおかつ患者自身が，必要と感じている看護すべてを手に入れることを許すならば，患者は人格における肯定的な力を強化し，感情を再方向づけする体験として，病気を体験することができる(Peplau, 1952, p.31)．

## ☐ 開拓利用の局面

　ある状況が与えるものを活用することは，問題の新しい識別法と，対人関係における技術の発達と改善を生み出す．個人の努力を通じての達成されるべき新しい目標が計画されうるだろう(Peplau, 1952, pp.41-42)．

## ☐ 問題解決の局面

　入院の状況から地域社会への移行は，看護師-患者関係の解決を必要とし，新しい社会的な相互依存的な関係に向けての個人の強化を必要とする．ある状況で，解決が不十分な思いを基盤にして起こると，ニードがもっと強くなり，出来事の不明確な意味とともに切望へと変わり，それが，全体的な体験の統合の可能性を制限することになる(Peplau, 1952, p.42)．

　問題解決の局面は，援助してくれる人や世代への同一化から自由になることと，多かれ少なかれ一人立ちする能力の強化を意味する．これらの成果が達成されるのは，これ以前のすべての局面が「心理的マザリング」の見地から満たされた時だけである．すなわち，欲求を十分に充足するような支える関係を無条件に受容すること，どんなにささいなものであろうと，患者が示す成長の手がかりを認識し，それに応答すること，つまり，患者が自身の要請の充足を快

く延ばすようになったり，新しい目標達成に向けて努力するようになった時，看護師から患者に権限を移すことが十分に行われた時である(Peplau, 1952, pp.40-41)．

さらに，他の非関連命題が4つの局面を特徴づけている．これらの命題は次のように述べている．

> 関係のなかの4つのはっきり識別できる局面は，連結するものとして考えられるべきものである．[この4つの局面]は，すべての看護状況において認められるものである．
> それぞれの局面の特色は，看護師と患者が困難解決のために協力して働くことを学ぶ時，健康の問題に関してその役割や機能が互いに重複していることである(Peplau, 1952, p.17)．

看護師-患者関係の局面の連結し，重複する性質は，**図 7-1** と **図 7-2** にみられるが，次の非関連命題で特に明らかである．

> 最初に，患者は重複する状況に関連して機能する．すなわち彼は家にいる状況のほうに引っぱられ，打ち解けた反応を示す．そしてまた，病院にまだいて緊急の問題を解決している状況のほうへ引っぱられている(Peplau, 1952, p.29)．
> 開拓利用の局面は同一化と，看護師-患者関係の最終局面である問題解決の局面と重複している．方向づけの局面はその前の社会または家にいる状況と重複している．論じられている局面とは，すべての先立つ局面と患者の自己の将来への拡張を意味するものである．その特徴は混ざり合っている欲求と前後に往復することにある(Peplau, 1952, p.38)．

この理論が1つの概念だけしか含んでいないので，関連命題は存在しない．

# B 人間関係理論の評価

　この節では，ペプロウの人間関係理論の評価を述べる．この評価は，この看護理論を用いたり批評を行っている他の著者の出版物やこの理論の分析結果を基盤としている．

## 1. 重要性

　人間関係理論のメタパラダイムの起源について，ペプロウは明確には，理論の土台になったものについて名をあげてはいないが，彼女の論文から容易に推測できる．しかし，ペプロウは理論の土台になったいくつかの哲学的主張を明白にしており，また他のものは彼女の出版物から抜き出すことができた．

　ペプロウは，サリバンの人間関係理論と，先行する知識の主要な資源としてサリバンの研究の出版物を引用し，特にペプロウの理論の概念的な基礎について常に明らかにしている．実際，どこまでがサリバンの理論で，どこからがペプロウの理論なのかの区別が困難である．ペプロウ(1969)は，看護を応用科学と考えているので，理論上，明確な区別がつきにくいのは驚くべきことではない．

　また，ペプロウが，名前をあげているのはエーリッヒ・フロム(Erich Fromm)だけだが，自身の思考に対するサリバンの後継者たちの貢献も認めている．しかし，1952年のペプロウの書物では，不安，子どもの発達，コミュニケーション，葛藤，欲求不満，罪，出来事としての病気，リーダーシップ，学習，動機づけ，要求，両親の役割，人格，精神病理学，治療方法，および一般的な方法などを含めて彼女が言及した多くの論題に対し，多くの参考文献をあげている．

人間関係理論特有の貢献は，看護師-患者関係の局面を理解するのに有効な知識を提供していることである．シリ(Sills, 1978)は，「この知識は，看護の倫理上の目標に対し，理想と現実の間のギャップをうめる具体的な基礎づくりに役立っている」(p.123)と述べている．

　この理論に特有の特徴は，臨床看護において全面的とはいえないまでもたいがいの場合，幅広い有用性をもつことである．この理論の重要性についてペプロウ(1992)は，「人としての看護師の行動が，患者の安寧と看護ケアの質と成果に重大な影響を与えるからである」(p.14)と述べている．また，この理論のもう1つの特徴は，その永続性である．1978年に，シリはペプロウの本の出版からその時までの25年間の文献を見渡してみても，この理論は何の改訂もなしでいまだに有効であると述べている．この理論は，その後40年以上も有効であり続け，最近の文献(この Chapter の最後に載せた)でもそのことが実証されている．同様に，1952年のペプロウの理論が，1989年にマクミラン・エデュケーション社(ロンドン)から再版，1991年にはシュプリンガー出版からも再版されている．

　さらに，ペプロウ(1992；Takahashi, 1992に収載)は，人間関係理論は，カウンセリング，精神療法，家族療法，集団療法を含む様々な精神療法的手法と面接技法の発達を導いていると指摘している．加えて彼女は，特に精神看護においてみられた臨床専門家(clinical specialist)の運動がそうであったように，先進的な精神看護がこの理論から少なからぬ刺激を得ていると主張している(1992, p.18)．

## 2. 内的一貫性

　ペプロウの仕事の多くの要素は一貫しており，「人間関係理論」は，サリバン(1953)の人間関係理論を基礎としたペプロウの哲学的主張と概念モデルから論理的に導かれている．

　人間関係理論は，意味論上の明確さを示している．すなわち，ペプロウは，看護師-患者関係の概念をはっきりと，簡潔に述べ，看護師-患者関係の

4つの局面を明確に記述している．

　その理論は，部分的な意味論上の一貫性を示している．ペプロウの当初の仕事は，看護師-患者関係の4つの別個の局面を含んでいた(1952)．しかしフォチャック(Forchuk, 1991b)は同一化と開拓利用の局面を1つにし，<u>働きかけの局面</u>(working phase)と名づけた．ペプロウは，これに同意し，フォチャック(1991b)の述べたこの局面を1992年のペプロウの出版物では引用している．ペプロウは，看護師-患者関係の4つの局面を改訂して，3つの局面にすることに明らかに同意しているが，同一化と開拓利用の局面が働きかけの局面を作り上げていることは明らかである．

　余剰な概念はない．一部混乱している所がある．看護師が引き受ける様々な役割が看護師-患者関係のある特定の局面と関連しているのか，あるいは4つの全局面を通じて引き受けられるものなのかが不明確である．前者については，図7-2で明らかであるが，後者の状況は次の陳述によって述べられている［波線は筆者による］．

　　<u>他の3つの局面と同様，方向づけの局面の間，</u>看護師には次のような4つの連結した看護の機能が働くことになりうる．①看護師は情報提供者として機能するだろう，②看護師は，カウンセリングの関係のなかで機能するだろう，③患者は，看護師に母親，父親，きょうだいの代理という役割を投影するだろう，④看護師はさらに技術的なエキスパートとして機能するだろう(Peplau, 1952, pp.21-22)．

　ペプロウの理論を分析すると，構造的に一貫性があることがわかる．人間関係理論はサリバンの理論からの演繹的活用の産物であり，ペプロウ自身の臨床的観察からの帰納的な産物である．オトールとベルトは，次のように述べている(1989)．

　　ペプロウの理論展開の手法は，帰納的方法と演繹的方法の両方を用いている．帰納的(観察と分類)と演繹法(既知の概念と過程をデータに応用する)を結合する過程は，一方向でない創造的な，思想の形成の仕方を生む．その方法と

は思想形成の基礎として，現存する理論と同様に実践のデータも使用するやり方である(p.355)．

## 3. 簡潔性

前節での分析では，人間関係理論は簡潔な構造であることが示された．それは4つの次元をもつ1つの概念といくつかの非関連命題から構成されている．反対に，フォチャック(1991b)は対人関係理論を「多くの概念と下位概念……相互に関係のある下位-下位概念により……きわめて複雑である」(pp.54-55)とみなしている．確かに，ペプロウの論文を彼女が分析したところによれば，本書ではメタパラダイム概念(人，環境，健康，看護)とみなしているもの，すなわち看護師-患者関係とその次元(看護師-患者関係の各局面)の中範囲理論および他のいくつかの概念と下位概念(すなわち次元)，それらが結合した複雑な構造が示されている．これらの概念とその次元とは，コミュニケーションとその次元の言語的および非言語的コミュニケーション，パターンの結合，役割，思考とその次元の認知と自己理解，学習，能力，不安である．

さらに，オトールとベルト(1989)は，孤独，不安，自己，妄想，思考障害，注意，学習は「ペプロウの人間関係理論の背景を作っている主要概念である」(p.xvi)と述べている．ペプロウの出版物を繰り返し読めば，フォチャックやオトールとベルトによって確認された付随の概念は看護師-患者関係の局面の記述にとって不可欠な部分であるか，または人間関係理論に特に適した臨床の場面のどちらかであることがわかる．ゆえに，ここでは以上の概念はこの理論の中心概念とはみなされない．

## 4. 検証性

人間関係理論は，ペプロウ(1952)によって開発された臨床的な方法論に

よって検証できる．「観察，コミュニケーション，記録は看護師が患者との間のかかわりで何が起こっているのかを研究するのを可能にする互いに連結し合った作業である」(p.309)と述べている．

人間関係理論の文脈における観察の目的は，「看護師と患者間のかけ引きの相互作用のドラマについての印象を確認，分類，立証することである」(Peplau, 1952, p.263)．収集されるべき具体的なデータは，「(a)観察者の行動，(b)被観察者の行動，(c)看護師-患者間で進行中の相互作用の現象」(Peplau, 1992, pp.14-15)である．参加-観察は，主要なデータ収集の技術である．

コミュニケーションの1つの目的は，「個人の心にある指示内容もしくは意味および概念において表象化されている指示物，対象もしくは行為の両方を示唆し，伝える表象や概念を選択することである」(Peplau, 1952, p.290)．もう1つの目的は，2人あるいはそれ以上の人々の間の言語の「共通理解を打ち立てる努力を要請する」(p.290)ことである．それゆえ，看護師が患者と話をする時に選ぶ言葉は大変重要である．ペプロウ(1952)は，言葉の選択に，明確さと持続性の原則を用いることを助言している．明確さに関して，彼女は次のように述べている．

> 2人もしくは全員の参加者の共通経験という意味の枠組みのなかで物事が起こる時，もしくは関係者全員の一致した不断の努力の結果としてそのことの意味が確定されているか，または理解可能である時，用いられる言葉と文章は事柄を明確に表している(p.290)．

明確さは，ゆえに看護師と患者が言葉の意味に対する自分の認識について話し合い，共通の理解に向けて努力する時に促進される．「患者にとっての［ある言葉の］意味が表現され，話し合われ，認識に新しい見解がもたらされた時」(p.291)に，明確さは達成される．

コミュニケーションにおける持続性についてペプロウは説明している．

> 表現された考えの一貫性と関係を増強するための道具として言語が用いられ

た時に持続性は発生し，それで考えや感情，事柄，または考えのなかに示唆されているテーマの間の関連性や関係を識別できるようになる(p.290)．

このように持続性は，会話の過程で「1週間など比較的長期間にわたって患者が繰り広げる会話の筋道を看護師が見出すことができ，そして看護師が患者を助けてそれらの筋道に集中させ，筋道を発展させる時」(p.293)に増強される．

記録は，看護師と患者の間のコミュニケーションの文書記録である．事実上，文書記録は参加-観察を通して得られたデータを示している．記録の目的は，看護師と患者の間の相互作用の正確な言語化である．ペプロウ(1952)は，最初に患者に接する時は，看護師の観察を逐語的に記録できるような形式を用いることを提案している．すなわち，患者についての看護師の第1所見，感情，考え，つまり患者の反応そして看護師の反応などである．彼女はまた，相互作用を記録するためにはテープレコーダーや，もう1人の看護師による関係者以外の観察が必要な場合もあると述べている．

データは，看護師-患者関係の同一化，開拓利用，問題解決の局面によってまとめられ，患者についての最初の印象や直感からまとめられた看護師の仮説に関連して分析される．データの分析はパターン統合，すなわち対人関係における関係やつながりについての推測をもたらす．サリバン(1953)からの引用によって，ペプロウ(1987/1989, 1992)は，関係の5つの次元について述べている．これらの次元とは，

- 性質(パターン，テーマ，多様性)
- 起源(歴史)
- 機能(意図，動機づけ，期待，目的，目標)
- 様式(形態，スタイル，方法)
- 統合(他者の行動との連携のパターン)

要するに，「看護師は患者が再発する問題に直面した時に，安全や満足を得られる行為のパターンにエネルギーを転換させる方法を観察している」

(Peplau, 1952, p.309).

　臨床上の方法論から，質的データが生まれる．人間関係理論に関連した量的データは，メスベンとシュロットフェルト(Methven and Schlotfeldt, 1962)，スプリングとターク(Spring and Turk, 1962)，ラモニカ(La Monica, 1981)，フォチャックとビートンとビートゥンとクロフォードとイデとフォベルグ(Forchuk, Beaton, Bethune, Crawford, Ide, and Voorberg, 1986)によって開発された質問紙によって収集できる．

　メスベンとシュロットフェルト(1962)によって開発されたSocial Interaction Inventoryは，情緒負荷の実践状況における，看護師の言語的反応の性質とタイプを測定する．スプリングとターク(Spring and Turk, 1962)によって開発された測定用具は，精神科看護の治療者(psychiatric nurse therapists)と患者とのコミュニケーションで目立つ言葉遣いの種類があげられており，言葉遣いに関する治療上の点数が計れるようになっている．ラモニカ(La Monica, 1981)は共感を測定する用具を開発し，共感を，「クライエントの世界における，そしてそれに添う中心的な焦点であり，感情であることと定義した．［共感］は，援助者によるクライエントの世界の正確な認知，クライエントを理解するためのコミュニケーション，および援助者が理解していることをクライエントが認知することなどが必要である」(p.398)．フォチャックら(1986 ; Forchuk and Brown, 1989)によって考案された「関係の形態(Relationship Form)」は，ペプロウによって描写された4つの局面を通して看護師-患者関係の進展の度合いを測定する．「学習形態の段階(Stages of Learning Form)」もフォチャックら(1986 ; Forchuk and Voorberg, 1991)によって開発されたが，これはペプロウ(1963)によって略述された学習の8段階を測定する．これらの段階は，観察，記述，分析，公式化，確認，検査，統合，利用の8つである．

## 5. 経験的適切性

　フォチャックとブラウン(Forchuk and Brown, 1989)の測定用具を開発す

る研究報告のなかで，人間関係理論の経験的適切性の直接証拠が提示されている．これらの研究結果は，看護師-患者関係のそれぞれの局面は看護師と患者の行動をもとにして実証できることを示している．これらの研究結果は「看護師が関係の局面を適切にアセスメントすることができるならば，ペプロウの理論のなかでより適切な介入が選択されやすい」(p.33)ことを示している．経験的適切性のさらなる証拠は，ペプロウの理論にもとづく地域社会精神健康プログラム，精神科のリハビリテーションモデル，ケースマネジメントの評価ついてのフォチャックとフォベルグ(Forchuk and Voorberg, 1991)の報告で見つけることができる．彼らは，プログラムの最初の2年間では，看護師-患者関係で問題の同一化の局面が最も一般的にみられ，91人のクライエントのうち方向づけの局面を超えなかった者は13％だけだったと報告した．さらにクライエントは学習の段階における進歩を実証した．78％が第2段階(記述)まで進み，ほぼ8％が第4段階(公式化)に進み，もう8％は第5段階(確認)に進んだことを示した．

　ランドとフランク(Lund and Frank, 1991)の調査からでも他の経験的適切性の証拠が得られる．その研究では，薬物治療不服従の限度に対する精神科の患者と看護師の認識が類似していることが発見された．ランドとフランクは，この研究結果は「看護師は……看護師-患者関係の最初の方向づけの局面では彼らの評価技術を適切に遂行していた」(p.7)という点でペプロウの理論を支持していると論評した．

　ペプロウを引用している他の研究者たちの仕事は，経験的適切性の間接的な証拠を提示している．ヘイズ(Hays, 1961)の調査研究は，患者に不安の概念を経験にもとづいて教授する局面を見極め，記述することを目的としていた．看護師-患者関係の相互作用の分析の結果，3つの局面，すなわち方向づけ，概念教授，評価を明らかにした．ガレットとマニュエルとビンセント(Garrett, Manuel, and Vincent, 1976)は，看護学生によって体験される様々なストレスの原因(患者の身体の介護，臨床指導者との人間関係，学問上のプレッシャー，家族やボーイフレンドとの個人的な問題)について探求している．

その他の文献検討で，人間関係理論の検証の結果を報告した他の出版物は見当たらない．結果として，ペプロウ(1952)の著書は「臨床の仕事と研究の人間関係の性質と方向性に影響を与えた」(Sills, 1977, p.203)が，その経験的適切性の証拠はきわめて少ないといえる．この状況は，看護理論発展の歴史にとって絶対必要な各理論の適切性については，頭からそれを決め込む傾向にあったためだと思われる．オトールとベルト(O'Toole and Welt, 1989)は，

> 　ペプロウの理論における考えは，……看護学の共同の文化の一部になっている．看護の基本的な考えとして広く理解されているものの多くは，彼女の仕事からきたものである．知識が蓄積されると，われわれはその知識の創始者たちの個々の貢献を忘れそうになる．言い換えれば，それは公有の知識になっていく．歴史的，知的意味合いから，これらの初期の貢献を今日の学問との関連性に照らし合わせてその功績に敬意をはらい評価することがきわめて重要である．ペプロウの［理論］がわれわれの研究と実践に密接に関連し続けていることは……明白である(p.365)．

　明らかに，ペプロウ(1952)によって最初に記述された看護師-患者関係の4つの局面の適切性と様々な臨床場面におけるその局面の一般化の可能性を検証するための系統的な研究が，この理論の経験的適切性を確定するためには必要である．

## 6. 実践的適切性

### ■ 看護教育

　ペプロウ(1952)によると看護教育の課題は「それぞれの看護師が患者を援助的な方法で世話したい1人の人間として徐々に成長すること」(p.xiii)である．より具体的には，看護教育の中心課題は，「看護師が，ある状況で自分がどのように機能すべきかを自覚している人として，十分に成長すること」(p.xii)である．その他の課題としては「困っている人に対して思いやり

のある関心を向けること，選択を行えるよう情緒的，知的能力を解放すること，看護師の利己心が啓発されて常に様々な患者・学生・市民と生産的な関係をもつことができるような人間として成長すること」(p.xii)などがある．

対人関係理論の応用には，特別な教育が必要とされる．看護師は，「患者へ送るシグナル(刺激，メッセージ，情報，ヒント)をコントロールする」ことを学ばなければならない．なぜなら，看護師の行動は「患者の行動変容を引き起こす刺激として働く」(Peplau, 1992, p.14)からである．看護師は「患者が直面している人間的問題，状況に合わせて使用されるべき技術の程度を見極め，技術の改善を導くような関係を患者と築くことができるよう」(Peplau, 1952, p.xv)学ばなければならない．

ペプロウ(1952)は，人格が成長し発展するように生産的な学習に学生が従事しなければならないことを強調している．しかし，ペプロウは「学生が成長する時，古い行動パターンがなくなり，新しい，より生産的なパターンが発達するので，学生は欲求不満，葛藤，不安を体験する」(p.xvi)ことを指摘している．

さらに，大学院卒の看護師は，継続して学習する責任を負わなければならない．ペプロウ(1952)は次のように述べている．

> 基礎教育が，有用で生産的な人間として学生が成長することを促進するのに大きな役割を果たす一方，大学院卒の看護師それぞれは自らの責任で，人生経験が人格機能に及ぼす影響を洞察する能力を広げ，より創造的で生産的な生活の仕方へと導く方策を工夫することができる(p.xvii)．

基礎教育および継続教育の重要性は以下の考えで強調されている．

> それぞれが ── 機能する人格として ── どのような看護師になるかで，それぞれの看護状況において看護師がとる人間関係のかかわりの仕方が決まってくる．それぞれの看護師が自分の機能をどの程度理解しているかで，患者が直面している状況および患者がその状況をどうみているかを，看護師がどの程度理解するかが決まってくる．積極的で効果的な看護行為は，状況の理解によって

起こってくる(Peplau, 1952, p.xii).

## ■ 看護実践

看護実践の目的は「患者における効果的な変化を促進することである」(Peplau, 1992, p.13). この目的は，看護師-患者関係を通して達成される．この関係において，看護師の主な機能は，患者・クライエントと他者の間の相互関係を調査することである．このような調査を，ペプロウ(1987/1989)は次のように説明している．

> 健康の観点から問題のある人間の反応や型を見極めることを可能にする．言い換えれば，クライエントが出来事，事件，関係，またはジレンマを説明している間，その状況にいる看護師は，何が起こっているのかを調査することができる．そのような調査(study)は，観察すること，体の動きと身振りなどを見極め，事実や提示されるデータに耳を傾け聴くことを含む．この調査過程のなかで，看護師は関係を認知し，データを個人的に解釈するために，推論を下したりまたは専門的な知的作業として理論を応用したりするようになるかもしれない(p.59).

ペプロウ(1952)によると看護サービスの課題は「患者への関心」(p.xiii)である．この課題を運用可能にすることは，専門的看護実践の次の5つの特徴に明らかである．

1. 専門的看護の焦点は患者である．
2. 看護師は見物的観察者よりむしろ参加観察者である．
3. 看護師は看護師-患者関係において自分が引き受けるべき様々な役割を自覚している．
4. 専門的看護は，課題中心というより，むしろ患者にとって利用可能なデータ収集と観察を強調しながらまず調査中心である．
5. 専門的看護は理論の活用の基礎が教え込まれている(Peplau, 1965/1989).

人間関係理論はまず，対人関係の技術を通して実施される．対人関係の技術をペプロウ(1992)は「患者の問題解決と患者の能力の発達を目的とした看護師-患者関係において看護師に用いられる言語的介入」(p.18)と定義している．これらの技術についてペプロウは次のように説明している．

　これらの技術は，相互的，社会的関係をもつことよりも，一方向的に焦点をあてることにもとづいている．すなわち看護師の興味は患者の関心事と発達である．これらの技術はまず言語で表され，調査本位である．患者のジレンマを両者が理解するために，看護師はコメント・質問をして患者に考えさせ，答えさせ，必要なデータを得る能力を使わせるようにする．この過程で，看護師はひそかに理論を用い観察を解釈し，患者を導いて個人的経験に対する自身の解釈を系統立てて述べる作業に向かわせる(p.18)．

人間関係理論の実践的適切性の証拠は生じつつある．いくつかの調査結果は理論が広く用いられていることを示している．マーチンとカークパトリック(Martin and Kirkpatrick；Forchuk, 1991b に収載)はカナダの第3期ケアの精神病院で調査を行い，ペプロウの理論が，他の17の理論のなかで，スタッフナースの実践を導くための理論として最も用いられていたことを示している．さらに，ヒルシュマン(Hirschmann, 1989)は，米国で調査した165名の精神科看護師の半分が看護実践にペプロウの理論を用いていることを発見している．

ペプロウ(1992)は，この理論が「すべての看護実践で有効であり，特に精神科看護において有効である」ことを強調している．「なぜならば，精神科の患者は一般的にコミュニケーションや人々と関係をもつことに問題があることが多いからである」(p.13)．対人関係理論の応用に特に適しているような臨床上の問題は，不安，孤独，学習，自己のシステム，並列歪曲，幻覚である(O'Toole and Welt, 1989；Peplau, 1992)．

しかし，この理論の子どもへの応用については疑問がある．図7-2にみられるように，看護師-患者関係は看護師と患者が大人の役割を引き受けることで終わりになる．ペプロウは，患者が子どもの場合，その引き受ける役割

について述べていない．

　さらに，この理論は，看護師-患者の対人関係を強調しているが，看護師と家族メンバー，看護師と他の看護師，指導者と学生，管理者とスタッフナース，看護師と健康ケアチームメンバーの間にも応用することができる(Peplau, 1952, 1992)．

　ペプロウは，はっきりと指摘しているが(1992；Takahashi, 1992に収載)，人間関係理論は，患者の問題の医学的，身体的側面を取り扱っていない．しかし，この理論は「看護師が患者の健康問題の［医学的］側面に対する理解を助けるための健康教育を行う時に有効である」(1992, p.13)．

　理論を反映している臨床のプロトコールの実施可能性については明らかである．ペプロウ(1969)は専門職としての看護師と患者の出会いを「たいへん流動的な相互作用」(p.34)と述べている．専門職としての看護師は相互作用の4つの段階を用いると彼女は説明している．すなわち，①観察，②観察したことの解釈，③理論を基礎とした介入を用いての応答，④介入効果の評価である．さらに，彼女は専門職としての看護師による持続的評価は，

> 既知の現象の観察に関連した実践の標準化を導く．このように標準化された実践から技術的な看護実践のマニュアルを作ることができる．このように技術的看護は，看護［の相互作用］……に関して述べられた4つの段階を繰り返し用いることによって専門職としての看護師が生み出した，既知のまたは標準化された看護実践と関係している(pp.34-35)．

　このように実践のプロトコールは，何を観察すべきか，観察の結果として何を行うかということと，その行為の理論的根拠を包含していなければならない．さらに，ペプロウ(1965/1989)は，実践のプロトコールは次の4つの規準を満たすべきだと強調している．

1. 患者が看護師の意図をはっきりわかるように状況を組織化すべきである．
2. 看護師はエキスパートのようにふるまうべきである．
3. 看護師は，患者が何に直面しているかを知っていることを示さなければな

らない.
4. 看護師は患者に，経験の意味を確認することができるような機会を提供しなければならない.

文献を検討すると，人間関係理論を基礎とした看護実践への2～3のプロトコールが示されている．モリスン(Morrison, 1992)はペプロウの看護師-患者関係の局面にもとづいた実践上のプロトコールの開発とその成功した活用例について述べている(1992)．これは看護師によって演じられる様々な役割，例えば，ボーエン(Bowen)の家族システム理論，アセスメント-診断-計画-実践-評価の看護過程の段階を含んでいる．このプロトコールは精神科入院病棟におけるクリニカル・ナース・スペシャリストを指導する目的のものだった．さらに，フォチャックと共同研究者(1989)は，ペプロウの理論とケースマネジメントの理論を組み合わせた実践プロトコールを記述している．このプロトコールは，賄い付き療養所で生活する慢性の精神疾患をかかえたクライエントの看護ケアとして，地域の精神的健康促進プログラムのスタッフによって効果的に用いられた．

加えてペプロウ(1955, 1962, 1963)は，不安，孤独，学習といった臨床上の問題に対して人間関係理論を反映するような特別のプロトコールを開発した．例えば，彼女は患者の重度の不安を和らげるために，次のような技術について述べている．

1. 患者が不安を不安として認識できるよう励ます．これは，[患者が]本当に不安な時点で体験していることを認識するのを，全スタッフが手助けすることによって行われる．
2. 助けを必要とする不安に対して患者が用いる，助けを与えるパターンを患者がとることができるよう励ます．看護師は，患者が不安を自覚し続けるように，またそのことによって不安を除く行動がとれるようにするために努力集中する．
3. 不安が高まることに気づく直前の状況や相互作用を説明できるデータを，患者が自分自身や看護師に提示できるよう励ます．

4. そのデータから，患者の不安を高める直接の環境原因の可能性を患者が定式化するのを励ます(1962, pp.53-54)．

　臨床家は，人間関係理論から得られた実践のプロトコールを実施する法的能力をもつ．実際，ペプロウ(1952)は，「看護専門職は，看護の効果的な活用と患者へのその結果に対して，法律上の責任をもつ」(p.6)と主張している．ペプロウ(1985)は後の著書で，「専門家としての実践における進歩は，部分的に，自己規制と外部からの抑制の間の賢明なバランスの結果である」(p.141)ことを強調している．彼女は続けて，彼女の懸念をこう表明している．「自己規制の特典はいまや放棄されるか取り去られている状態である」(p.141)，だから自己規制をこれ以上侵食されないよう看護師は自ら守らなければならない．

　人間関係理論にもとづく看護実践が看護実践への期待に一致する度合いは今調査され始めたばかりである．ブリストウとキャラガン(Bristow and Callaghan, 1991)は，英国の大きな精神病院においてペプロウの理論を応用して，実施後3か月で看護師の看護過程の活用を改善したことを発見した．しかしながら，スタッフナースの満足度は少ししか変わらず，患者の満足度は減っていた．これらの結果に対してブリストウとキャラガンは，次のように述べている．

　　理論の管理上の課題が増えて，看護師を患者から引き離すことになり，このことが患者満足度を減少させた理由である．この理論は，看護師と患者の間のパートナーシップを強調しているため，患者に期待された責任が負荷されるので，患者はストレスが増えることになるのであろう．まさに日々の生活に責任をもつことが困難なことから生じる問題を抱えている患者は，このストレスを自分の健康状態が悪化したとみなし，その結果看護ケアの満足度も下がったとみなすのである(p.40)．

# C 結論

　ペプロウは，40年以上も前に，彼女の人間関係理論を提案した．カー(Kerr, 1990)は，ペプロウ理論に対して「精神と心の健康の看護を，正当な原理に支配された対人関係の過程として描写した最初の理論家である」(p.5)と述べている．しかし，理論は精神と心の健康の看護を超え，すべての看護師と患者の間の関係の，性質と本質の理解を大きく高めている．さらに，この理論は，看護師と患者の間の言語的コミュニケーションにとって大変有効である．最も重要なこととしてペプロウ(1992)は，「この理論は，看護師が個人的に成長すること，その成長を促進することを助け，患者を理解することを助ける」(p.18)と述べている．ペプロウの仕事は，明らかに看護の知識の発展に重要な貢献をしている．

　しかし，人間関係理論の経験的適切性の証拠がもっと必要である．カー(1990)は，「クライエントの精神の健康度を増すのに効果的なこれまでの人間関係の技術を，どのように用いるか決める理論的モデルをさらに開発［し，検証］することが，私たちの課題として残っている」(p.5)と述べている．ゆえに人間関係理論を用いた成果の証拠集めが引き続き必要であり，その際，患者に良好な変化をもたらす理論の活用方法に加えて，良好な変化の詳しい性質と安定性について特に注意をはらわなければならない．

## ■ 参考文献

Bristow, F., & Callaghan, P. (1991). Using Peplau's model in affective disorders. *Nursing Times, 87*(18), 40–41.
Forchuk, C. (1991a). A comparison of the works of Peplau and Orlando. *Archives of Psychiatric Nursing, 5,* 38–45.
Forchuk, C. (1991b). Peplau's theory: Concepts and their relations. *Nursing Science Quarterly, 4,* 54–60.
Forchuk C., Beaton, S., Bethune, J., Crawford, L., Ide, L., & Voorberg, N. (1986, August). *A marriage between Peplau and case management: Instrument development.* Paper presented at the Nursing Theory Congress, "Theoretical Pluralism: Direction for a Practice Discipline," Toronto, Ontario, Canada. (Audio cassette recording)
Forchuk, C., Beaton, S., Crawford, L., Ide, L., Voorberg, N., & Bethune, J. (1989). Incorporating Peplau's theory and case management. *Journal of Psychosocial Nursing and Mental Health Services, 27*(2), 35–38.
Forchuk, C., & Brown, B. (1989). Establishing a nurse-client relationship. *Journal of Psychosocial Nursing and Mental Health Services, 27*(2), 30–34.
Forchuk, C., & Voorberg, N. (1991). Evaluation of a community mental health program. *Canadian Journal of Nursing Administration, 4*(2), 16–20.
Garrett, A., Manuel, D., & Vincent, C. (1976). Stressful experiences identified by student nurses. *Journal of Nursing Education, 15*(6), 9–21.
Hays, D. (1961). Teaching a concept of anxiety. *Nursing Research, 10,* 108–113.
Hirschmann, M. (1989). Psychiatric and mental health nurses' beliefs about therapeutic paradox. *Journal of Child Psychiatric Nursing, 2*(1), 7–13.
Kerr, N. J. (1990). Editor's corner. *Perspectives in Psychiatric Care, 26*(4), 5–6.
La Monica, E. L. (1981). Construct validity of an empathy instrument. *Research in Nursing and Health, 4,* 389–400.
Lund, V. E., & Frank, D. I. (1991). Helping the medicine go down: Nurses' and patients' perceptions about medication compliance. *Journal of Psychosocial Nursing and Mental Health Services, 29*(7), 6–9.
Methven, D., & Schlotfeldt, R. M. (1962). The social interaction inventory. *Nursing Research, 11,* 83–88.
Moreno, J. (1941). Psychodrama and group psychotherapy. *Sociometry,9,* 249–253.
Morrison, E. G. (1992). Inpatient practice: An integrated framework. *Journal of Psychosocial Nursing and Mental Health Services, 30*(1), 26–29.
O'Toole, A. W., & Welt, S. R. (Eds.). (1989). *Interpersonal theory in nursing practice. Selected works of Hildegard E. Peplau.* New York: Springer.
Peplau, H. E. (1952). *Interpersonal relations in nursing. A conceptual frame of reference for psychodynamic nursing.* New York: G. P. Putnam's Sons. Reprinted 1989. London: Macmillan Education. [Reprinted 1991. New York: Springer.]
Peplau, H. E. (1955). Loneliness. *American Journal of Nursing, 55,* 1476–1481.
Peplau, H. E. (1962). Interpersonal techniques: The crux of psychiatric nursing. *American Journal of Nursing, 62,* 50–54.
Peplau, H. E. (1963). Process and concept of learning. In S. Burd & M. Marshall (Eds.), *Some clinical approaches to psychiatric nursing* (pp. 333–336). New York: Macmillan.
Peplau, H. E. (1965). The heart of nursing: Interpersonal relations. *The Canadian Nurse, 61,* 273–275.
Peplau, H. E. (1969). Theory: The professional dimension. In C. M. Norris (Ed.), *Proceedings. First nursing theory conference* (pp. 33–46). Kansas City, KS: University of Kansas Medical Center Department of Nursing Education.
Peplau, H. E. (1985). Is nursing's self-regulatory power being eroded? *American Journal of Nursing, 85,* 140–143.

Peplau, H. E. (1989). Interpersonal relationships in psychiatric nursing. In A. W. O'Toole & S. R. Welt (Eds.), *Interpersonal theory in nursing practice. Selected works of Hildegard E. Peplau* (pp. 5-20.). New York: Springer. (Original work presented in 1954.)
Peplau, H. E. (1989). Interpersonal relationships: The purpose and characteristics of professional nursing. In A. W. O'Toole & S. R. Welt (Eds.), *Interpersonal theory in nursing practice. Selected works of Hildegard E. Peplau* (pp. 42-55.). New York: Springer. (Original work presented in 1965.)
Peplau, H. E. (1989). Interpersonal constructs for nursing practice. In A. W. O'Toole & S. R. Welt (Eds.), *Interpersonal theory in nursing practice. Selected works of Hildegard E. Peplau* (pp. 56-70.). New York: Springer. (Original work published in 1987.)
Peplau, H. E. (1992). Interpersonal relations: A theoretical framework for application in nursing practice. *Nursing Science Quarterly, 5,* 13-18.
Sellers, S. C. (1991). A philosophical analysis of conceptual models of nursing. *Dissertation Abstracts International, 52,* 1937B. (University Microfilms No. AAC9126248)
Sills, G. M. (1977). Research in the field of psychiatric nursing 1952-1977. *Nursing Research, 26,* 201-207.
Sills, G. M. (1978). Hildegard E. Peplau: Leader, practitioner, academician, scholar, and theorist. *Perspectives in Psychiatric Care, 16,* 122-128.
Sills, G. M. (1989). Foreword. In A. W. O'Toole & S. R. Welt (Eds.), *Interpersonal theory in nursing practice. Selected works of Hildegard E. Peplau* (pp. ix-xi). New York: Springer.
Spring, F. E., & Turk, H. (1962). A therapeutic behavior scale. *Nursing Research, 11,* 214-218.
Sullivan, H. S. (1953). *The interpersonal theory of psychiatry.* (H. S. Perry & M. L. Gawel, Eds.). New York: Norton.
Takahashi, T. (1992). Perspectives on nursing knowledge. *Nursing Science Quarterly, 5,* 86-91.

## ■ 文献解題

### ● 主な出典

O'Toole, A. W., & Welt, S. R. (Eds.). (1989). *Interpersonal theory in nursing practice: Selected works of Hildegard E. Peplau.* New York: Springer.

この本は、Peplauによる、発表済そして未発表の多くの論文の再録と、編集者による Peplau の業績の論評と概要を含んでいる。

Peplau, H. E. (1952). *Interpersonal relations in nursing.* New York: G. P. Putnam's Sons. [Reprinted 1989 London: Macmillan Education Ltd.; Reprinted 1991 New York: Springer]

Peplau は、彼女の人間関係理論について記述し、看護師-患者関係の段階について説明している。

Peplau, H. E. (1963). A working definition of anxiety. In S. F. Burd & M. A. Marshall, *Some clinical approaches to psychiatric nursing* (pp. 323-327). New York: Macmillan.

Peplau はこの章において、不安を定義づけ、その現われと原因、結果について考察している。

Peplau, H. E. (1963). Process and concept of learning. In S. F. Burd & M. A. Marshall, *Some clinical approaches to psychiatric nursing* (pp. 333-336). New York: Macmillan.

> Peplau は，看護師が，患者の状況に関する知識を得るために活用する学習過程の段階について説明している．各学習段階に関係する知覚と，思考の過程について概説されている．最後に著者は，看護師が，患者の学習過程の発展を容易にするために有用な主張の実例を提示している．

Peplau, H. E. (1963). Interpersonal relations and the process of adaptation. *Nursing Science, 1,* 272-279.

> Peplau は 2 つの事例を使って，適応の段階がどのように生じるかを説明している．著者は，人が新たな心理社会的環境に応じて新しい行動パターンへと発展する過程として，適応を定義づけている．看護科学を発展させるために，適応の概念と過程について研究する必要性が論じられている．

Peplau, H. E. (1964). *Basic principles of patient counseling.* Philadelphia: Smith, Kline and French Laboratories.

> Peplau は，1950 年代から 1960 年代の，州立の精神病院における病棟の研究を通して発展した，カウンセリングの主な原理について述べている．

Peplau, H. E. (1965). The heart of nursing: Interpersonal relations. *The Canadian Nurse, 61,* 273-275.

> Peplau は，看護の中心的な力が明確に認識される必要性の強調と提案を看護の専門職が望んでいることについて，いくつかの特徴を熟考している．Peplau によれば，対人関係は看護の核であり，看護師が仕事の役割において多くの重要な副次的な役割 (sub-roles) を続けるなかで，看護師-患者関係が媒介になっている．対人関係の科学について最初の進歩が示されている．

Peplau, H. E. (1992). Interpersonal relations: A theoretical framework for application in nursing practice. *Nursing Science Quarterly, 5,* 13-18.

> Peplau は，彼女の理論の主な特徴について論じている．彼女は理論の発展と実践への使用法について説明している．彼女は彼女の理論が，看護師-患者関係を理解するのに最も役に立つと主張している．

Welt, S. R., & O'Toole, A. W. (1989). Hildegard E. Peplau: Observations in brief. *Archives of Psychiatric Nursing, 3,* 254-264.

> この論文は，Peplau の業績，書簡，講義から収集され編集されたものの抜粋を示している．精神科看護師が直面している困難だけでなく，心配，看護実践，嫉妬，無気力，学習，コントロール，そして精神科患者の依存といった，様々な概念について述べられている．躁うつ病，きょうだい関係，そして加齢についての Peplau の考えもまた述べられている．

● ペプロウおよび他の研究者による解説

Adams, T. (1991). Paradigms in psychiatric nursing. *Nursing (London), 4*(35), 9-11.

Adams は英国における精神科看護実践に用いられる様々なパラダイムを明らかにした上で記述している．そこには，医学的な保護 (medico-custodial)，対人関係，そして全体論を含んでいる．彼は，Peplau が発展させた対人関係のパラダイムについて指摘している．

Aggleton, P., & Chalmers, H. (1990). Peplau's developmental model. *Nursing Times, 86*(2), 38–40.

Aggleton は，Peplau の業績と看護過程の間にある類似性について述べている．初期の方向づけ，同一化，開拓利用，そして問題解決の局面が考察されている．そして，看護師が成長と発達を導くことに没頭できる主要な役割について，臨床事例を用いて説明している．

Belcher, J. R., & Fish, L. J. B. (1980). Hildegard E. Peplau. In Nursing Theories Conference Group, J. B. George (Chairperson), *Nursing theories: The base for professional nursing practice* (pp. 73–89). Englewood Cliffs, NJ: Prentice-Hall.

Belcher, J. R., & Fish, L. J. B. (1985). Hildegard E. Peplau. In J. B. George (Ed.), *Nursing theories: The base for professional nursing practice* (2nd ed., pp. 50–68). Englewood Cliffs, NJ: Prentice-Hall.

Belcher, J. R., & Fish, L. J. B. (1990). Hildegard E. Peplau. In J. B. George (Ed.), *Nursing theories: The base for professional nursing practice* (3rd ed., pp. 43–60). Norwalk, CT: Appleton & Lange.

Belcher と Fish は，Peplau の学術的，経験的な実績について明らかにして彼女の理論の特徴を述べ，分析している．

Blake, M. (1980). The Peplau developmental model for nursing practice. In J. P. Riehl & C. Roy, *Conceptual models for nursing practice* (2nd ed., pp. 53–59). New York: Appleton-Century-Crofts.

Blake は Peplau の理論の構成要素について，簡単な概説を提示している．

Bradley, J. C., & Edinberg, M. A. (1986). *Communication in the nursing context* (2nd ed.). Norwalk, CT: Appleton and Lange.

コミュニケーションとその理論的な看護の基盤について論議するなかで，Bradley は，治療上の対人関係の過程の定義における Peplau の貢献を明らかにしている．加えて Bradley は King の業績についても述べ，それが Peplau の枠組みを支持し，基礎としていると主張している．

Carey, E. T., Rasmussen, L., Searcy, B., & Stark, N. L. (1986). Hildegard E. Peplau: Psychodynamic nursing. In A. Marriner, *Nursing theorists and their work* (pp. 181–195). St. Louis: C. V. Mosby.

Carey, E. T., Noll, J., Rasmussen, L., Searcy, B., & Stark, N. L. (1989). Hildegard E. Peplau: Psychodynamic nursing. In A. Marriner-Tomey, *Nursing theorists and their work* (2nd ed., pp. 203–218). St. Louis: C. V. Mosby.

Carey と共著者は，Peplau の学術的あるいは経験的な実績について述べ，彼女の理論の初歩的な分析を提示している．著者はまた，理論についての大まかな批評を含めている．

Field, W. E., Jr. (1979). *The psychotherapy of Hildegard E. Peplau*. New Braunfels, TX: PSF Productions.

 Field は，Peplau の精神療法の原理について示している．彼はこの本の内容について，Peplau が講義で話した言葉から直接収集したものであると述べている．

Forchuk, C. (1991). A comparison of the works of Peplau and Orlando. *Archives of Psychiatric Nursing, 5,* 38–45.

 Forchuk は，Peplau と Orlando が，過去および今日の精神保健看護実践に重大な影響をもたらしたと論評している．著者は，Peplau と Orlando の業績を比較，批評し，Peplau が個人の発達に主要な重点をおいているのに対して，Orlando はクライエントの直接のニードに焦点をあてていることを指摘している．

Forchuk, C. (1991). Peplau's theory: Concepts and their relations. *Nursing Science Quarterly, 4,* 54–60.

 Forchuk は，Peplau の理論における概念と命題について述べている．

Gregg, D. E. (1978). Hildegard E. Peplau: Her contributions. *Perspectives in Psychiatric Care, 16,* 118–121.

 Gregg は，Peplau の経歴について述べ，さらに彼女の教育，コンサルテーション，執筆，専門団体での活動，政府への助言の努力を通じた多くの貢献について述べている．

Iveson-Iveson, J. (1982). A two-way process. *Nursing Mirror, 155*(18), 52.

 著者は，Peplau の業績の根源にある前提について概説し，患者と看護師間の対人関係の段階について示している．Peplau の理論に対する批評の簡単な記述が提示されている．

Johnston, R. L. (1982). Individual psychotherapy: Relationship of theoretical approaches to nursing conceptual models. In J. J. Fitzpatrick, A. L. Whall, R. L. Johnston, & J. A. Floyd, *Nursing models and their psychiatric mental health applications* (pp. 37–68). Bowie, MD: Brady.

 Johnston は，看護とその他の学問分野から，個人の精神療法に関するいくつかの理論について論じている．著者は Peplau の理論の説明も含めている．

Kerr, N. (1990). Editor's corner. *Perspectives in Psychiatric Care, 26*(4), 5–6.

 Kerr は，Peplau が，正当な原理によって規定された対人関係の過程として，精神医学・精神衛生の看護について描写した最初の看護理論家であると指摘している．

Lego, S. (1980). The one-to-one nurse-patient relationship. *Perspectives in Psychiatric Care, 18,* 67–89.

 Lego は，1946 年から 1974 年の精神科看護の理論と実践についての概説を示している．精神療法を行っている看護師の課題について考察している．著者は精神科看護の歴史と傾向について，理論，実践，そして精神科の看護師によって発表された研究報告に批判的評価を加えながら論議している．精神科看護における 1 対 1 の関係に方向づけをする論文から，パターンの要約を示している．Peplau の理論に関する概観が

含まれている．

McBride, A. B. (1986). Present issues and future perspectives of psychosocial nursing. Theory and research. *Journal of Psychosocial Nursing and Mental Health Services, 24*(9), 27–32.

　　McBride は，看護，特に心理社会的な看護における発展について考察している．看護理論家の，看護に対する貢献，および高まりをみせる看護師が研究に従事する必要性への貢献について概説が示されている．心理社会的な看護の発展における，理論および研究の影響力について述べられている．著者は，Orlando と Peplau の両方が，心理社会的な看護実践の発展における主要な発起人であると述べている．著者は，理論を発展させる手段としての研究の重要性を，一貫して示している．

McGilloway, F. (1980). The nursing process: A problem solving approach to patient care. *International Journal of Nursing Studies, 17,* 79–80.

　　McGilloway は，Peplau と Orlando が，早い時期から看護行為の分析を試みていたこと，そして看護介入が対人関係の過程だということを認めていたと述べている．

Morse, J. M., Anderson, G., Bottorff, J. L., Yonge, O., O'Brien, B., Solberg, S. M., & McIlveen, K. H. (1992). Exploring empathy: A conceptual fit for nursing practice? *Image: Journal of Nursing Scholarship, 24,* 273–280.

　　Morse と彼女の共著者は，臨床における共感(empathy)の効果について考察している．著者は，Peplau が 1952 年に発表した本のなかで，母親の感情が乳児に伝わる過程の記述を通して，「共感(empathy)」の用語を看護に紹介したと述べている．著者は，心理学から無批判に用いられていた「共感」が，看護実践における臨床の現実にはあまり適さないと結論づけている．

Osborne, O. (1984). Intellectual traditions in psychiatric nursing. *Journal of Psychosocial Nursing and Mental Health Services, 22*(11), 27–32.

　　Osbone は，看護大学生に使用され，1920 年代後半から出版された精神科看護のテキストが示す，3 つの明確な知的伝統について説明した．それは，精神科医，協調的な人々(collaborative)，そして精神科看護師である．著者は，伝統的な精神保健看護を理論化した Peplau の貢献を強調している．精神医学のテキストの内容に，看護師にとってのより高い教育の影響，脱施設化，そして地域精神保健の動きに関する精神医学のテキストの内容が示されている．著者は，精神科看護にとっての独自の理論の必要性について論議している．

Pearson, A., & Vaughan, B. (1986). *Nursing models for practice.* Rockville, MD: Aspen.

　　著者は，Peplau の考えが基盤としている信念と価値観の概略を述べている．人間が生き残ること，個々の人格の前向きな変化を助けること，そして社会政策に影響を及ぼすことが，看護の目的を構成している．治療上の対人関係過程を起こすために，Peplau は看護師が，知識的な基盤と特有のスキルを得ることが必要だと信じている．著者は患者が移行する 4 つの局面を示し，それは看護過程の 4 つの局面に一致する．最後に，看護過程が，2 つのケーススタディを用いて説明されている．

Peplau, H. E. (1969). Theory: The professional dimension. In C. M. Norris (Ed.), *Proceed-*

ings. *First Nursing Theory Conference* (pp. 33–46). Kansas City, KS: University of Kansas Medical Center Department of Nursing Education. [Reprinted in Nicoll, L. H. (Ed.). (1986). *Perspectives on nursing theory* (pp. 455–466). Boston: Little, Brown; and Nicoll, L. H. (Ed.). (1991). *Perspectives on nursing theory* (2nd ed., pp. 501–512). Philadelphia: J. B. Lippincott.]

この論文には,確立された概念と過程の用法,そして看護状況の観察から得られた知識の発展が記述されている.Peplauによって示唆されたように,既知の概念と過程の使用は,大学教育を経た専門職としての看護師に,かなりの知的能力の発展を要求している.加えて著者は,看護の現象のための学術用語を体系づける必要性について考察している.Peplauは看護における専門職の要素を明らかにし,その独自の知識を主張する必要性を強調している.

Peplau, H. E. (1978). Psychiatric nursing: Role of nurses and psychiatric nurses. *International Nursing Review, 25*, 41–47.

Peplauは,精神医学の環境における看護師の役割と,精神科の看護師の役割を区別している.看護教育のような特別な課題と,精神科看護実践を導くような理論的枠組みについて考察されている.著者は,精神疾患の思想における3つの主な学派と,それらの看護との関連性について示している.Peplauは,地域精神保健センターの組織とサービスについて述べ,多くの専門職種からなるチームにおける看護師の役割についての課題を示している.

Peplau, H. E. (1982). Foreword. In J. J. Fitzpatrick, A. L. Whall, R. L. Johnston, & J. A. Floyd, *Nursing models and their psychiatric mental health applications* (p. vii). Bowie, MD: Brady.

Peplauは,この本のなかに記述された業績が,医学的な方向に向かっていた看護ケアから,看護師が直接展開する看護実践への変遷の間に生じた知的興奮を反映していると指摘している.

Peplau, H. E. (1982). Some reflections on earlier days in psychiatric nursing. *Journal of Psychosocial Nursing and Mental Health Services, 20*(8), 17–24.

この論文は,前世紀に渡る精神科看護の歴史的発展における,Peplauの考えを示している.著者は,教育における変化,学校提携(school affiliation)の発展,精神の病(mental illnesses)に関する理論の生成,精神科看護の実践,患者の入院する状況,そして暴力的な患者の扱いのための療法の紹介を示している.1882年から1942年に至るまで,看護師の努力によってなされた精神科看護への貢献について考察されている.

Peplau, H. E. (1985). Is nursing's self-regulatory power being eroded? *American Journal of Nursing, 85*, 140–143.

Peplauは,看護の専門職が自己規制(self-regulation)をとれなくなる危険性を案じ,外的な制御が看護に影響を与える支配力をどのように行使するのか考察している.経済的な利益,地位の維持,テリトリーの保護,そして権力の要求などの要因は,他の専門職に看護実践を制御する動機を与えた.看護の自己規制に対する努力は,高度な実践と,州レベルの看護の委員会の確立を含んでいる.

Peplau, H. E. (1985). Help the public maintain mental health: Hildegard Peplau, EdD, RN [Interview]. *Nursing Success Today, 2*(5), 30-34.

　　Peplauは，このインタビューにおいて，精神科看護を専門化し，精神科看護の修士課程のプログラムを発展させるという彼女の決意を論じている．精神科看護師に対する公の認知と，公に向けて精神科看護師のサービスを売り込む必要性に関する意見が示されている．

Peplau, H. E. (1986). Hildegard Peplau: Grande dame of psychiatric nursing [Interview]. *Geriatric Nursing, 7,* 328-330.

　　この論文では，精神科看護に向けたPeplauの経歴と貢献が示されている．

Peplau, H. E. (1987). Nursing science: A historical perspective. In R. R. Parse, *Nursing science. Major paradigms, theories, and critiques* (pp. 13-29). Philadelphia: W. B. Saunders.

　　この章においてPeplauは，看護の歴史的な発展について概説している．看護は科学であると判断される基準について考察している．最後に著者は，看護科学の本質と，看護がその科学をさらに発展させる必要性について論じている．

Peplau, H. E. (1988). The art and science of nursing: Similarities, differences, and relations. *Nursing Science Quarterly, 1,* 8-15.

　　Peplauは，アート(art)とサイエンス(science)の定義を，看護実践に適用するものとして提案している．行為としての看護には，主に3つの構成要素がある．手段，過程，そして結果である．看護の科学は体系化された知識からなっている．Peplauは，看護のアートとサイエンスの両方が，使命や仕事をなしとげる上での本質であると指摘している．2つの概念は志向が異なるにもかかわらず，著者は，アートとサイエンス間のバランスを保った動きが，経験豊かな熟練した看護師によって超越されていると信じている．

Peplau, H. E. (1989). Future directions in psychiatric nursing from the perspective of history. *Journal of Psychosocial Nursing and Mental Health Services, 27*(2), 18-28.

　　この記事は，1882年に精神科看護を訓練する学校が初めて組織されてからの，精神科看護における歴史的なあらましを特集している．著者は，精神科看護の実践と教育において，深みのある変化を創り出した，社会的，経済的，専門的，そして組織的要因について考察している．サービス経済，高度科学技術，そして家族と施設における新たな社会的取り決めの動向に対する関心から，Peplauは，精神科看護師が直面している課題を示し，精神科看護における将来の方向を提案している．

Peplau, H. E. (1992). Notes on Nightingale. Guidelines for caring then and now. In F. Nightingale, *Notes on nursing: What it is, and what it is not* (Commemorative edition, pp. 48-57). Philadelphia: J. B. Lippincott. (Original work published in 1859).

　　Peplauは，対人関係に関する彼女の理論におけるNightingaleの業績の影響について考察し，1952年に彼女の本を出版する際に直面した困難について記述している．彼女はまた，彼女自身とNightingaleの考えの両方が，歴史の判断に沿っているはずだと述べている．

Reed, P. G., & Johnston, R. L. (1983). Peplau's nursing model: The interpersonal process. In J. J. Fitzpatrick & A. L. Whall, *Conceptual models of nursing: Analysis and application* (pp. 27–46). Bowie, MD: Brady.

Reed, P. G., & Johnston, R. L. (1989). Peplau's nursing model: The interpersonal process. In J. J. Fitzpatrick & A. L. Whall, *Conceptual models of nursing: Analysis and application* (2nd ed., pp. 49–67). Norwalk, CT: Appleton & Lange.

　著者らは Peplau の理論について述べ，理論の分析を示している。そして Peplau の理論と看護研究，教育，実践との関連について簡単な考察を示している。

Sills, G. M. (1978). Hildegard E. Peplau: Leader, practitioner, academician, scholar, and theorist. *Perspectives in Psychiatric Care, 16,* 122–128.

　Sills は，Peplau の看護における主な貢献と，Peplau の理論における発展と検証への彼女の関与について述べている。最後に，著者の経歴に対する Peplau の影響について示されている。

Smith, M. J. (1988). Perspectives on nursing science. *Nursing Science Quarterly, 1,* 80–85.

　この論文は，Discovery International 後援のもと，1987 年 5 月にピッツバーグで開催された看護理論家会議 (Nursing Theorist Conference) におけるパネルディスカッションを記録したものである。司会は Mary Jane Smith が務めた。Imogene King, Madeleine Leininger, Rosemarie Parse, Hildegard Peplau, Martha Rogers, Callista Roy, そして Rozella Schlotfeldt が参加した。議題の焦点は，理論的枠組みにおける独自性に関する問題，理論的枠組みの中心となる現象，そして看護診断であった。

Smoyak, S. (1990). Interview with Hildegard E. Peplau. *New Jersey Nurse, 20*(5), 10–11, 14.

　Peplau はこのインタビューで彼女の経歴と背景について述べ，そして精神科看護の修士課程教育に対する彼女の貢献を回想している。看護において，専門性の意義を認める必要性について，彼女の考えが明示されている。

Takahashi, T. (1992). Perspectives on nursing knowledge. *Nursing Science Quarterly, 5,* 86–91.

　この論文は，Discovery International 後援のもと，1991 年 5 月に東京で開催された看護理論家会議 (Nursing Theorist Conference) におけるパネルディスカッションを記録したものである。司会は南裕子が務めた。Imogene King, Rosemarie Parse, Hildegard Peplau, Martha Rogers が参加した。議題は，各理論家の業績の焦点，理論の類似点と相違点，看護教育カリキュラムの構築へ向けた看護理論の使用法，そして多様な文化における理論の適用可能性に関連したものであった。パネルディスカッションは，4 名の理論家に重要な意見交換の機会を提供した。

Torres, G. (1986). *Theoretical foundations of nursing.* Norwalk, CT: Appleton-Century-Crofts.

　Torres は Peplau の理論に関する簡単な説明と評価を示している。彼女はまた，アセスメント，診断，計画，実施，評価からなる看護過程の枠組みにおける文脈で，Peplau の理論を適用することについて述べている。

Whall, A. L. (1980). Congruence between existing theories of family functioning and nursing theories. *Advances in Nursing Science, 3*(1), 59–67.

　Whall は，特定の家族理論と，King，Peplau，そして Rogers の看護理論との関係性について考察している．Whall は，Peplau の看護理論へのアプローチは，家族機能に対する精神分析のアプローチと一致し，King の理論はコミュニケーション論者（communicationist）のアプローチと一致し，そして Rogers の業績が家族システムのアプローチに近いことを述べている．著者は，看護理論の用語で，現存する理論を再び系統的に論述する必要性について考察している．

● 実践

Beeber, L. S. (1989). Enacting corrective interpersonal experiences with the depressed client: An intervention model. *Archives of Psychiatric Nursing, 3*, 211–217.

　愛情のニードに関連する不安から自己（self）を守ろうとするために，抑うつ患者は距離をつくり，親密さをコントロールするよう意図した特定の対人関係の現象を演ずる．Sullivan の理論的枠組みを用いて，Peplau は治療的な看護師-患者関係の文脈におけるこれらの現象を説明している．そして Peplau は，修正的な対人関係の体験を創造するために，看護師による特定の反応を導いている．事例の資料がこれらの過程を説明している．

Beeber, L., Anderson, C. A., & Sills, G. M. (1990). Peplau's theory in practice. *Nursing Science Quarterly, 3*, 6–8.

　著者らは Peplau が，対人関係における有効性の視点を支持していることについて，専門的な看護実践のなかでは理にかなったことであると説明している．著者らは，Peplau の業績における，4つの鍵となる要素を明らかにしている．相互関係，局面の関係性，不安への傾き，そして独自性である．著者はまた，HIV 陽性である 42 歳の男性の事例研究を示している．

Bird, J. (1992). Helping Billy move on. *Nursing Times, 88*(31), 42–44.

　Bird は，長く精神科の問題を抱えた 45 歳の男性と，どのように治療的な関係を確立したのかを記述している．彼女はその関係の進歩を，Peplau の看護師-患者関係における 4 つの局面を通して説明している．

Day, M. W. (1990). Anxiety in the emergency department. *Point of View, 27*(3), 4–5.

　Day は，救急病棟において，患者の不安を判断するための Peplau の概念の用法を説明している．Peplau の業績は，看護介入が患者のニードへの気づきを導くだけでなく，介入への患者の反応を評価する枠組みを提供することができる．

Forchuk, C., Beaton, S., Crawford, L., Ide, L., Voorberg, N., & Bethune, J. (1989). Incorporating Peplau's theory and case management. *Journal of Psychosocial Nursing and Mental Health Services, 27*(2), 35–38.

　著者らは，Peplau の看護師-患者関係の理論と，ケースマネジメントモデルにおける類似点を明らかにしている．著者は，慢性の精神病患者のための，総合的で永続的なフォローアップへの枠組みを提供する，Peplau の理論とケースマネジメントモデル

の組み合わせについて述べている．

Martin, M-L., Forchuk, C., Santopinto, M., & Butcher, H. K. (1992). Alternative approaches to nursing practice: Application of Peplau, Rogers, Parse. *Nursing Science Quarterly, 5,* 80–85.

著者らは，実践における Parse，Peplau，そして Rogers の業績の用法について述べている．著者らは，理論に基づいた実践が，伝統的な実践とどのように異なるか，看護の知識がどのように実践を導くことができるのかを説明している．各理論家の業績における観点から，資料が表に示されている．

Morrison, E. G. (1992). Inpatient practice: An integrated framework. *Journal of Psychosocial Nursing and Mental Health Services, 30*(1), 26–29.

Morrison はクリニカル・ナース・スペシャリストの責務の複雑性について述べ，責務には精神保健看護と組織的概念における専門的な知識が必要であると主張している．彼女は，看護過程の段階(アセスメント，診断，計画，実施，評価)と Peplau の看護師-患者関係の局面を比較している．Bowen の家族システム理論と，Peplau の理論の統合，看護過程を明示したケーススタディが含められている．

Nordel, D., & Soto, A. (1980). Peplau's model applied to primary nursing in clinical practice. In J. P. Riehl & C. Roy, *Conceptual models for nursing practice* (2nd ed., pp. 60–73). New York: Appleton-Century-Crofts.

著者らは，Peplau の理論とプライマリーナーシングの類似性を明らかにしている．著者らは，4つの事例を用いて看護師-患者関係の段階を記述している．

Nyatanga, B. (1989). Method in their madness. *Nursing Times, 85*(4), 46–48.

Nyatanga は，精神科病棟における Peplau の業績の適用について述べている．精神科病棟の状況における看護実践への影響が述べられている．

O'Brien, D., & Smith, A. (1991). In search of destiny. *Nursing Times, 87*(20), 26–28.

著者らは，Peplau の理論に基づく，抑うつの若年女性に対する総合的な看護ケア計画を記述している．

Peplau, H. E. (1953). Themes in nursing situations: Power. *American Journal of Nursing, 53,* 1221–1223.

Peplau は，4つの主要な理由に基づいて対人関係の状況のなかで論題(theme)がわかることの重要性を示している．論題は，相互作用のなかで起こることを記述し，効率的なコミュニケーションを生み出し，ある状況と他の状況とを比較するための根拠を提示し，そして最後に，看護師が推論の技術を使えるようにする．第1の論題のようなパワーを用いて，著者は，看護師と精神科の患者との関係のなかで，看護師によって表現されるパワーがどのように否定的な影響をもたらすかについて説明している．

Peplau, H. E. (1953). Themes in nursing situations: Safety. *American Journal of Nursing, 53,* 1343–1346.

Peplau は，患者の過去と現在における人々との関係のなかで繰り返し起こる論題

(theme)への関心から，心理療法的な看護師-患者の体験において，安全策(safety)が建設的に使われることが可能か否かを，看護師が認識する必要性について考察している。患者にかかわる誰もが安全と安心についてのみに注目するのは，回復を助けるというより，障害になるかもしれない。精神科看護のケアについて厳密に検討し，さらに看護師が看護実践に影響を与える政策を決定するように声を上げることを奨励している。

Peplau, H. E. (1955). Loneliness. *American Journal of Nursing, 55,* 1476–1481.

臨床の観察に基づいて，著者は精神科の患者にしばしば存在する孤独の現象を記述している。いくつかの事例を用いて，Peplau は，精神科の患者の孤独を克服する努力だけでなく，孤独の原因と現われについて説明している。孤独な患者の生活パターンと，看護ケアを導くための著者からの勧めが述べられている。

Peplau, H. E. (1960). Talking with patients. *American Journal of Nursing, 60,* 964–967.

Peplau は，患者の利益になる言葉のやりとりのためには，看護師が患者と会話をしようとする前に自身の言葉のパターンを知っているべきであると主張している。彼女は，看護師-患者関係における焦点が患者のニードや困難に基づいているだろうとも主張している。Peplau は，看護師が患者の体験をアセスメントするためにもつべきコミュニケーションスキルを明らかにしている。

Peplau, H. E. (1962). Interpersonal techniques: The crux of psychiatric nursing. *American Journal of Nursing, 62,* 50–54.

Peplau は総合的なプラクティショナー(精神科看護師)とプラクティショナー(精神科看護)を，臨床の専門化された機能のレベルによって区別している。精神科看護の重要性は，カウンセリングと心理療法的な役割にあり，精神科看護師は技術的な熟練と管理，社会生活に適応させる行為者，そして健康教育活動に焦点をあてている。特定の問題に関して有用な対人関係の技術と，これらの技術を基礎となる看護学校で統合することの利益が説明されている。

Peplau, H. E. (1964). Psychiatric nursing skills and the general hospital patient. *Nursing Forum, 3*(2), 28–37.

Peplau は，行動科学の理論の正しい認識が，いかにすべての看護状況に直接関連しているかを説明している。Peplau は，精神科看護師によって広く用いられる患者ケアの哲学から，一般病院に入院している患者ケアにおいて精神科看護のスキルを組み入れることの利益について論証している。

Peplau, H. E. (1965). The nurse in the community mental health program. *Nursing Outlook, 13*(11), 68–70.

地域精神保健における保健師の，専門家による臨床上のスーパービジョンに対するニードに基づき，Peplau は臨床上のスーパービジョンがスタッフの成長を促進するプログラムについて述べている。スーパービジョンの必要な，いくつかの領域に焦点があてられている。これらは，看護師の知的スキル，アセスメントのスキル，精神病の患者への直接のサービスにかかわる看護師の技術，そして地域における看護師の仕事と総合的な精神保健の取り組みの関係，を含む。

Peplau, H. E. (1965). Specialization in professional nursing. *Nursing Science, 3*, 268–287.

 Peplauは，看護における専門化の傾向を論じている．専門化はいくつかの分類体系に従うことができる．すなわち，実践の領域，解剖学的な分類，患者集団のできごとの記録，患者の病いの激しさと長さ，看護師の仕事役割における副次的役割，専門的なサービス，そして臨床のサービスである．臨床実践が看護の中心にあるがゆえに，Peplauはクリニカルスペシャリストの必要性を強調する．これら専門家のためのプログラム開発における課題だけでなく，知識基盤，実際的な肩書き，教育，そしてクリニカルスペシャリストの役割について述べられている．

Peplau, H. E. (1966). Nurse-doctor relationships. *Nursing Forum, 5*(1), 60–75.

 看護師と医師の仕事上の関係を考えるのに主要な役割を果たす，社会的，経済的，そして教育的な要因が論議されている．

Peplau, H. E. (1967). The work of psychiatric nurses. *Psychiatric Opinion, 4*(1), 5–11.

 Peplauは，4つの過程と関係させて精神科看護師の臨床実践を記述している．すなわち，観察，解釈，介入，そして管理的評価である．精神科看護師による仕事のパターンのカテゴリーが提示されている．

Peplau, H. E. (1967). Interpersonal relations and the work of the industrial nurse. *American Association of Industrial Nurses Journal, 15*(10), 7–12.

 Peplauは，産業看護師が様々な従業員，看護師，そして労働環境との関係についての理解を助けるために，対人関係と行動科学の理論を用いている．労働者の行動，そして行動と健康問題との関係における，対人関係的な現象の効果が示されている．彼女はすべての看護状況において，看護師が状況的なカウンセリングの形で，調査的なアプローチを採用することを提案している．

Peplau, H. E. (1968). Psychotherapeutic strategies. *Perspectives in Psychiatric Care, 6*, 264–289.

 Peplauは，心理療法の方策が発展している領域について論じている．第1に，病棟環境における患者と職員の行動の相互作用が，新しい行動の発展に刺激を与えるはずである．第2に，言葉による駆け引きは，患者の言語と思考の使い方を変えさせるために，看護師によって使われるべきである．

Peplau, H. E. (1969). Professional closeness as a special kind of involvement with a patient, client, or family group. *Nursing Forum, 8*, 342–360.

 Peplauは，看護ケアの本質的な要素としての専門職的な親密さ(closeness)の意味を明確にしている．他の親密さのタイプとは全く異なり，専門職的な親密さはもっぱら患者の興味と関心，そしてニードにのみ焦点をあてている．Peplauは，看護師が自身のニードの認識に向かうことを導く，Sullivanの相反する感情(reciprocal emotion)の原理について論じている．成功した専門職の親密さを表した，特定の看護行動の要点が述べられている．看護師‐患者状況における，情緒的なかかわりとの関連性が示されている．

Peplau, H. E. (1985). The power of the dissociative state [Interview]. *Journal of Psychoso-*

cial Nursing and Mental Health Services, 23(8), 31-32.

　このインタビューにおいて Peplau は，1940 年代後半の大きな精神科施設において，看護管理者が数時間前に激しい集中攻撃にあった出来事を想起している．Peplau は，彼女が解離の状態を引き起こした管理者に直面した時の体験について，どれほどの恐怖の出来事であったかを説明している．そして彼女が，どのように強烈な不安の伝播（empathic transmission of anxiety）を経験したのかを説明している．

Peplau, H. E. (1986). The nurse as counselor. *Journal of American College of Health, 35,* 11-14.

　Peplau は，大学の看護実践の 1 つの側面としてカウンセリングについて考察している．大学生へのカウンセリングの成功を確かなものにするために不可欠な，特定の必要条件について概略が述べられている．Peplau は，心理社会的，精神医学的アセスメントにおける異なるレベルを連想させる 3 つの臨床の選択を示している．カウンセリングを必要とする大学生の主な健康問題について述べられている．

Peplau, H. E. (1987). Interpersonal constructs for nursing practice. *Nurse Education Today, 7,* 201-208.

　Sullivan の業績を描くことで，Peplau は，対人関係の定義とその主な理論的構造を示している．共感の連鎖(empathic linkage)，身振りのメッセージ，パターンのような，関係における固有の特徴と個々の変化の概念が述べられている．看護実践の焦点が，個人間の対人関係，そしてシステムの現象における問題のあるパターンにあるがゆえに，著者は精神科の患者が表す多くの行動パターンについて記述している．看護研究，教育，そして実践に向けた提案が示されている．

Peplau, H. E. (1987). Psychiatric skills: Tomorrow's world. *Nursing Times, 83*(1), 29-33.

　ヘルスケアにおける挑戦は，精神科のサービスの発展に遅れないように，精神科看護師が新たなスキルを学ぶことを必要とする．この論文において Peplau は，精神科看護師に最も関連する基本的なスキルを考察している．さらなる洗練の必要があるコミュニティヘルスに向けた動向の影響と精神科の看護スキルの発展について論じられている．

Runtz, S. E., & Urtel, J. G. (1983). Evaluating your practice via a nursing model. *Nurse Practitioner, 8*(3), 30, 32, 37-40.

　著者は，プライマリーケアにおける看護実践を導く評価的な道具として Orem と Peplau の業績の用法を記述している．特に著者は Orem のセルフケアの枠組み（Self-care Framework）と Peplau の理論が，通院の環境において異なる健康問題をもつ患者のケアを計画，実行，評価する際に，どのように役立ちうるかについて説明している．

Stark, M. (1992). A system for delivering care. *British Journal of Nursing, 1,* 85-87.

　Stark は，英国のロンドンの Mandsley Hospital で行われた看護ケアについて記述している．著者が働いている病棟は，Peplau と Maslow の理論に基づいた看護ケアを行い，ケア提供モデル（care delivery model）としてプライマリーナーシングを用いている．Stark は，41 歳の女性における抑うつの病歴についてのケーススタディを

示している.

Thomas, M. D., Baker, J. M., & Estes, N. J. (1970). Anger: A tool for developing self-awareness. *American Journal of Nursing, 70,* 2586–2590.

　看護師-患者の相互作用を通して，著者らは怒りの過程について説明している．怒る患者への治療的な看護介入のガイドラインが提示されている．

Thompson, L. (1986). Peplau's theory: An application to short-term individual therapy. *Journal of Psychosocial Nursing and Mental Health Services, 24*(8), 26–31.

　Thompsonは，個別の短期療法を含む特定の臨床的な状況において，治療的な過程を導き分析するための看護師-クライエント関係の段階を記述している．

Williams, C. A. (1989). Perspectives on the hallucinatory process. *Issues in Mental Health Nursing, 10,* 99–119.

　Williamsは，Peplau，Rector，Fieldの業績から幻覚に関する論文を調査し，臨床の観察を示している．幻覚の患者へのアセスメントと，介入のための提案に関する根拠が示されている．著者は，精神科のクライエントの臨床研究に関する発行物について述べ，幻覚の患者に関するさらなる研究の必要性を確認している．

● 教育

Peplau, H. E. (1951). Toward new concepts in nursing and nursing education. *American Journal of Nursing, 51,* 1475–1477.

　Peplauは，ある人が，困難を感じていると思われる他者を助けるための自身の行動を理解することの重要性，そして精神力動看護の機能としての人間関係の原理を適用することについて記述している．看護学生を教育するために教育者によって用いられる教育方法と，それが学生の学習に与える影響について示されている．臨床指導者の関係のパターンと指導者-学生間の関係性は，学生の対人関係における行動パターン発達の基礎としての役割を果たす．論文の内容は，Peplauの1952年発行の本の序文から書き直されている．

Peplau, H. E. (1956). An undergraduate program in psychiatric nursing. *Nursing Outlook, 4,* 400–410.

　Peplauは，ラトガーズ大学看護学部の学部プログラムについて，学生が精神科の施設でスタッフナースになるために開発された独自の教育計画と，教育に役立つ方法を含めて記述している．

Peplau, H. E. (1963). Foreword. In S. F. Burd & M. A. Marshall, *Some clinical approaches to psychiatric nursing* (pp. vii–ix). New York: Macmillan.

　Peplauは，精神科の環境における看護の不足，特に看護師の基礎的な教育プログラムにおいて，看護師が精神科の看護について経験する準備が不十分であることの原因について述べている．精神科看護師のより高い教育がもたらす利益について示されている．

●研究

Bristow, F., & Callaghan, P. (1991). Using Peplau's model in affective disorders. *Nursing Times, 87*(18), 40–41.

　　BristowとCallaghanは，英国のロンドンにある大規模な精神科病院の病棟において，Peplauの理論を導入した研究結果を報告している．著者らはPeplauの理論が看護過程の使用を向上させ，スタッフの満足度はほとんど変化がなく，そして患者の満足を減少させる結果をもたらしたことを報告した．

Elms, R. R., & Leonard, R. C. (1966). Effects of nursing approaches during admission. *Nursing Research, 15*, 39–48.

　　この研究は，一般病院に予約入院中の患者によって経験された抑うつの緩和について，OrlandoとPeplauの業績と一貫した実験的なアプローチの有効性を調査している．抑うつの身体的，主観的な指標は，実験群とコントロール群の間に一貫した相違を示すことができなかった．しかし，それらの指標は，技術的な課題を強調したアプローチよりも，患者中心の看護アプローチのほうが抑うつを緩和するのには適していることを示している．著者らは，測定用具の開発と理論の検証の必要性について考察している．

Forchuk, C. (1992). The orientation phase of the nurse-client relationship: How long does it take? *Perspectives in Psychiatric Care, 28*, 7–10.

　　Forchukは，慢性的な精神疾患をもつクライエントにおける看護師-患者関係の方向づけの段階の長さについて扱った研究結果を報告している．彼女は，方向づけの段階が入院の回数と長さに関係しており，スタッフが変わることや患者のパラノイアや抑うつの悪化が方向づけの段階に戻るきっかけになりうることを報告した．

Forchuk, C., & Brown, B. (1989). Establishing a nurse-client relationship. *Journal of Psychosocial Nursing and Mental Health Services, 27*(2), 30–34.

　　ForchukとBrownは，看護師-クライエント関係の段階を測定するための，Peplauの業績に基づく測定用具の開発について記述している．Relationship Formの妥当性と信頼性の検証から得た予備調査の結果について報告している．

Forchuk, C., & Voorberg, N. (1991). Evaluation of a community mental health program. *Canadian Journal of Nursing Administration, 4*(2), 16–20.

　　ForchukとVoorbergは，Peplauの理論によって導かれた地域精神保健プログラムの評価の結果について報告している．使用された測定用具Relationship FormとStage of Learning Formは，Peplauの業績から直接引き出されている．著者らは，課題識別が2年後のクライエントにとって看護師-患者関係の最もよくみられる段階であることと，クライエントの問題解決能力が向上していたことを発見した．

Garrett, A., Manuel, D., & Vincent, C. (1976). Stressful experiences identified by student nurses. *Journal of Nursing Education, 15*(6), 9–21.

　　この研究の目的は，大学の2年生，3年生，4年生を修了した看護学生によってストレスだとみなされた体験を明らかにし，比較することであった．学業のプレッシャー，ボーイフレンドや家族に関する個人的な問題，患者の身体的なケアに関する

臨床での課題，そして臨床指導者との対人関係の問題が最もストレスフルであった．

Hays, D. (1961). Teaching a concept of anxiety. *Nursing Research, 10,* 108–113.

　Hays は，6名の統合失調症患者が12回を上まわるグループディスカッションのなかで述べた体験に対して，看護師が不安の概念を適用させようとする時に導き出された教育のパターンを，彼女の研究によって見出したことを報告している．著者は，経験に基づいた教育の3つの局面について明らかにし，さらに研究を進める必要性について論じている．

Hirschmann, M. (1989). Psychiatric and mental health nurses' beliefs about therapeutic paradox. *Journal of Child Psychiatric Nursing, 2*(1), 7–13.

　Hirschmann は，調査した165名の米国の精神科看護師のうち，半数が Peplau の理論を実践の根拠として用いていることが示されたと報告している．

La Monica, E. (1981). Construct validity of an empathy instrument. *Research in Nursing and Health, 4,* 389–400.

　La Monica は，共感(empathy)を測定する道具の開発と測定的な心理テスト(psychometric testing)について記述している．彼女は，他の看護学者の間では，Peplau が，共感を看護師の行動に必要な構成要素とみなしていると解説している．

Lund, V. E., & Frank, D. I. (1991). Helping the medicine go down: Nurses' and patients' perceptions about medication compliance. *Journal of Psychosocial Nursing and Mental Health Services, 29*(7), 6–9.

　Lund と Frank は，クライエントの服薬遵守を促す役割の実施における看護師のアプローチが，Peplau の理論に影響を受けたと述べている．著者らは，看護師と患者が，服薬遵守のだいたいの頻度について似たような認識をもっていると報告した．しかしながら，服薬遵守がなされない理由については看護師と患者で異なっていた．

Madden, B. P. (1990). The hybrid model for concept development: Its value for the study of therapeutic alliance. *Advances in Nursing Science, 12*(3), 75–87.

　研究者は，治療上の関係の定義について述べている．「提供者-クライエントの相互作用のなかで現われる過程において，クライエントと提供者の両方が，①今の健康状態とライフスタイルに矛盾しないように選ばれた，クライエントの健康行動を発展させる目標に向けて活動的にはたらくこと，②その目標に向けて実行する行動を決めるために，お互いの取り引きに焦点をあてること，③その目標に向かうことを促すために，支持的で公平な治療上の関係を用いること」(p.85)は，Peplau と Travelbee の観点に一致し，同様に Orlando による卓越した看護師-クライエント関係の考えとも一致する．

Methven, D., & Schlotfeldt, R. M. (1962). The social interaction inventory. *Nursing Research, 11,* 83–88.

　著者らは，看護実践のなかでよく出くわす，感情的-情緒的な状況で行いがちな，言葉による反応の性質を測定するためにデザインされた測定用具の開発，洗練，そして検証について記述している．Peplau の業績は，看護師による反応のタイプを分析するために用いられた．加えて著者らは，社会相互作用尺度(Social Interaction Inventory)が，看護学生と看護実践者の言葉によるコミュニケーションのスキルをアセスメントすることに有用になりうると述べている．データは，実践をしている看護師の一部には，不安のある患者に対する有効なコミュニケーションのスキルが不足していることを示していた．

Ramos, M. C. (1992). The nurse-patient relationship: Theme and variations. *Journal of Advanced Nursing, 17,* 496-506.

　　Ramosは，患者との関係に関する看護師の認識を表すような臨床の出来事について，その分析結果を報告している．研究は，OrlandoとPeplauが発展させた様式における関係の特性を示している．その分析は，社会的関係を修正することで表現される近い関係が，共通であることを明らかにした．

Sills, G. M. (1977). Research in the field of psychiatric nursing 1952-1977. *Nursing Research, 28,* 201-207.

　　Sillsは，25年間の精神科の看護研究を概観している．彼女はPeplauの業績が，対人関係の本質と1950年代のコロンビア大学ティーチャーズカレッジにおける臨床の仕事と研究の方向づけに影響を与えたことを指摘している．

Spring, F. E., & Turk, H. (1962). A therapeutic behavior scale. *Nursing Research, 11,* 214-218.

　　SpringとTurkによる研究の目的は，看護師の患者との観察された相互作用をアセスメントするために，Peplauの業績に矛盾のない客観的な尺度を開発することである．測定用具の妥当性と信頼性のデータが記述されている．

Topf, M., & Dambacher, B. (1979). Predominant source of interpersonal influence in relationships between psychiatric patients and nursing staff. *Research in Nursing and Health, 2,* 35-43.

　　TopfとDambacherによる研究結果の考察において著者らは，看護師が他の人との対人関係を確立するのと同じくらい短時間で，精神科の患者とのラポールを確立することは期待すべきでないと論じている．著者らは，Peplauが主張した精神科の患者とのラポールのためには長い時間が必要とされるということが，基本的な信頼を回復するための患者の要求を表していると指摘している．

Vogelsang, J. (1990). Continued contact with a familiar nurse affects women's perceptions of the ambulatory surgical experience: A qualitative-quantitative design. *Journal of Post-Anesthesia Nursing, 5,* 315-320.

　　Vogelsangは，麻酔後のケア病棟(postanesthesia care unit; PSCU)においてなじみの看護師による，入院前の処置から術後の覚醒を通しての継続したかかわりの影響に関する，実践に基づいた研究結果を報告している．研究はPeplauの理論により導かれた．外来手術の病棟から退院許可が出た際に，継続してかかわりをもったグループは，標準的な看護ケアを受けた女性たちよりも有意に多くの人が家へ帰ろうとしていた．継続したケアを受けたグループはまた，標準的なケアを受けたグループよりも看護ケアに関する大きな満足を示した．

Whitley, G. G. (1988). A validation study of the nursing diagnosis anxiety. *Florida Nursing*

*Review, 3*(2), 1-7.

研究は，不安に関する NANDA の診断を検証するために計画され，Peplau の業績に基づいていた．明確になった不安の4つの決定的な特性については，臨床的に重要であることを認め，24 の特性は容認可能，1つは棄却，としている．個人または専門職の特性については，何も有意ではなかった．Whitley は，看護で有効な診断の分類の意義について考察している．

Whitley, G. G. (1992). Concept analysis of anxiety. *Nursing Diagnosis, 3*, 107-116.

Whitley は，不安の概念の分析を示している．

## ■ 博士論文

Forchuk, C. (1992). The orientation phase of the nurse-client relationship: Testing Peplau's theory. *Dissertation Abstracts International, 53*, 2245B.

Peden, A. R. (1992). The process of recovering in women who have been depressed. *Dissertation Abstracts International, 52*, 5193B.

Ramos, M. C. N. (1992). Empathy within the nurse-patient relationship. *Dissertation Abstracts International, 52*, 5193B.

# Watson's Theory of Human Caring

## ワトソンの ヒューマン ケアリング理論

CHAPTER 8

### ● 主要概念

トランスパーソナル
（個人を超越した）ケアリング
Transpersonal Caring
- 自己
  Self
- 現象野
  Phenomenal Field
- 実際にケアが行われている時
  Actual Caring Occasion
- 間主体性
  Intersubjectivity

ケア要因
Carative Factors
- 人道的-利他的な価値体系
  Humanistic-Altruistic System of Values
- 信頼-希望
  Faith-Hope
- 自己ならびに他者に対する感受性
  Sensitivity to Self and Others
- 援助-信頼，
  ヒューマンケアにもとづく関係
  Helping-Trusting,
  Human Care Relationship
- 肯定的感情と否定的感情の表出
  Expressing Positive and Negative Feelings
- 創造的な問題解決の
  ケアリングプロセス
  Creative Problem-Solving Caring Process
- トランスパーソナルな教授-学習活動
  Transpersonal Teaching-Learning
- 支持的，保護的および/または
  矯正的な心理的・身体的・社会的・
  霊的な環境
  Supportive, Protective, and/or Corrective Mental, Physical, Societal, and Spiritual Environment
- 人間のニーズへの援助
  Human Needs Assistance
- 実存的-現象学的-霊的な力
  Existential-Phenomenological Spiritual Forces

ジーン・ワトソン(Jean Watson)には，看護学士課程の統合カリキュラムに関する教科書を書き上げるという計画があった．しかし，その前に，基礎的な看護過程のための新しい構造を発展させた(Watson, 1979)．その著書は，ワトソンの看護に関する概念的ならびに実践上の問題のいくつかを解決し，ヒューマンケアリングに関する科学とアート(art)の基礎を作り上げた．看護学に関する哲学的な問題と同様に，ワトソンはそれ以外の概念上の問題をも解決することに取り組み，ヒューマンケアリング理論を発展させ，著書として発表した(Watson, 1985)．この章では，この理論の分析と評価について論じていく．

　ヒューマンケアリング理論における諸概念とそれらの次元については，前頁にあげている．各概念については本 Chapter のなかで，定義され，説明されている．

## A ヒューマンケアリング理論の分析

　本節では，ワトソン理論の分析について述べる．ここでの分析には，ワトソンが書いた彼女自身の理論に関する著書，特に 1979 年に出版された "*Nursing : The Philosophy and Science of Caring*" と，1985 年に出版された "*Nursing : Human Science and Human Care : A Theory of Nursing*"（1988 年に National League for Nursing から再刊されたものに邦訳がある，稲岡文昭・稲岡光子訳『ワトソン看護論—人間科学とヒューマンケア』医学書院，1992 年）を用いている．

### 1. 理論の範囲

　ヒューマンケアリング理論はケアリングに関する人間的な構成要素と，ケ

アの受け手と提供者との間の一瞬一瞬の出会いに焦点をあてている．ワトソン(1989b)は，彼女自身の理論は看護全体を包括しているものであると主張しているが，ケア提供者とケアの受け手との間で繰り広げられる相互作用上の過程という点が強調されている．

この理論には，トランスパーソナルケアリングに関する記述と，介入の分類が含まれている．この介入の分類は，ケア要因という形で言及されている．それゆえ，この理論は中範囲の記述的・分類的理論に分類するのが適当である．

## 2. 理論の背景

### ■ メタパラダイム概念と命題

ワトソンは看護のメタパラダイムと彼女の理論とのつながりについては言明していない．しかしながら，彼女の著作から，ヒューマンケアリング理論はメタパラダイム概念のなかの人間と看護に焦点をあてていると結論づけることができる．重要なメタパラダイムに関する命題は，［看護］過程は，［人間］の健康状態におけるプラスの変化に影響を与えるというものである．

### ■ 哲学的主張

ワトソンの業績の分析をすすめていくと，彼女の理論が形而上学的，霊的-実存的，現象学的な志向にもとづいていることが明らかになる．その志向は東洋哲学を参考にした考え方である．ワトソン(1989b)は，自分の理論を形而上学的であるとみなしている．彼女は「私の理論は，看護学のなかに急速に現れた実存的-現象学的なアプローチをはるかに超えるものであり，おそらく，魂と超越という概念を取り入れつつ，より抽象度の高いレベルへ，より高度な人間の感覚へと導くものである．」(p.221)と説明している．したがって，彼女が発展させてきている考えや理想は，熟考の結果得られたものであるが，それらは「物体ではなく精神に，形式よりも変化に，環境よ

りもむしろ内的な知識や力というものに関係しているのである」(p.219).

ワトソンの哲学上の主張は，価値とその価値に関する前提のなかで具体的に示されている．ヒューマンケアに関する彼女の価値は1985年に発刊された著書のなかに表されている．これらの価値とは以下にあげるものである．

1. 生命の不思議さや不可思議さに敬意をはらうこと．
2. 生命に霊的側面が存在するという認識と，ヒューマンケアをすすめていく上での内的な力の存在．
3. 人の成長し変化する力．
4. 人間の自律と選択の自由に関係する家父長主義的ではない価値観．
5. 人の主観的-内的世界に対する深い敬意と心遣い．
6. 患者ならびに看護師を含め，人が健康-不健康な状態をどのように認知し，経験しているかということに対する高い価値づけ．
7. 健康-不健康状態に関係なく，自己知識を高め，自己統制力を強め，自己治癒力を高めることができるように援助することの重要視．
8. ヒューマンケアをすすめていくにあたっての，共同関与者としての看護師と，患者である人間との関係に対する高い価値づけ．
9. ヒューマンケアリングは，人間の尊厳を守り，高め，保持するという目標をもった，看護の道徳的理想である(pp.34-35, 73)．

ワトソンは，ヒューマンケアという価値に関する11の前提を明らかにしている(1985)．

1. ケアと愛とは，最も普遍的であり，最も強大であり，最も不可思議な宇宙の力である．それらは根本的で，普遍的な心的エネルギーからなる．
2. これらのニーズは時に見過ごされる．また，人は互いに愛し合ったり，ケアし合ったりする形でお互いを必要としていることを知ってはいるものの，相手に対しよくふるまえないことがある．しかし，人間らしさを存続させるためには，私たちは人間性を育み，文明として発展させ，ともに生きていくために，相手のことをよりケアし，愛するようになることが必要である．
3. 看護は，ケアすることを専門とする職業であるため，実践の場面における

ケアの理想と信念を維持するその能力は，文明の人類発展に影響を与え，また看護が社会にどのような貢献をするのかを決定する．
4. まず最初に，私たちはケアし愛する意志を他者にではなく自分自身の行いに向けなければならない．私たちが優しさと尊厳とをもって他者を尊敬し，ケアすることが可能となるためには，まず自分自身を優しさと尊厳をもって扱わなければならないのである．
5. 健康や病気に関する心配事を抱いている人々に向かう時，これまで看護は，常にヒューマンケア，ケアリングを基盤とした立場をとってきた．
6. ケアリングは看護の本質であり，実践においてはその中核となる唯一のものである．
7. ヒューマンケアは，個人のレベルまたグループのレベルで，医療提供システムにおいて次第に強調されなくなってきている．
8. 看護師と看護学のケアリングに関する価値は，これまで隠蔽されてきているため，看護と社会は，実践の場でヒューマンケアの理想とケアリングのイデオロギーを維持していくことにおいて，今日重大な局面に立たされている．医療技術の増大や核時代の官僚機構による管理社会の制度的圧迫によってヒューマンケアの役割は脅かされている．それと同時に，治療（curing）と，費用を度外視した過激な治療方法が激増してきている．
9. 認識の上でも，臨床の上でも，ヒューマンケアを維持し向上させることは，今日および将来の看護にとって大切な課題である．
10. ヒューマンケアは，人と人とのかかわりにおいてのみ，効果的に実践されうるものである．人と人とが，現象学における間主体的にかかわることにおいて，人間性に関する常識的な感覚を生かすことができる．すなわち，相手のなかに映る自分の人間性を省みることによって，人間的であるとはどのようなことであるかを会得できるようになる．
11. 看護の人類と社会への社会的，道徳的，また科学的な貢献は，ヒューマンケアの理想を理論・実践・研究によって追求することでなしえる(pp.32-33)．

ワトソンの哲学上の主張は一貫してヒューマニズムに根ざしたものである(Sellers, 1991)．事実，ワトソン(1985)は人間科学の視点から，機械論的，還

元論的世界観を明らかに否定している．彼女は「［理論の］背景は人間主義的で形而上学的であり，看護の科学とアートの両方を統合している．科学は人間科学という背景のなかで強調される」(p.76)．これらのことから，ワトソンの哲学上の主張と人間科学に関する彼女の考えは，人間生成理論(Theory of Human Becoming)が互恵的な相互作用(reciprocal interaction)の世界観と非常に密接に関連していることを示している．

## ■ 概念モデル

ワトソン理論の根拠となる概念モデルは明確なものとはなっていないが，彼女の著作から推量することは可能である．その概念モデルは，彼女の哲学上の主張であった形而上学的，霊的，実存的，現象学的志向を明らかに反映するものである．そのモデルは，人間の生命，健康と看護に関する記述を含んでおり，これらはヒューマンケアリング理論の概念上の基盤となっている．

人間の生命に関するワトソンの記述は，彼女の魂(soul)の定義にもとづいている．ワトソンによると(1985)，「魂という概念は，霊的なもの(geist)，精神(spirit)，内的自己(inner self)，あるいは人間の本質(essence of the person)をさしている．それらはより高度な自己認識の感覚，より高次の意識，内的な力と結びついており，これらは人間の能力を広げ，いつもの自己を超越することを可能にしてくれる」(p.46)．

人間の生命に関して，ワトソンは次のように述べている(1985)．

　　生命および人間であることに関する私の考えは，魂が客観的な空間と時間とに束縛を受けない肉体を所有しているという考えに結びついている．人が経験する生きられた世界(lived world)は，時間と空間に関する外的ならびに内的な観念によって区別されているわけではなく，独自の時間と空間を形づくっているのであり，時間や空間によって拘束されない．そのように，人間であるという観念は，今とここを超越するものであり，人間は過去，現在，未来とも同時に共存する能力をもつのである……人間あるいは，集団としての人類の個々の精神は，人類という高次の感覚を維持しながら，時を通じて存在し続けるで

あろう……［つまり］人間の生命とは，時間的にも空間的にも連続する（霊的-心的-身体的）世界内存在として定義されている(pp.45-47)．

ワトソンは健康と不健康を区別していた．彼女の健康観は，身体的，社会的，審美的，道徳的領域を含めた個人全体を強調している．ワトソンによると，「健康とは，心，肉体，魂の統一と調和をさす．健康はまた，認知している自己と経験されている自己との間の一致の程度にも関係している」(Watson, 1985, p.48)．

ワトソンの考えによると，不健康は必ずしも疾患でないが，将来的には疾患となりうるものである．彼女は次のように説明している．「不健康とは，人間の内的な自己あるいは魂のあるレベルにおける主観的な混乱，不調和であり，または人間の活動範囲内における不調和である……不健康は認知している自己と経験されている自己との間のズレのような個人の内における不一致の感覚を意味する．内なる魂に問題が起こると，不健康となり，不健康は疾患をもたらす」(Watson, 1985, p.48)．

ワトソン(1985)は，看護は人間科学であると述べている．人間科学とは全体としての人間に焦点をあてており，現象を部分に減じてしまう自然科学とは対照的なものである．彼女は次のように説明している．

> 社会と同様に科学の領域においても，人格全体を尊重することが看護に求められている．そこで私は看護を１つの人間科学と捉え，看護においてヒューマンケアをすすめていくことは，重要な人道主義者的，知的行為であり，それにより人間性の保持に貢献できると考えるようになった(p.29)．

ワトソン(1985)によると，看護の目標は，「心，肉体，魂における，より高度なレベルでの調和を得ることができるよう人々を援助することである．この調和を得ることにより，多様性を獲得していく一方で，自己に関する知識を深め，自己を尊重し，自己を癒す力を身につけ，セルフケアをすすめていくことが可能となる」(p.49)．ワトソンはさらに，看護は，「自己の存在と経験に潜む意味を見出し，内なる力と制御力を探り出し，超越と自己治癒

力を促すこと」(p.74)に向けられていると続けて述べている.

看護の過程は人間対人間のケアリングである.個々の患者は変化する者としてみなされている.看護師はヒューマンケアをすすめていくなかで共同関与者としての役割を果たすことができるが,「人間の個人的,内的,心的-霊的メカニズムにより,様々な内的ならびに外的手段を用いて,あるいは外的な要因を用いずに自己を癒すことが可能となるのである.これはまた,両者が自己と通常の経験を超越できるような間主観的な相互依存の過程を通じて可能となる」(Watson, 1985, p.74).

ワトソン(1985)はいくつかの前提を明らかにしている.これらの前提は,概念モデルと同格の命題としても考えられるものである.

1. 1人の人間の心と感情は,魂に向けられた窓である.看護ケアは,物理的で,手順に関する内容のものであり,客観的で,実際的なものである.しかし,看護の高次のレベルにおいては,看護師のヒューマンケアに対する反応,ヒューマンケアを行うこと,そして患者との関係における看護師の存在が,時間と空間に制限される身体的,物質的世界を超越し,人間の感情や主観の世界とかかわることを可能にする.これにより内的自己や自分というものについての高次の感覚へ至る道が開ける.
2. 人間の肉体は,時間と空間のうちに閉じ込められているが,その心と魂は,物理的な世界には閉じ込められていない.人の心や魂がもっている高次の感覚は,時間と空間を超越し,集合的無意識や,原因としての過去,神秘的な経験,超心理現象,超能力のような諸観念を説明するのを助け,人間存在の霊的な進化の指標になりうるものである.
3. 物理的な身体が,心,感情,あるいは自己(魂)の高次の感覚と区別されて認識されたり扱われたりしなければ,看護師は,人間の心,感情,内的自己に対し,心・肉体・魂のどの領域を通じても間接的に近づくことができる.
4. 1人の人間の霊,内的自己,あるいは魂(霊的なもの)は,それ自体独自に存在する.人間の霊的本質とは,人間の自由になれる能力と関連があり,自由になることは,人類が発展していく上での進化の過程である.人間としての本質を自由に開花させ経験する能力は,他人がどの程度「そうして

いるか」ということによって制限を受ける．人の存在の運命（人類の運命）は，自己の霊的本質を開花させ，高次の意味においては，神に近づくことである．しかしながら，人々が基本的なレベル，例えば，ヒューマンケアのレベルにおいて，非人間化されている場合，そのような非人間化が進行するなかでは，自分自身に人間性を反映できなくなるので，各個人は，自分自身の本質について，他人を前にした時の道徳的な言動について，問いかけていく必要がある．

5. 人はケアし合ったり，愛し合ったりする形で，お互いを必要としている．愛やケアリングは2つとも，万人の授かり物である……．これらのニーズは時に見過ごされる．あるいは，人は愛し合ったり，ケアし合ったりする形でお互いが必要であるということを知ってはいるものの，相手に対しよくふるまえないことがある．人間らしさの存続が必要だとするならば，私たちは人間性を育み，文明として発展させ，ともに生きていくために，相手のことをケアし，愛し，モラルを守るということが必要となる．

6. 人間は「われわれの目から全く隠れた」病気をもっているかもしれない．解決策を見つけるためには，意味を見出す必要がある．人が人間的に困った状態におかれる場合，その原因は，外部の世界というよりも，それを体験しているその人間の内的世界に関係していることがありうる (pp.50-51)．

## ■ 先行する知識

　ワトソン(1985, 1988b, 1989a)は，人間(person)とその生命(life)に関する彼女自身の価値観と信念を基盤にして，彼女の理論を発展させたと述べている．その価値観や信念は，ニュージーランド，オーストラリア，インドネシア，マレーシア，中国，台湾，インド，エジプトでの経験からの影響を少なからず受けていた．彼女はまた，自分自身の考えをまとめていくにあたり，多くの著名な学者たちの言葉を引用しており，彼らに感謝の意を示していた．自己に関する定義においては，カール・ロジャース(Carl Rogers, 1959)の考えにもとづいており，トランスパーソナルな過程を考え出す出発点としてマンフォード(Mumford, 1970)のヒューマンセンターに関する概念を用い

たと記述していた．これ以外には，ジョルジ(Giorgi, 1970)，ホワイトヘッド(Whitehead, 1953)，ド・シャルダン(de Chardin, 1967)，キルケゴール(Kierkegaard, 1846/1941)，テイラー(Taylor, 1974)ならびにガドー(Gadow, 1980, 1984)の業績から刺激を受けた．彼女は，マルセル(Marcel)の業績からは引用をしていないが，彼に対しても感謝の意を表していた．さらに，彼女は東洋哲学の教義に対しても謝意を示していたが，特定の学者や出版物からの引用は行っていない．

## 3. 理論の内容

1985年に出版されたワトソンの著書のいくつかの章を分析した結果，ヒューマンケアリング理論の主要な概念は，トランスパーソナルケアリングとケア要因であることが明らかになった．

### ■ トランスパーソナルケアリング

トランスパーソナルケアリング(transpersonal caring)とは，「人と人との結びつきであり……お互いがお互いの人間の核心(center)に触れ合うもの」(Watson, 1989a, p.131)として定義されている．この概念は4つの構成要素あるいは次元からなっている．自己(self)，現象野(phenomenal field)，患者と看護師間で実際にケアが行われる時(actual caring occasion of the patient and the nurse)，そして間主体性(intersubjectivity)である．

ワトソン(1985)は，自己(self)の様々な形態を確認していた．つまり自己そのもの，人間がこうなりたいと思っている理想的な自己，さらには霊的な自己，そしてそれは霊的なもの(geist)や魂，人間の本質と同意語的に使われているものであり，自己の最も高次な感覚である．ロジャース(1959, p.200)を引用しながら，彼女は次のように自己を定義している．

> 組織的に一貫した概念上の形態(ゲシュタルト)であり，「I(私は)」もしくは「me(私を，に)」(訳注：主体もしくは客体としての私)の知覚，「I」もしくは

「me」と他者および人生の様々な側面との関係の知覚,ならびにそれらの知覚に付随する価値から構成されている.それは流動的で変化する形態,過程であるが,いかなる瞬間においても具体的な実在物である(p.55).

現象野(phenomenal field)は,「人間の経験(世界内存在というありよう)の統合からなり,「当人のみが把握できる個別の準拠枠(frame of reference)のことである」(Watson, 1985, p.55).ワトソンは,人間が主観的にそれが現実であると思うこと,つまり現象野は,客観的な諸条件や外的な実在と結びついた所与の状況において,どのように知覚し,反応するかということを決定すると説明している.

患者と看護師間で実際にケアが行われる(actual caring occasion)のは,ケア提供者と,ケアの受け手が一緒となる時である.ワトソン(1985)はさらに詳述しており,この時には「看護師と個人の双方による行為と選択が関係している.ケアが行われている時の2人が1つとなる瞬間は,2人がその関係においてどうあるべきか,その瞬間どのようにすればよいのかに関する意思決定を行わなければならない機会を双方に与えることになる」(p.59).

間主体性(intersubjectivity)については明確には定義されていないが,トランスパーソナルケアリングの概念のトランスパーソナル(transpersonal)という用語を検討するなかで述べられている.ワトソン(1985)は次のように述べている.

> トランスパーソナル(訳注:人間と人間との間の,または間人的,個人を超越したという意味)とは,人間対人間の間主体的な関係のことをさし,看護師という人間が,もう1人の人間に影響を与えると同時に影響を与えられる関係のことをいう.両者ともその瞬間しっかりと存在し,相手との結びつきを感じている.両者は,両者にとって生活史の一部となる現象野を共有し,形成されつつある現在と未来における共同参与者である.ケアリングに関するこのような考えには,両者が関与しているという間主体性の理念が含まれている(p.58).

ワトソン(1989a)は,さらに「間主体的な人間関係が次から次へと作られ

ていることは，ケア提供者がケアの受け手となりうる可能性を秘めているのである」(p.128)と説明している．

## ■ ケア要因

ヒューマンケアリング理論の2つ目の主要な概念は，**ケア要因**(carative factors)である．ケア要因は看護介入(nursing interventions)であり，ケアリングプロセスである．ワトソン(1985)はこの介入という用語は，機械的な響きがあり耳障りで，彼女の考え，理念には適当ではなかったが，教育上の目的からケア要因を説明する用語として用いたとしている点は注目すべきである．ワトソン(1979, 1985)が示した10のケア要因を以下にあげる．

1. 人道的-利他的な価値体系の形成
2. 信頼-希望の教え込み
3. 自己ならびに他者に対する感受性の育成
4. 援助-信頼，ヒューマンケアにもとづく関係の開発
5. 肯定的感情と否定的感情の表出の促進と受容
6. 創造的な問題解決のケアリングプロセスの体系的利用
7. トランスパーソナルな教授-学習活動の促進
8. 支持的，保護的および/または矯正的な心理的・身体的・社会的・霊的な環境の提供
9. 人間のニーズの充足に関する援助
10. 実存的-現象学的-霊的な力の考慮

1番目のケア要因は最も基本的なものであり，人生を通して発展させていく価値体系に焦点をあてている．ワトソン(1979)によると，人道的-利他的な価値体系とは，「人の成熟した人生を導く，質に関係した哲学である．与えることで得る献身と満足による価値体系である．そこには愛情をもって人間性を見つめる能力と，多様性と個別性を尊重する能力が含まれている」(p.11)．ワトソン(1989b)は，ヒューマンケアリングは普遍的な人道的-利他的な価値に根ざしたものであると述べている．さらに，看護師がこのような

価値体系に同意した時，最も望ましい専門職としてのケアが促進されることになると主張した．

2番目のケア要因は，ケアリングおよび治療の両方の過程における信頼と希望の治療的効果を強調している．ワトソン(1979)は，看護師は他者に，治療ならびに看護師の能力に対する信頼と希望の感覚を教え込まなければならないと指摘した．

3番目のケア要因は，自分の感情を認識し，その感情を他者に同感するための基盤として体験することの必要性を強調している．自己ならびに他者に対する感受性を豊かにすることによって，看護師は自分自身を発展させていくことができ，他者に対して自己を活用していく能力や，全体論的なケアを提供する能力を進展させることが可能となる．

4番目のケア要因は，ケアの受け手との間に効果的な人間関係を発展させていく必要性を強調している．このことは，他者を自分とは違った考え方をし，感じ方をする存在としてみた時に成し遂げられる．ワトソン(1979)は，援助-信頼関係には，一致，あるいは誠実さ，同感，押しつけでない温かさを示す過程が不可欠な要素として含まれると述べた．彼女はさらに，援助-信頼関係を，質の高い看護ケアの基本的な要素の1つとして位置づけた．

5番目のケア要因は，肯定的ならびに否定的な感情の両方を表出することの重要性に焦点をあてている．看護師は自分，他者のなかに生じたこれらの感情を認め，受け入れることが大切である．

6番目のケア要因は，看護過程に注目している．ワトソン(1979, 1989b)は，創造的な問題解決技法として看護過程を捉えており，看護過程にはアセスメント，計画立案，介入，評価が含まれる．彼女は，看護過程を活用するには，「自己の十分な活用および，経験的，審美的，直感的，情動的，ならびに倫理的知識などのすべての領域にわたる知識」が必要であると指摘した(1989b, p.230)．

7番目のケア要因は，健康教育の場面において，ケアを受けている人と看護師の両方に活用されうる過程に焦点をあてている．両者は，学習の過程において共同参与者としてみなされる．よく調べること，組織立てること，見

積もること，計画すること，実行すること，そして評価することは，データ収集，意思決定，教授-学習のフィードバックを促進させる．

　8番目のケア要因は，人を支持し，保護し，矯正的に働く環境を強化する外的条件あるいは要因に注目している．これらの要因とは，快適さ，プライバシー，安全，清潔で，美しい環境を提供することである．ワトソン(1979)は，このような環境を提供することは，全体論的なヘルスケアの質を高めることになると，両者を結びつけて考えていた．

　9番目のケア要因は，日常生活において他者を援助する看護師の役割だけでなく，成長と発達を促していく役割をも強調している．ワトソン(1979, 1989b)は，ヒューマンケアリングとしての看護に最も関連のあるニーズを見出し，そのニーズを階層別に並べた．生存のためのニーズには，食物と飲水，排泄，換気などのニーズが含まれる．機能的なニーズには，活動-不動，セクシュアリティが含まれる．達成と友好関係は，統合のニーズである．最も高次の成長欲求のニーズには，人間関係に関連するニーズ，霊的発達や自己実現が含まれる．

　最後のケア要因は，各個人の個別性と独自性，また各人の個人的，主観的な経験に焦点をあてている．さらに，このケア要因は，各個人がもっている内的世界を尊重すること，理解することの重要性も強調している．また他者が人生の意義を見出すのを援助することと同じく，各人が人生に見出した意義を尊重し，理解することの重要性も強調している．「自分と同じように，そして，自分だったらどうだろうか，どうしただろうかということを考えながら他者と接することは，[ヒューマン]ケアリングの科学を実践している看護師にとって，実存的-現象学的[-霊的]な関心事なのである」(1979, p. 205)とワトソンは述べている．

## ■ 命題

　トランスパーソナルケアリングとその次元，ならびにケア要因に関する定義と記述は非関連命題である．トランスパーソナルケアリングという概念を詳述するなかでも，他の非関連命題が見受けられる．トランスパーソナルケ

アリングの概念は，関係性と相互行為という点から定義され，記述されている．ワトソン(1985)は，トランスパーソナルケアリングにもとづいた関係について以下のように述べている．

　全体的な人間および世界内存在に対して高い価値をおくというヒューマンケアの特殊な人間関係のありよう，別の言い方をすれば，相手と1つになるありようが含まれている．この意味でのケアリングは，看護の道徳的な理想と考えられており，そこでは人間の尊厳と人間性の保持に最大限の関心がはらわれる．看護師が相手の生の領域ないしは現象野に入り込み，相手のありよう(精神，魂)がどのようなものであるかを突きとめ，このありようを自分のなかで感じ，そのありように対する応答を示すのである．この応答を受け取った者は，以前からそうしたいと望んでいた，主体的な感情や考え方を表出するようになる．このような形でヒューマンケアは始まるが，そこには看護師と患者の間に間主体的な流れが確認される(p.63)．

トランスパーソナルケアリングにおけるかかわり合い，あるいは過程は，科学とアートの両側面から考えられている．ワトソン(1985)は次のように述べている．

　トランスパーソナルなヒューマンケアならびにケアリングにおけるかかわり合いは，科学的であり，専門職として，倫理的に行われるものである．しかも審美的で，創造的なものであり，(看護師と他者という)二者関係の間で与え，与えられる個人的な行為であり，応答なのである．看護師と他者という二者関係によって，それぞれが経験をしている主観的な世界間の接触が(身体的，心的，霊的な経路，あるいはこれらが複合された経路を通じて)可能となる(p.58)．

次に示す命題では，ワトソン(1985)はトランスパーソナルケアリングをすすめていくにあたって，アートにその焦点をあてている．

　道徳的な理想としての看護におけるトランスパーソナルケアリングのアート

は，コミュニケーションの一手段であり，また看護に自己自身全体を共同関与させることを通して行われる人間の感情を表出させる手段でもある(p.70).

　ひとまとめにいって，トランスパーソナルケアリングのアートによって，人間性は，調和をさらに高め，霊的な発展をとげ，より完全な状態へと向かえるのである(p.70).

　看護におけるトランスパーソナルケアリングのアートが向上すればするほど，人間に対する感情はやさしさや援助する心を増し，看護の抱えている主題と中身とを照らし合わせて，理想的なケアリングに関する定義を作り出す可能性が増大する(p.70).

　トランスパーソナルケアリングの過程は，そのかなりの部分がアートである．なぜならば，相手の魂にふれ，感情を共有し，一体感を抱くという方法でその過程がすすめられていくこと，また自己を高め，心・肉体・魂のうちの調和を高めていくことをその目標としているからである(p.71).

ワトソン(1985)によると，トランスパーソナルケアリングを行うことにより，人間の能力の許容範囲を広げ，看護師と患者の両方に新しい機会を提供することが可能となる．ケアが行われている時がトランスパーソナルなものであり，看護師と患者の両者のうちに魂と霊が宿ることになれば，以下のようになると彼女は説明している．

　出来事は外に向かっていっそう開かれたものとなり，そこでは人間の能力の許容範囲もいっそう広がりをみせることになる．したがって，このようなケアが行われる時には，その時点および未来における空間と時間で生起するはずの出来事の幅が広がる．このようなケアが行われる時，それは両者の生活史における過去の一部として組み入れられるとともに，新たな機会を2人にもたらすことになる(p.59).

トランスパーソナルケアリングを通し，人間の能力の許容範囲を広げていくことについて，ワトソン(1988b)は次のように述べている．

　トランスパーソナルケアリングは人をよりいっそう開かれたものとし，より

高次の人間の精神あるいは場の意識に接近できるようにする．それにより，人間の能力が発揮され，人間の意識は広がり，時を超越することができ，癒しがもたらされるのである(p.176)．

ワトソン(1992)は彼女自身の理論の概略のなかで，意識について次のように述べている．「ヒューマンケアリングと癒しとは関連があり，お互いに結びついており，トランスパーソナルなものであり，間主体的なものである．それによって形而上学的，霊的，超越的な潜在力を秘めている，高次のエネルギーの場の意識が広がっていくのである」(p.1481)．彼女はトランスパーソナルケアリングと癒しにおける人間の場の意識に関する現象を明らかにしている．

　　1つのケアリングの瞬間にも，ケアリングと癒しの意識の総体が含まれる．
　　ケアリングを行う者と受ける者とは互いに結びつけられている．ケアリングと癒しの過程は，人を結びつけ，宇宙のより高次なエネルギーに結びついている．
　　看護師のケアリングと癒しの意識は，ケアを受ける者と交わっている．
　　ケアリングと癒しの意識は，時間と空間のなかに存在し，身体的な不健康を支配している(p.1481)．

さらに他の非関連命題ではケア要因の分類法を階層的特性をもつものとして説明している．各先行するケア要因は次のケア要因の一助となり，互いに影響し合って全体論的な看護ケアを促進する働きをしている．ケア要因の階層的特性は，次の命題でも明らかである．

　　信頼-希望は，全体論的で専門的なケアを促進し，積極的に健康を獲得していくために，人道的-利他的な価値体系の上に築かれ，そこから導き出される．人道的-利他的な価値体系の形成と信頼-希望の教え込みというケア要因は，お互い補い合っているものであり，3番目のケア要因である自己および他者に対する感受性の育成の一助となっている(Watson, 1979, p.16)．

［肯定的感情と否定的感情の表出の促進と受容と同様に］援助-信頼関係の発展のケア要因は，上記の［最初の3つの］ケア要因に依拠するものである(Watson, 1979, p.23)．

ケア要因がお互いに影響し合っているという特性は，他の命題のなかでも明らかにされている．

　明らかに，すべてのケア要因は，看護ケアの理解と研究に対する全体論的取り組みを目指してお互いに影響を与え合っている(Watson, 1979, p.23)．
　対人的な教授-学習のケア要因は，全体論的なヘルスケアを促進するために，他のケア要因に影響を与え，また与えられている(Watson, 1979, p.78)．
　人間のニーズの充足を助けるためのケア要因の実践は，これ以外のケア要因と結びつきながら，より高次なニーズを充足するための助けとなり，看護が最終的に質の高いヘルスケアとして探し求めているものの本質を提供することになる(Watson, 1979, p.106)．

ヒューマンケアリング理論の2つの主要な概念は，トランスパーソナルケアリングはケア要因の利用を通して達成されるものであるという関連命題によって結びつけられている．より具体的にいうと，「トランスパーソナルケアリングとは，人間対人間のかかわり合いのなかで，ケア要因を十分に具現化していくことである」(p.232)とワトソン(1989b)は説明している．

## B ヒューマンケアリング理論の評価

本節では，ワトソンのヒューマンケアリング理論の評価について述べる．この評価は，ワトソン理論の分析結果だけでなく，この看護理論を用いた，あるいは論評をした他の著者による出版物も参考にした．

## 1. 重要性

　ワトソンは彼女の理論のなかでメタパラダイム上の概念とその命題について明言してはいなかったが，メタパラダイム上の起源については，彼女の著作のなかから推察することが可能であった．しかし，彼女は自分の理論の哲学上の主張と概念的志向については，きちんと解明を行っていた．本章の理論分析の項のなかで示した概念モデルの内容について彼女はラベルづけを行ってはいなかったが，彼女の記述から概念モデルの構成要素を抜き出すことは可能であった．しかしながら，分析に関する節において，哲学上の主張と概念モデルに関する記述を分けたのは，著者の独断によるものであることは記しておかなければならないであろう．

　ヒューマンケアリング理論は，看護師が患者の健康状態にプラスの変化をもたらすために用いる過程についての理解を深めることができるという点において，重要性がある．この理論は，看護師が患者（ワトソンの用語によれば，ケアされる者，ケアの受け手）と互いに影響し合う時に，看護師によって用いられるケアリングの形態を包括的に記述したものである．

　ヒューマンケアリング理論のもう1つの重要性は，人間を物体として扱うことを拒否したワトソンの姿勢にある．彼女は，その代わりに「トランスパーソナルケアリングと癒しにおける，科学およびアートの両方が結びついた新しいケアリングと癒しの可能性，そして健康−不健康状態にある人間の超越的な物の見方」（Watson, 1988b, p.176）を強調した考え方を採用している．ワトソンのこの考え方は，「ケアする者とケアされる者の両者の人間の核心に心を向ける」（p.177）という看護を導く．

　本理論の特徴の1つは，人間存在の霊的側面と魂に注意を向けていることである．ヒューマンケアリング理論の別の特徴は，看護師自身の人間的成長への可能性である．看護師の人間としての成長は，彼らがトランスパーソナルケアリングにもとづく関係を繰り広げることによって，その可能性が広がるのである．さらに，間主体的な対応を行っていくことを通して，ケアを与

える者がケアを受ける者になることができる．ワトソン(1989a)は次のように説明している．

> （審美的なケアリングがどんどんすすめられているなかで）ケアを受けている者は，今までずっと解放したり表現したいと願っていた自分の主体的な感情や思いを表現するという体験ができる……このように，ケア提供者とケアの受け手は，ケアリングにおいては共同参与者である．主体的な感情や思いの解放は，両者に自己治癒と調和をもたらす．このことは，両者が反対の立場となり，ケア提供者の人間性が養われていくということを通して，ケアされる者がケアする者となることを可能にする(pp.131-132)．

ワトソンは，他の学問分野から参考にした知識の多くを引用し，それに対しきちんと謝意を表していた．しかし，東洋哲学についてはそこから得た知識の出典を具体的に示していない．ワトソン理論に関するサーター(Sarter, 1988)の哲学分析によると，この理論はヴェーダの教え，ヒンズー教，仏教の観念からの影響を受けていた．さらにサーターは，ワトソンの肉体・心・魂の間にある調和の描写は，「道教のような東洋哲学から間接的に引き出されたものかもしれない」(p.57)と述べていた．

全体的に，ヒューマンケアリング理論を支えている考え方は，西洋社会においては比較的新しい世界観である．しかしながら，この考え方は，人間の生命の複雑さを反映した科学を進展させるために看護師たちが数年来行ってきた努力と一致するものである．看護学における科学的志向の研究会や臨床現場での検討会のメンバーがすべて，ワトソンの仕事を導いたこのような考え方を支持しているわけではないが，彼女の努力を非難すべきではない．

## 2. 内的一貫性

サーター(Sarter, 1988)は，ヒューマンケアリング理論に関する哲学的分析の結果，内的一貫性に関する疑問を提示している．彼女は，ワトソンは確かに全体論的な観点から一貫して彼女の理論を展開してきているが，二元論的

要素が存在することも明らかであると指摘していた．肉体・心・魂の間の区別，客観的経験と主観的経験の区別，健康と不健康の区別において，ワトソンの考え方には二元性があることを明らかにした．サーターによると，「いくらワトソンが人の人生の様々な側面における調和について語ったとしても，そこには隠された二元性が存在するのである」（p.56）．

同様に，ミッチェルとコーディ（Mitchell and Cody, 1992）は，ワトソンのいう人間存在の考え方には一貫性がないと述べていた．ワトソンは人間を減じることのできない全体であると主張しているが，一方では別個の実体であるいくつかの自己（実自己，内的自己，観念的自己）として言及している．また，心，身体，霊，魂と呼び，身体的，感情的，霊的存在領域と呼び，主体として「I（私は）」と呼び，客体として「me（私を，に）」と呼んでいると彼女らは指摘した．ワトソン（1992）は，明らかに彼女の理論における二元性を克服しようとしており，彼女の理論についての最近の概説では「人間の心身霊（human mindbodyspirit）」（p.1481）という用語を用いることで彼女の全体論的考えをより効果的に伝えようとしている．

ミッチェルとコーディ（Mitchell and Cody, 1992）によればワトソンは，人間は自由な自己決定と自己選択の権利をもつという彼女の主張を侵していると指摘されており，次のように説明している．

　　まず，第1に，患者がおかれている状況において調和をもたらし，患者にとっての意味を見出すため，看護師は患者を援助し，患者の状態について統合し，「矯正を行う」のだと書かれている．第2に，「理想的には，人間には，治療や介入について専門職が決定する前に，自分の健康-不健康の体験がどのような意味をもつのか，自己決定する機会が与えられるべきである［波線は筆者による］」（1985, p.66）（p.58）．

さらにワトソンは一貫して人間科学の立場から論じてきていると主張していたが，彼女が人間と自然の間の不調和を示唆したことだけでなく，人間が経験する世界と実際の世界を区別したことは，人間は自身の経験世界から切り離しえないとする人間科学の立場とは一致しないところがある（Mitchell and Cody, 1992)．それに加えて，ワトソンは形而上学的，霊的領域を強調している．このことは，ミッチェルとコーディらによると，生きられた体験が「人間の知識の最も重要な基盤となる」という人間科学の考え方と一致していない(p.58)．

　理論を構成する概念とそれらの次元に関するワトソンの定義と記述においては，その意味論的な明確性には問題はない．しかしながら間主体性という用語については，トランスパーソナルケアリングとのつながりでしか定義づけされていないので，この用語の明確な定義についてはいくらかの混乱がみられている．

　意味論的一貫性は，多くの用語が矛盾なく使用されていることから問題はない．しかしながら，今後混乱が起こりうる可能性のある部分として，1985年に出版されたワトソンの著書とそれに引き続いて出された論文を通して，「トランスパーソナルケアリング」と「ヒューマンケアにもとづいた関係」という用語が互換性のある用語として使われているという点である．すなわち，トランスパーソナルケアリングそのものの構成要素として自己現象野，実際のケアが行われている時，そして間主体性(pp.60-61)をあげ，ヒューマンケアにもとづいた関係の構成概念としての現象野，実際のケアが行われている時，トランスパーソナルケアリング(p.73)をあげている点である．上記以外では，ワトソンがいくつかの用語を結びつけて１つの単語として用いている点が，混乱を引き起こす箇所となるだろう．それは，ケアリングと癒し(1988b)，ヒューマンケアリングと癒し(1992)，トランスパーソナルケアリングと癒し(1988b)，ケアリングと癒しの意識(1988b)，そしてトランスパーソナルケアリングと癒しにおける人間の場の意識(1992)である．

　ヒューマンケアリング理論の構造的な一貫性については，命題のなかに矛盾がみられていなかったので問題はない．その上，１つの関連命題が，トランスパーソナルケアリングとケア要因間のつながりの必然性を説明している．

## 3. 簡潔性

　ヒューマンケアリング理論の分析結果から，簡潔性という点においては洗練された理論であり，言語の使用においても比較的無駄がないことが明らかになった．しかしながら，ワトソンのいくつかの論文においては，2つの主要な概念とその命題について明らかにする必要がある．ワトソン(1985)は，彼女自身が自分の理論の構造上の概説と呼ぶ著書を発刊したが，彼女の価値，目標，変化をもたらすもの，介入，認識，背景，アプローチ，そして方法という主題となる用語について明らかにしていく時，これらが彼女の理論における概念上の要素なのか，理論上の要素なのかについては明らかにしていなかった．さらに，この概説のなかでの理論の主題となる用語について述べられている項のなかでは，彼女の理論を構成する概念および命題ははっきりと取り上げられていなかった．むしろ，ワトソンは理論の基本となる主題には，①看護，②間主体性の背景における人間/自己の成熟，③ヒューマンケアにもとづく関係，④健康-不健康，⑤環境，そして⑥宇宙を含めていた．

## 4. 検証性

　ヒューマンケアリング理論は，検証することが可能な理論である．事実，ワトソン(1985)は，この理論の研究方法を提示している．彼女は，「この理論を研究するのに適した方法は，質的な研究目的をもつフィールドでの研究……現象学的-実存的方法論を用いるのがよいであろう」(p.76)と述べていた．彼女はさらに，経験主義的現象学(empirical phenomenology)の方法について説明し，記述的現象学の分析例と超越論的ないし深みのある現象学の研究例を示した．特に超越論的ないし深みのある現象学については詩で表現されている．彼女の名誉のために記しておくが，ワトソンは方法が研究課題にとって代わるべきでないということを警告していた．このように，彼女は研究者に，自然科学や医学で使われている研究方法よりはむしろ，人間科

学の立場に立った「パラダイムを超越する創造的な」(p.76)研究方法を用いることをすすめていたが，彼女は1つの特定の研究方法だけがよいとしているわけではない．このことは，人間科学の観点から人間の生活と人間がおかれている状況について記述することを目的とし，そのために最善の研究方法を模索している研究者にとっては，特に考慮に入れるべき重要なポイントである．また，それだけでなく，人間科学の観点から人間の生活と人間の状況にどのような看護介入が一定の効果を生むのかという予測性を明らかにしようとしてさらに理論を発展させている研究者にとっても重要なポイントとなる．

ホームズ(Holmes, 1990)は，ワトソンの研究の方法論に関する一般性に対し疑問を提示している．

> あいにく，ワトソンは［1985年に出版した著書のなかで］たった1事例の研究を取り上げているにすぎず，その研究とは，西オーストラリアに住むアボリジニの集団を対象とした悲しみと対象喪失の経験に関するものである．この研究結果からこの方法論を別の設定状況，特に込み入った，洗練された都会のような状況に適用するには，かなりの想像力が必要である．にもかかわらず，このことは，ヘルスケアを目的とした実際的な道具として現象学における出来事を探求するというかなり勇気ある試みとしてみなされるべきである．そして，同時にこのような試みは，新しい研究方法を作り上げていくための大いなる刺激となるのである(pp.192-193)．

ヒューマンケアリング理論のための研究方法論はこのように示されてきているが，その理論を構成する概念と命題について，経験から導き出された測定可能な方法では述べられていない．さらに，この理論に関連した特定の測定用具は，これまで出版されていない．しかし，イェケマ(Ykema, 1991)はケアリング行動を査定するための測定用具(Caring Behaviors Assessment tool)を開発することをその内容に含めた研究計画書を提出した．彼女は測定用具のなかに含まれる項目は，ケア要因と一致するものであると主張した．さらに，スタンフィールド(Stanfield, 1992)は，ワトソンのケア要因を

もとに，独自のケアリング行動を査定するための測定用具を開発した．本理論に関するさらなる探求の必要性を認めつつ，ワトソン(1989b)は，「ケアリングの認識上の要因と人間的過程に関しては，今後よりいっそう明らかにされ，広がりをもたせ，研究が行われる必要がある」(p.227)と述べている．特に，トランスパーソナルケアリングと 10 のケア要因を発展させていくためには，操作的定義の開発が必要である．そうすることによって，ヒューマンケアリングは臨床現場の実際の世界において観察可能なものとなるからである．

ヒューマンケアリング理論を検証する別の方法には，芸術，隠喩，詩を通してヒューマンケアやケアリングを説明するやり方も含まれている．このような表現方法の複数の実例が，これまでに出版されている(Krysk and Watson, 1988；Watson, 1990b)．

## 5. 経験的適切性

ケア要因は，1979 年に発刊されたワトソンの著書のなかで詳述されている，哲学的ならびに経験的な知識の確固たる基盤の上に成り立っている．しかしながら，ケア要因を用いることによって得られるトランスパーソナルケアリングの成果については，まだ十分に経験的に証明されてきてはいない．

クレイトン(Clayton, 1989)は，4 組の高齢者と看護師を対象に，ケアリングにもとづいたかかわり合いに関する現象学的方法を用いた研究を行った．彼女の研究結果はワトソンの理論と一致するものであったが，さらなる研究を行う必要があるとしている．また，彼女は次のように述べている．

人間対人間のケアリングをすすめていく上で関連する，鍵となる哲学的理念と道徳的理想については今後さらに詳述される必要がある．ケアリングにもとづいたかかわり合いに先行した出来事，あるいは，そのかかわりに引き続いて起こる出来事について調査するために，もっと模範となる事例を取り上げ，探求する必要がある．ケアリングが適正であるかどうか判定するためには，多様

な集団のケアリングのニーズと看護師のケアリング行動が研究されなければならない．ワトソン理論の根拠の1つである霊的次元については，これまで看護の領域においてはほとんど研究はされてきていない．ワトソンの10のケア要因についても検討される必要がある(p.251)．

いくつかの経験的研究は，ケア要因が適切性のあるものであるという事実を示してきている．シェーンダル・マーチン(Schindel Martin, 1990)は，ワトソンのケア要因に関する研究を修士論文としてまとめた．彼女は，長期にわたり透析を受けている7名の患者を対象に，ケア要因の1つである信頼と希望の教え込みを反映している看護行為を明らかにすることを研究目的とし，現象学的方法論を用いた研究を実施した．彼女はその論文のなかで，研究結果はワトソンの理論を支持し，看護師とクライエントの人間関係が重要であることを強調していると主張した．別の質的研究の例であるが，シェーンダル・マーチン(1991)は，成人の多嚢胞腎患者の経験について探求するため，ワトソンの理論を使用した．彼女は，腎臓病に関する対象者の肯定的ならびに否定的な思いの表出に焦点をあて，ワトソン理論にもとづいた看護実践のあり方を求めて彼女の研究結果の意味合いを考察した．

レーマー(1991)の研究は，児の死亡に引き続いて展開されるケアリングに対する両親の認知に関するもので，ワトソンの5つのケア要因を研究指針として使用した．5つのケア要因とは，信頼-希望の教え込み，自己ならびに他者に対する感受性の育成，援助-信頼関係の開発，肯定的感情と否定的感情の表出の促進と受容，実存的-現象学的な力への考慮であった．フォレスト(Forrest, 1991)は，このレーマーの結果について「ワトソンの看護理論(1985)を支持するものであり，看護におけるケアリングに関する一連の文献の1つとして貢献するものである」(p.491)と述べている．

スワンソン(Swanson, 1991)は，ケアリングの中範囲理論を帰納的に導き出し，その妥当性を検討した．この理論には5つのケアリングの過程，すなわち知ること，ともにいること，誰かのために何かを行うこと，可能にする力をもたせること，信念を維持すること，が含まれた．彼女はこれらのケア

リングの過程とワトソンのケア要因とを比較し，ワトソンの理論が「なぜ看護の対象となるクライエントたちがケア要因を慈養的なものであり，助けになるものであると感じるのか，その理由の重要な根拠を提供している」(p. 165)と述べている．

バーンズ(Burns, 1991)は，彼女の研究対象者のなかで見出した霊性の要素とワトソンの理論のなかで述べられている霊性とが，著しく類似しているものであったことを報告した．この現象学的方法を用いた研究結果をもとに，バーンズはヒューマンケアリング理論は「日々生活している人々のなかに起こっている霊的要素，特に深みのある経験について研究を行い，理論の幅をより広げていく必要がある」(p.151)と，忠告している．

コロラド大学のヒューマンケアリングセンターでは，「ヒューマンケアリングに関する研究，教育，実践」(Watson, 1990a, p.47)を押し進めてきている．ヒューマンケアリングセンターがスポンサーとなっている学者や他の研究者たちによって行われる研究が，引き続きヒューマンケアリング理論の妥当性を確立させるため，あるいは論破するために必要である．

## 6. 実践的適切性

### ■ 看護教育

ワトソン(1988b)によると，トランスパーソナルケアリングの目指すところは，道徳上の理想であり看護ケアの標準である．ヒューマンケアリング理論を基盤とした看護ケアの提供には，理論のなかで述べられている看護，科学，人間，ならびに健康-不健康に関する広い視野を理解するために，かなりの教育が要求される(Watson, 1990b)．事実，ワトソン(1988a)は，専門職としての看護教育は学部修了後の看護学博士(ND：Doctorate of Nursing)レベルで行われるものであると主張しており，そのような教育プログラムがコロラド大学に1990年に設置された(Watson and Phillips, 1992/訳注：コロラド大学ではNDは学部修了後の大学院で，PhDは修士課程修了後の博士課程で取

得される）．

　ワトソン(1988a)によると，人間の生命の本質は，看護の主題である．それゆえ，看護教育においては，人間の生に関する価値と見解について解明することに焦点がおかれ，ケアに携わる専門職としての存在のありようについて強調する道徳的な背景が必要である．特に，ヒューマンケアリング理論にもとづいて作られたカリキュラムでは，ケアリングを道徳的理想として考えており，ヒューマンケアリング，健康，癒しに関する哲学上の理論をその内容に組み込んでいる．人文科学，社会科学，生物医学，そしてヒューマンケアリングの内容とその過程は，カリキュラムの中核となる領域としてみなされている．

　ヒューマンケアにかかわる仕事に従事する者にとって必要とされている，6領域にわたる知識についてワトソンは明らかにしている(Watson, 1989b)．

1. 顕在的，あるいは潜在的な健康問題に対する人間の行動と反応に関する知識．
2. 個人のニーズに関する知識とその理解．
3. 他者が抱えているニーズへの対応の仕方に関する知識．
4. われわれの強みと限界に関する知識．
5. 人間のおかれている状況への意味づけに関する知識．
6. 安楽の提供の仕方，同情と同感の示し方に関する知識(p.227)．

　さらに，ワトソン(1988a)は，ケアリング概念を勉強するための新しい方法が必要であると主張した．例えば，芸術，音楽，文学，詩，劇に加えて，新たなケアリングと癒しの様式だけでなく，健康や不健康への反応の仕方についても理解を深められるような活動を用いたコースである．このように，多くの看護教育課程での典型的なカリキュラムに対して，かなりの変更が求められている．

　コロラド大学におけるNDカリキュラムは，1つの見本となっている．4年間のカリキュラムのプログラムは，臨床科学，臨床技術と人間性に対するケアリング，ヒューマンケアリング看護に焦点をあてた学問領域，健康に関

与する専門的および倫理的な基礎がそれぞれ核心となり，さらに1年間の専門領域での実習期間が含まれる(Watson and Phillips, 1992)．

## ■ 看護実践

　ワトソン(1990b)によると，ヒューマンケアリングは，治癒が存在しうるところばかりでなく，特に治療が効を奏さない場合にも，求められるものである．ガウト(Gaut, 1983)のケアリングに関する哲学的分析を引用しながら，ワトソン(1989b)は，ケア要因を用いつつヒューマンケアを提供するには，「目的，ケアリングに関する価値，知識，意志，関係，そして行為」(p.227)が必要であると述べていた．行為について詳述するなかで，ワトソン(1989b)は，ヒューマンケアの提供には「可能にする行為，つまり他者が問題解決をする，成長する，今ここを超越することを可能にする行為，ケアリングと人間の反応に関する一般的知識，ならびに特定の知識とに関連している行為が必要となる」(p.227)と説明していた．

　ヒューマンケアリング理論にもとづいた全体論的な看護実践には，10のケア要因すべてを統合させることが必要である．ワトソン(1979)は，「どのケア要因もそれ1つでは効を奏さない．看護学生ならびに臨床の看護師たちは，ヘルスケアにプラスの効果をもたらすためには，この要因を統合し続けることが必要である」(p.214)と説明していた．

　ヒューマンケアリング理論にもとづいた看護実践は，必ずしも簡単なものではない．事実，ワトソン(1989a)はヒューマンケアリングは「倫理，感情，同情，知識，知恵，目的などを伴う必要があり，それ自体は常にもろく，脅かされた存在である．なぜならば，自己の個人的，社会的，道徳的，ならびに霊的な義務と，自分自身だけでなく他者の自己と尊厳への関与が必要とされるからである」(p.129)と指摘した．このように，「専門職による伝統的な関係はその根本から変えられる」(p.132)必要がある．さらに，看護は「疑問を発し，新しい可能性へとその門戸を広げ」(Watson, 1992, p.1481)続けなければならない．

　ヒューマンケアリング理論は，潜在的にその利用において困難が伴うもの

であるが，その有用性は明らかにされつつある．ジョーンズ(Jones, 1991)は，前思春期の子どもたちを対象としたエイズ教育のためのモデルをワトソンの理論をもとにして作り上げた．さらに詳しく説明すると，彼女はケア要因にもとづいたエイズ教育のための包括的な教育の手引きを開発した．ジョーンズは「ケアリングは，前思春期の子どもたちを対象としたエイズ教育をすすめていく上で，学校，地域社会，診療所，病院などのすべての場をつなぐ鍵となるものかもしれない」(p.596)と述べている．

さらに，ラインとウォーラー(Lyne and Waller, 1990)は，ヒューマンケアリングに関するデンバー市の看護プロジェクト(Denver Nursing Project in Human Caring：DNPHC)について述べた．これは，HIVに感染した人々へのケアを専門とする看護師が運営しているセンターである．このDNPHCで行われている看護実践は，ワトソンの理念とヒューマンケアリングの科学に根ざしたものであり，ケア要因を実践することで看護が提供されている．DNPHCで働いた結果として，著者の1人が経験した，自分自身の個人的な，そして専門職としての成長が述べられている．しかし，HIV感染者とその人にとって大切な人を対象に行われているヒューマンケアリング理論を基盤とした看護ケアの受容度と影響については，引き続き実証される必要がある．

シシィチョーク-ラタン(Sithichoke-Rattan, 1989)は，早産児とその両親に行われる看護ケアを理解するための適切な枠組みをワトソンの理論が提供していることを発見した．しかしながら，彼女は，ワトソンの理論をもとにした実際の看護ケアの効果については，様々な領域の看護実践の場で調査を行い，その効果を決定しなければならないことを指摘していた．

オーコイン-ギャラント(Aucoin-Gallant, 1990)は，看護実践におけるケア要因の利用について述べた．ケア要因に関する経験上の証拠は示されてはいないが，著者はケア提供者とケアの受け手の両者にとって恩恵があるということを主張した．さらに，「ケア要因が治療計画のなかに組み込まれたならば，これらの要因は，疾患によるストレスに対する責任感とそれをコントロールする感覚をクライエントとその家族がもつことを助けることができ

る．看護師にとって，それ［理論］は動機づけと職業満足の源となるであろう」(p.35)と述べている．

まとめると，これまで述べてきた出版物は，人間生成理論(Theory of Human Becoming)の実践的適切性の最初の証拠を提示している．この理論は多様な臨床問題に適している．さらに，臨床のプロトコールの遂行が実行可能であることは明らかであり，臨床家たちにはケア要因にもとづいた看護行為を実行する法的能力がある．ケア要因にもとづいた行為がどの程度看護実践に対する期待と一致しているかということと，ケアの受け手と提供者に対するそれらの看護行為の影響について，さらなる考察が必要である．

## C 結論

ワトソンは，看護ケアの新しい形態を導き出したことにより，看護に多大な貢献をしている．「理論と実践において，人間の心身霊(human mind-bodyspirit)を守り，回復させること」(Watson, 1992, p.1481)への彼女の取り組みは，彼女の業績のなかにはっきりと反映されている．

ヒューマンケアリング理論の経験的適切性と実践的適切性については，次第に証明され始めている．研究者と臨床家は証拠を収集し続ける必要があり，そうすることによって，この理論の適切性と看護実践におけるその有用性が十分に認定されたことになるからである．

終わりに，ウォーカー(Walker, 1989)は，ワトソンのケアリングに関する考えについて，特に興味をそそる記事を発表した．「ケアリングが，牧師-罪人，医師-患者，治療者-クライエントなどのすべての援助関係において等しく道徳的理想となるかどうかということである．もしそうであるのならば，看護師-患者の関係だけでなく，これらすべての関係にもワトソンの研究は関連してくることになる」(p.154)．ウォーカーが指摘したように，この点

については明らかにされるべきである．そうすれば，看護の知識体系におけるワトソンならではの貢献と，他の学問領域の知識体系における貢献の可能性について判断できるようになるだろう．

■ 参考文献

Aucoin-Gallant, G. (1990). La théorie du caring de Watson. Une approache existentielle-phénoménologique et spirituelle des soins infirmiers. *The Canadian Nurse, 86*(11), 32-35.
Burns, P. (1991). Elements of spirituality and Watson's theory of transpersonal caring: Expansion of focus. In P. L. Chinn (Ed.), *Anthology on caring* (pp. 141-153). New York: National League for Nursing.
Clayton, G. M. (1989). Research testing Watson's theory: The phenomena of caring in an elderly population. In J. P. Riehl-Sisca, *Conceptual models for nursing practice* (3rd ed., pp. 245-252). Norwalk, CT: Appleton and Lange.
de Chardin, T. (1967). *On love*. New York: Harper and Row.
Forrest, D. (1991). Commentary [on "Parental perceptions of caring following perinatal bereavement."] *Western Journal of Nursing Research, 13*, 491-492.
Gadow, S. (1980). Existential advocacy: Philosophical foundation of nursing. In S. Spicker & S. Gadow (Eds), *Nursing images and ideals: Opening dialogue with the humanities* (pp. 79-101). New York: Springer.
Gadow, S. (1984, March). *Existential advocacy as a form of caring: Technology, truth, and touch*. Paper presented to the Research Seminar Series: The Development of Nursing as a Human Science. University of Colorado School of Nursing, Denver.
Gaut, D. A. (1983). Development of a theoretically adequate description of caring. *Western Journal of Nursing Research, 5*, 313-324.
Giorgi, A. (1970). *Psychology as a human science*. New York: Harper and Row.
Holmes, C. A. (1990). Alternatives to natural science foundations for nursing. *International Journal of Nursing Studies, 27*, 187-198.
Jones, S. B. (1991). A caring-based AIDS educational model for pre-adolescents: Global health human caring perspective. *Journal of Advanced Nursing, 16*, 591-596.
Kierkegaard, S. (1941). *Concluding unscientific postscript* (New ed., H. J. Patton, Trans.). Princeton, NJ: Princeton University Press. (Original work published in 1846)
Krysl, M., & Watson, J. (1988). Existential moments of caring: Facets of nursing and social support. *Advances in Nursing Science, 10*(2), 12-17.
Lemmer, C. M., Sr. (1991). Parental perceptions of caring following perinatal bereavement. *Western Journal of Nursing Research, 13*, 475-493.
Lyne, B. A., & Waller, P. R. (1990). The Denver Nursing Project in Human Caring: A model for AIDS nursing and professional education. *Family and Community Health, 13*, 78-84.
Mitchell, G. J., & Cody, W. K. (1992). Nursing knowledge and human science: Ontological and epistemological considerations. *Nursing Science Quarterly, 5*, 54-61.
Mumford, L. (1970). *The myth of the machine: The pentagon of power*. New York: Harcourt Brace Jovanovich.
Rogers, C. R. (1959). A theory of therapy, personality, and interpersonal relationships as developed in the client-centered framework. In S. Koch (Ed.), *Psychology: A study of a science* (Vol. 3, pp. 184-256). New York: McGraw-Hill.
Sarter, B. (1988). Philosophical sources of nursing theory. *NursingScience Quarterly, 1*, 52-59.
Schindel Martin, L. J. (1990). A phenomenological study of faith-hope in aging clients undergoing long-term hemodialysis. *Masters Abstracts International,28*, 583.
Schindel Martin, L. (1991). Using Watson's theory to explore the dimensions of adult polycystic kidney disease. *American Nephrology Nurses' Association Journal, 18*, 493-496.
Sellers, S. C. (1991). A philosophical analysis of conceptual models of nursing. *Dissertation Abstracts International, 52*, 1937B. (University Microfilms No. AAC9126248)
Sithichoke-Rattan, N. (1989). A clinical application of Watson's theory. *Pediatric Nursing, 15*, 458-462.

Stanfield, M. H. (1992). Watson's caring theory and instrument development. *Dissertation Abstracts International, 52,* 412B.
Swanson, K. M. (1991). Empirical development of a middle-range theory of caring. *Nursing Research, 40,* 161–165.
Taylor, R. (1974). *Metaphysics.* Englewood Cliffs, NJ: Prentice-Hall.
Walker, L. O. (1989). Book review of Watson, J. (1985). *Nursing: Human science and human care. A theory of nursing. Nursing Science Quarterly, 2,* 153–154.
Watson, J. (1979). *Nursing: The philosophy and science of caring.* Boston: Little, Brown.
Watson, J. (1985). *Nursing: Human science and human care: A theory of nursing.* Norwalk, CT: Appleton-Century-Crofts. Reprinted 1988. New York: National League for Nursing.
Watson, J. (1988a). Human caring as moral context for nursing education. *Nursing and Health Care, 9,* 422–425.
Watson, J. (1988b). New dimensions of human caring theory. *Nursing Science Quarterly, 1,* 175–181.
Watson, J. (1989a). Human caring and suffering: A subjective model for health sciences. In R. L. Taylor & J. Watson (Eds.), *They shall not hurt. Human suffering and human caring* (pp. 125–135). Boulder, CO: Colorado Associated University Press.
Watson, J. (1989b). Watson's philosophy and theory of human caring in nursing. In J. P. Riehl-Sisca, *Conceptual models for nursing practice* (3rd ed., pp. 219–236). Norwalk, CT: Appleton and Lange.
Watson, J. (1990a). Human caring: A public agenda. In J. S. Stevenson & T. Tripp-Reimer (Eds.), *Knowledge about care and caring. State of the art and future developments* (pp. 41–48). Kansas City, MO: American Academy of Nursing.
Watson, J. (1990b). Transpersonal caring: A transcendent view of person, health, and nursing. In M. E. Parker (Ed.), *Nursing theories in practice* (pp. 277–288). New York: National League for Nursing.
Watson, J. (1992). Window on theory of human caring. In M. O'Toole (Ed.), *Miller-Keane encyclopedia & dictionary of medicine, nursing, & allied health* (5th ed., p. 1481). Philadelphia: W. B. Saunders.
Watson, J., & Phillips, S. (1992). A call for educational reform: Colorado nursing doctorate model as exemplar. *Nursing Outlook, 40,* 20–26.
Whitehead, A. N. (1953). *Science and the modern world.* Cambridge: Cambridge University Press.
Ykema, M. (1991, April). *Importance of nurse caring behaviors as perceived by post-myocardial infarction patients and ICU nurses: A comparison.* Paper presented at the Samaritan Health Service Fourth Annual Nursing Research Conference, Phoenix, AZ.

### ■ 文献解題

● 主な出典

Watson, J. (1979). *Nursing: The philosophy and science of caring.* Boston: Little, Brown. [Second printing, 1985. Boulder, CO: Colorado Associated University Press.]

　　Watson は10のケア要因(carative factors)を示し、それぞれの要因に潜在する哲学的な前提と経験的な証拠について考察している。

Watson, J. (1981). Some issues related to a science of caring for nursing practice. In M. Leininger (Ed.), *Caring: An essential human need* (pp. 61–67). Thorofare, NJ: Slack.

Watsonはケアリングに関する彼女の考えを論じ，そのケア要因を明らかにしている。この章は，1978年にユタ州ソルトレイクシティで開催された第1回National Caring Conferenceでの発表にもとづいている。内容はWatsonの著書，"Nursing: The philosophy and science of caring"から引用され，その会議の時にはまだ発刊されていなかった。

Watson, J. (1985). *Nursing: Human science and human care.* Norwalk, CT: Appleton-Century-Crofts. [Second printing, 1988. Boulder, CO: Colorado Associated University Press. Third printing, 1988. New York: National League for Nursing.]

Watsonは，彼女のヒューマンケアリングの理論についてかなり詳細に紹介している。彼女の方法論の内容は，記述的現象学の方法を用いた研究結果と，超越論的または深層現象学の方法を用いた別の研究結果を含んでいる。

Watson, J. (1988). New dimensions of human caring theory. *Nursing Science Quarterly, 1*, 175-181.

Watsonは，看護の本質の変化について考察している。彼女は，ヒューマンケアリングとヒーリングの新たな関心に向けた方向の転換が，看護の将来を導き方向づけ，そしてヘルスケアの将来に有望なパラダイムを提案すると主張している。彼女は，新たな問題を提起し，伝統的な医学治療モデルを覆す，ヒューマンケアリングの道徳的な観念が誕生していると主張している。Watsonは，意識と超越性の発展のように，存在の新たな認識論と形而上学を考慮したトランスパーソナルケアリングの理論との関係における，ケアリングの倫理を紹介している。

Watson, J. (1989). Watson's philosophy and theory of human caring in nursing. In J. P. Riehl-Sisca, *Conceptual models for nursing practice* (3rd ed., pp. 219-236). Norwalk, CT: Appleton & Lange.

Watsonは，彼女のヒューマンケアリングの理論と，その理論が基盤とする哲学的前提について記述している。

Watson, J. (1990). Transpersonal caring: A transcendent view of person, health, and nursing. In M. E. Parker (Ed.), *Nursing theories in practice* (pp. 277-288). New York: National League for Nursing.

Watsonは，ヒューマンケアリングの理論の適用について考察し，詩と芸術に見出したケアリングの例えを示している。

Watson, J. (1992). Window on theory of human caring. In M. O'Toole (Ed.), *Miller-Keane encyclopedia & dictionary of medicine, nursing, & allied health* (5th ed., p. 1481). Philadelphia: W. B. Saunders.

Watsonは，彼女の理論に関する簡単な概説を述べている。

● ワトソンおよび他の研究者による解説

Bennett, P. M., Porter, B. D., & Sloan, R. S. (1989). Jean Watson: Philosophy and science of caring. In A. Marriner-Tomey, *Nursing theorists and their work* (2nd ed., pp. 164-173).
    Porter, B. D., & Sloan, R. S. (1986). Jean Watson: Philosophy and science of caring. In A. Marriner, *Nursing theorists and their work* (pp. 160-168). St. Louis: C. V.

Mosby.

どちらの版でも，著者らはWatsonの学術的，経験的実績について記述し，彼女の理論に関する初歩的な分析を示している．著者はまた，その理論に関する大まかな批評を含めている．

Boyd, C., & Mast, D. (1989). Watson's model of human care. In J. J. Fitzpatrick & A. L. Whall, *Conceptual models of nursing: Analysis and application* (2nd ed., pp. 371–383). Norwalk, CT: Appleton & Lange.

BoydとMastはWatsonの理論について記述し，理論の分析，そして看護研究，教育，実践との関係について簡単な考察を示している．

Brenner, P. (1986). Disseminating care research literature. *Journal of Nursing Administration, 16*(1), 26–27.

ケア研究における看護サービス管理者のかかわりに関係して，Brennerは，優れた看護管理の雑誌に掲載された鍵となる看護論文について考察した．WatsonとLeiningerの業績にもとづいた，63の論文と概説された2件の報告の内容分析は，ケアが主な独立変数または従属変数として用いられていなかったことを示した．しかし，仕事の満足度，そして/または仕事の安定度に関連した媒介変数としては用いられていたようだった．ケアの研究の必要性が提示されている．

Cohen, J. A. (1991). Two portraits of caring: A comparison of the artists, Leininger and Watson. *Journal of Advanced Nursing, 16*, 899–909.

Cohenは，WatsonとLeiningerによって示されたケアリングのテーマについて，看護の本質に関する彼女らの概観，理論開発の方策の用法，そして看護の知識発展における貢献とともに探究している．

Mitchell, G. J., & Cody, W. K. (1992). Nursing knowledge and human science: Ontological and epistemological considerations. *Nursing Science Quarterly, 5*, 54–61.

MitchellとCodyは，Diltheyの観点から人間科学について定義し，記述している．著者らは，Watsonの強調する形而上学的な霊的世界は，生きられた経験(lived experience)の卓越性の論点をあいまいにするがゆえに，人間科学に矛盾すると結論づけている．

Morse, J. M., Solberg, S. M., Neander, W. L., Bottorff, J. L., & Johnson, J. L. (1990). Concepts of caring and caring as a concept. *Advances in Nursing Science, 13*(1), 1–14.

Morse, J. M., Bottorff, J., Neander, W., & Solberg, S. (1991). Comparative analysis of conceptualizations and theories of caring. *Image: Journal of Nursing Scholarship, 23*, 119–126.

著者らは，Watsonのケアリングに関する観点が道徳的な責務としてのケアリングの概念化を表していることを説明している．著者らは，Gadow, Fly, Brodyもまた同じようなケアリングの見方をしていると指摘している．ケアリングに関する他の概念化は，人間の特性，情動，対人関係の相互作用，そして治療的な介入である．著者らの分析は，Watsonがケアリングを看護独自で，そして看護師と患者の両方の心を打つものとみなしていることを示している．ケアリングは，Watsonの見方では行動に

課せられたものではなく，ケアリングの意図が患者の間で異なることはない．1990年に発表した論文で著者らは，Watsonの理論が要求する看護師-患者関係の深さについて，短時間の出会いや意識のない患者，または知的障害のある患者では到達することが不可能かもしれないと述べている．

Norris, C. M. (1989). To care or not care. Questions! Questions! *Nursing and Health Care, 10*, 545–550.

Norrisは，ケアリングをしないような看護師のステレオタイプと，患者ケアにおけるますますの技術的な指向が，どのように類似しているのかを説明している．著者は，科学的な実践の厳密さに対する防御としての，最近のケアの主導についての考えを示している．ヘルスケアの文脈におけるヒューマンケアリングの価値は，社会的，経済的問題を提起している．著者は，ケアの概念的・操作的定義への関心を説明し，ケアリングが学問の中心的な焦点であるというLeiningerとWatsonの主張に異議を示している．ケアリングの市場性と研究への示唆が示されている．

Neil, R. M., & Watts, R. (Eds.). (1991). *Caring and nursing: Explorations in feminist perspectives.* New York: National League for Nursing.

この編著作は，博士課程学生グループ(Doctoral Student Group)とコロラド大学看護学部のヒューマンケアリングセンター(Center for Human Caring)の後援により，1988年に開催された会議で発表された論文を含んでいる．Sharon HornerとCarol Green-Hernandezの章はWatsonの業績の一部から導かれたケアリングのモデルを紹介している．

Ryan, L. G. (1989). A critique of nursing: Human science and human care. In J. P. Riehl-Sisca, *Conceptual models for nursing practice* (3rd ed., pp. 237–244). Norwark, CT: Appleton & Lange.

Ryanは，Watsonの理論に関する簡潔な批評を示し，その要素の内的評価と，有用性・意義について外的評価を含んでいる．

Sarter, B. (1988). Philosophical sources of nursing theory. *Nursing Science Quarterly, 1*, 52–59.

Sarterは，Watsonの理論において鍵となる哲学的要素を，魂(soul)，二元性，調和，因果関係と時間，霊的発達(spiritual evolution)，自己超越(self-transcendence)，実際のケアが行われること(actual caring occasion)，そして自己(self)であると説明している．彼女はそこで，それらの要素の哲学的源泉を明らかにしている．

Smerke, J. M. (1990). Ethical components of caring. *Critical Care Nursing Clinics of North America, 2*, 509–513.

Smerkeは，WatsonとLeiningerのケアリングに関する業績に一致して，ケアリングが看護の倫理的基盤であることを断定している．科学，テクノロジーの専門化と発展といった要因は，ケアリングの意味と観念を壊した．急性期ケアの文脈を用いてSmerkeは，急性期ケアの看護師が直面する倫理的な葛藤を記述し，看護がヒューマンケアリングと進歩するテクノロジーの橋渡しをしなければならないと主張している．

Smith, M. C. (1991). Existential-phenomenological foundations in nursing: A discussion of differences. *Nursing Science Quarterly, 4,* 5–6.

Smith は，いくつかの看護理論における実存的，現象学的基盤について論じている．彼女は Watson の理論が，自由，主観性，間主体性(intersubjectivety)，そして経験の意味といった主義(tenets)を含んでいると指摘している．

Talento, B. (1990). Jean Watson. In J. B. George (Ed.), *Nursing theories: The base for professional nursing practice* (3rd ed., pp. 293–309). Norwalk, CT: Appleton & Lange.

Talento は Watson の学術的，経験にもとづく実績を明らかにし，彼女の理論について記述し分析している．彼女はまた，看護過程の文脈への理論の適用について簡潔に示している．

Taylor, R. L., & Watson, J. (Eds.). (1989). *They shall not hurt: Human suffering and human caring.* Boulder, CO: Colorado Associated University Press.

この編著作の章のタイトルは，序章〔編集者による〕；同情，ケアリング，そして苦痛に対する信仰の反応(Compassion, Caring and Religious Response to Suffering)；同情：道徳に関する合理主義の批評(Compassion: A Critique of Moral Rationalism)；相対的な視点における人間の苦痛(Human Suffering in Comparative Perspective)；仕事に対する女性の答え(Woman's Answer to Job)；人間の苦痛における医療倫理の観点(Medical-Ethical Perspectives on Human Suffering)；身体的な激しい損傷(The Severely Physically Disabled)：苦痛の主観的な話(A Subjective Account of Suffering)；ヒューマンケアリングと苦痛(Human Caring and Suffering)：健康科学のための主観的なモデル(A Subjective Model for Health Sciences)〔Watson による〕である．Watson は彼女の執筆した章において，ヒューマンケアリングと人間科学が，主観性と表現性を含むこと，そしてその両方が，内省的で内在的な視点から人間の存在に近づくことを説明している．彼女は，苦痛や喜びを分かち合うことなしに希望はないと主張している．

Torres, G. (1986). *Theoretical foundations of nursing.* Norwalk, CT: Appleton-Century-Crofts.

Torres は，Watson の理論の簡単な解説と評価を示している．彼女はまた，アセスメント，診断，計画，実施，評価からなる看護過程の枠組みの文脈に対する理論の適用について述べている．

Updike, P. (1991). The other side of the polished doors. In P. L. Chinn (Ed.), *Anthology on caring* (pp. 133–140). New York: National League for Nursing.

Updike は，自己と他者に対する感受性のケア要因について説明し，マニラで，WHO のビルの外側の歩道に寝転がっている小さな男の子をみて世話をした彼女の経験のなかで示された実存的-現象学的-霊的(existential-phenomenological-spiritual)な力について説明している．

Vezeau, T. M., & Schroeder, C. (1991). Caring approaches: A critical examination of origin, balance of power, embodiment, time and space, and intended outcome. In P. L. Chinn (Ed.), *Anthology on caring* (pp. 1–16). New York: National League for Nursing.

著者は，Watson, Mayeroff, Noddings, Buber, Jonas, Audubonによるケアリングの観点に関する簡単な解説を含めている．

Watson, J. (1981). The lost art of nursing. *Nursing Forum, 20*, 244-249.

この論文でWatsonは，看護実践について熟考している．議論は，看護科学が科学的，そして芸術的・人間科学的知識の追求をどのように統合しなければならないかということである．最後にWatsonは，看護における科学的知識を主張することの失敗に関する彼女の関心を明示している．

Watson, J. (1981). Nursing's scientific quest. *Nursing Outlook, 29*, 413-416.

看護の科学的進歩への関心から，Watsonは，看護理論の開発における歴史的，哲学的影響を示している．標準的見解(Received View)の科学的前提が考察され，分析されている．Watsonは，看護が実践，研究，そして理論開発のなかで創り出した意見の相違について明らかにしている．複数の看護リーダーの看護実践，理論，研究に関する考えが比較されている．著者は，看護における新たな研究の流儀の必要性を示唆している．

Watson, J. (1987). Academic and clinical collaboration: Advancing the art and science of human caring. *Communicating Nursing Research, 20*, 1-16.

Watsonは，学術の世界，ヘルスケアシステム，そして社会において，ヒューマンケアリングの技(art)と科学を進歩させるための多次元的な観点を示している．彼女は，科学と社会において，看護が直面している認識に関する差し迫った問題について述べている．ヒューマンケアリングの技(art)と科学の発達に影響している次元について考察されている．最後に，コロラド大学で開発された学術研究と臨床研究の協調的なモデルが記述されている．論文は，1987年にアリゾナ州TempeでのWestern Society for Research in Nursing Conferenceで発表された．

Watson, J. (1987). Nursing on the caring edge. Metaphorical vignettes. *Advances in Nursing Science, 10*(1), 10-18.

Watsonは，発達する人間の意識におけるケアリングの力(edge)にもとづいて，看護に関するいくつかの恒久的な真実を伝えようとしている．彼女は，選び出した文学や詩の，言葉に表さないことを描くための隠喩的な描写と，ヘルスケアシステムや社会において発展する力(edge)を与える，看護におけるケアリングを表現する要素を用いている．

Watson, J. (1988). Human caring as moral context for nursing education. *Nursing and Health Care, 9*, 422-425.

Watsonは，文脈的な人間科学を基盤とした道徳的な背景は，専門的な教育の発展に含まれるべきだと提案している．彼女は，コロラド大学看護学部が，専門職としての看護師の準備的な新しい教育モデルだけでなく，新たな健康とヒューマンケアリングの科学モデルを先駆けて開発したことを記述している．

Watson, J. (1990). Caring knowledge and informed moral passion. *Advances in Nursing Science, 13*(1), 15-24.

Watson は，ケアリングの知識が，看護のメタパラダイムに組み込まれるべきであると強く主張している．論文は，1989 年に開催された Forum on Doctoral Education in Nursing の講演にもとづいている．

Watson, J. (1990). Human caring: A public agenda. In J. S. Stevenson & T. Tripp-Reimer (Eds.), *Knowledge about care and caring: State of the art and future developments* (pp. 41–48). Kansas City, MO: American Academy of Nursing.

Watson は，ヘルスケアの変革について考察し，人間科学とヒューマンケアリングは再興の時にあると主張している．彼女は，ポストモダンの時代はケアとキュアのバランスを必要としていることを主張している．論文は，1989 年 2 月に開催された Wingspread Conference での発表をもとにしている．

Watson, J. (1990). The moral failure of the patriarchy. *Nursing Outlook, 38*, 62–66.

Watson はケアリングを，本質的に目にみえないものであり，女性の仕事としてみなされていると主張している．彼女は，ケアリングの価値を認めないということは，社会に対してもはや機能しないことを放棄するよう求める，ヘルスケアの革命が必要とされていると強く主張している．論文は，1989 年 10 月に開催された American Academy of Nursing Scientific Session における Watson の基調講演にもとづいている．

Watson, J. (1992). Notes on nursing. Guidelines for caring then and now. In F. Nightingale, *Notes on nursing: What it is, and what it is not* (Commemorative edition, pp. 80–85). Philadelphia: J.B. Lippincott. (Original work published in 1859).

Watson は，Nightingale の英知が看護におけるケアリングの理論にどのように関係しているかを説明し，ケア要因が Nightingale の唱えた看護への価値-基準 (values-based) と心・肉体・魂 (mindbodyspirit) の単一性とどのように一致するのかを詳しく述べている．

Watson, J., & Ray, M. A. (1988). *The ethics of care and the ethics of cure: Synthesis in chronicity.* New York: National League for Nursing.

この編著作は，テクノロジーの進化がケアリングをどのように目立たないところへ押しやったのかについての考察を紹介している．それはつまり，なぜケアリングは後退するよりもむしろそれ自身を見失い，誤診と無益なコミュニケーションの問題はどのように扱われるのか，がんに罹るということはどういう意味をもつのかという人間の次元を理解しないことの影響，である．論文は，コロラド大学の Center for Human Caring とヘイスティングセンター (Hastings Center) の協賛によるカンファレンスで発表された．

● 実践

Aucoin-Gallant, G. (1990). La théorie du caring de Watson. Une approache existentielle-phénoménologique et spirituelle des soins infirmiers. *The Canadian Nurse, 86*(11), 32–35. [English abstract].

著者は，Watson のケア要因と，著者の看護実践への用法について述べている．彼女は，ケア要因の使用により，患者と家族の責任感を発達させ，病気によるストレスを

コントロールすることを助けることができ，看護師のやる気の源と仕事の満足を提供することができると述べている．

Jones, S. B. (1991). A caring-based AIDS educational model for preadolescents: Global health human caring perspective. *Journal of Advanced Nursing, 16*, 591-596.

　Jones は，Watson のケア要因にもとづいた思春期直前の子どもへの AIDS の教育介入について述べている．

Karns, P. S. (1991). Building a foundation for spiritual care. *Journal of Christian Nursing, 8*(3), 10-13.

　Karns は Watson の霊性(spirituality)の観点について述べ，自身の相互作用的な霊的ケア(spiritual care)の観点について示している．

Lyne, B. A., & Waller, P. R. (1990). The Denver Nursing Project in Human Caring: A model for AIDS nursing and professional education. *Family and Community Health, 13*, 78-84.

　Watson の業績にもとづいて，この論文ではケアのモデル，AIDS のケアを提供するケアリングセンター(Caring Center)を紹介し，実践における看護理論の実施について述べ，ヘルスケア提供者を育てるためのケアリング環境の促進を行っている．著者は，Denver Nursing Project in Human Caring における患者サービス，専門職としての教育，そして修士課程の学生の経験について記述している．

Neil, R. M. (1990). Watson's theory of caring in nursing: The rainbow of and for people living with AIDS. In M. E. Parker (Ed.), *Nursing theories in practice* (pp. 289-301). New York: National League for Nursing.

　Neil は，Watson のヒューマンケアリングの理論を基盤とした Denver Nursing Project in Human Caring について述べている．そのプロジェクトは，AIDS 患者とHIV 陽性の人々のケアリングに向けられている．

Schroeder, C., & Maeve, M. K. (1992). Nursing care partnerships at the Denver Nursing Project in Human Caring: An application and extension of caring theory in practice.

　Schroeder と Maeve は，HIV/AIDS の人々のために看護師が運営する Denver Nursing Project in Human Caring における，Watson の理論適用の歴史と最近の進歩について記述している．看護ケアのパートナーシップは，相互のエンパワメントという目標に向かって，患者と看護師の間に審美的なケアリングの関係を築くことをめざしたケアを効果的にする方法として定義されており，先ごろから実行されている．著者は，患者と看護師両方からのパートナーシップに関する語りの報告を含めている．

Sithichoke-Rattan, N. (1989). A clinical application of Watson's theory. *Pediatric Nursing, 15*, 458-462.

　著者は Watson の理論と，小児科における Watson の理論の適用について記述している．10 のケア要因で表される原理は，早産児とその両親への看護ケアを導くために用いられている．

## ●教育

Bevis, E. O., & Watson, J. (1989). *Toward a caring curriculum: A new pedagogy for nursing.* New York: National League for Nursing.

　この編著作は，Watsonが人間の自由，自己内省，そして変化をもたらす思考の哲学的根拠を基盤とした，専門職としての看護教育カリキュラムに関する彼女の考えを述べた章と，彼女のヒューマンケアリングの理論を扱ったもう1つの章を含んでいる．

Bunkers, S. S., Brendtro, M., Holmes, P. K., Howell, J., Johnson, S., Koerner, J., Larson, J., Nelson, J., & Weaver, R. (1992). The healing web. A transformative model for nursing. *Nursing and Health Care, 13*, 68–73.

　ヒーリングウェブ(Healing Web)は，看護教育と看護サービスを統合し，大学と短大のための私立および公立の教育プログラムを一緒に導くためにデザインされたモデルである．プロジェクトは，Augustana College of Department of Nursing, Sioux Valley Hospital Department of Nursing, そしてUniversity of South Dakota Department of Nursing and School of Medicineが参加している．プロジェクトの哲学，概念枠組み，そして看護師のケアリング能力の概要において，Watsonの理論の内容が一部用いられた．

Forsyth, D., Delaney, C., Maloney, N., Kubesh, D., & Story, D. (1989). Can caring behavior be taught? *Nursing Outlook, 37*, 164–166.

　著者らはWatsonのケア要因の一部にもとづいたアイオワ州DecorahにあるLuther Collegeの看護カリキュラムについて記述している．カリキュラムの基本理念はケアリングであり，それは教員が看護のアートとサイエンスの調和を与えると確信しているものである．

Hagell, E. I. (1989). Nursing knowledge: Women's knowledge. A sociological perspective. *Journal of Advanced Nursing, 14*, 226–233.

　著者は，看護における最新の観点に対するLeiningerの貢献と，Watsonの看護の知識に関する記述を示している．看護教育における変化と発展に向けた複数の示唆について概説されている．

Leininger, M., & Watson, J. (Eds.). (1990). *The caring imperative in education.* New York: National League for Nursing.

　この編著作は，1989年にコロラド州Denverで開催された第11回National/International Caring Conferenceで発表された論文を含んでいる．ケアリングと教育過程におけるケアリングについてという，教育に関する会議の論題が26の章によく表されている．

Roberts, J. E. (1990). Uncovering hidden caring. *Nursing Outlook, 38*, 67–69.

　Robertsは，現在隠れてしまったケアリングの特徴について，認識され，評価され，そして学生に教授されることができるように発掘されるべきであると強く主張している．彼女は，ケアリングの目にみえなさに関して，Watsonを引用している．論文は，1989年10月に開催されたAmerican Academy of Nursing Scientific SessionにおけるRobertsの発表にもとづいている．

Sakalys, J. A., & Watson, J. (1985). New directions in higher education: A review of trends.

著者は，米国における教育の質に関する6つの報告を概評している．それらは，初等教育と中等教育における Adler の学校教育改革案(Paideia Proposal)，Bok と Association of American Medical College による医学教育に関する報告，National Institute of Education による大学生の教育の質に関する報告，National Endowment for the Humanities による高等教育における人間性に関する報告，そして Association of American College による大学の教育に関する報告である．Sakalys と Watson は，学部の学位について，もはや専門職の教育には十分ではないと結論づけ，看護における最初の専門的な学位のための学士取得後教育を勧めている．

Sakalys, J. A., & Watson, J. (1986). Professional education: Postbaccalaureate education for professional nursing. *Journal of Professional Nursing, 2*, 91–97.

著者は，専門的な研究は，大学の一般教育課程修了後にのみ行われるべきだと主張し，看護における最初の専門的な学位がポスト大学教育にあることを勧めている．著者はまた，コロラド大学看護学部における組織構造について記述している．

Tanner, C. A. (1990). Caring as a value in nursing education. *Nursing Outlook, 38*, 70–72.

Tanner は，ケアリングがカリキュラムにおける中心的な価値であるべきだと強く主張している．彼女は，ケアリングを中心に据えたカリキュラム変革に重大な影響力をもっているとして，Watson の業績を引用している．論文は，1989年10月に開催された American Academy of Nursing Scientific Session における Tanner の発表にもとづいている．

Watson, J. (1982). Traditional vs. tertiary ideological shifts in nursing education. *Australian Nurses' Journal, 12*(2), 44–46, 64.

米国の看護教育が，病院から第三次医療*(tertiary)の組織に移行してから，看護はさらに専門職のアイデンティティを発展させた．Watson は，伝統的な病院に基盤をおいた看護の「訓練(training)」と，第三次医療に基盤をおいた看護教育の考えの違いが，看護教育と，その結果として看護実践にいかに影響を与えたのかを説明している．彼女は，そうした第三次医療に基盤をおいたプログラムへの移行が，オーストラリアの看護の改善に与えた影響を示している．
訳注：第三次医療；医療を一次から三次の医療システムに分類する場合の三次医療をさす．

Watson, J. (1988). A case study: Curriculum in transition. In *Curriculum revolution: Mandate for change* (pp. 1–8). New York: National League for Nursing.

Watson は，National League for Nursing の第4回 National Conference on Nursing Education で彼女が発表したコロラド大学における Doctorate of Nursing(ND)のプログラムについて記述している．会議では現代の，そして将来のヘルスケアシステムに必要な看護カリキュラムの見直しについての検討に着手した．

Watson, J. (1988). The professional doctorate in nursing. In *Perspectives in nursing—1987–1989* (pp. 41–47). New York: National League for Nursing.

Watson は，National League for Nursing の 1987 年 Biennial Convention に発表した論文のなかで，コロラド大学における Doctorate of Nursing(ND)プログラムの計画について論じている．

Watson, J. (1990). Transformation in nursing: Bringing care back to health care. In *Curriculum revolution: Redefining the student-teacher relationship* (pp. 15-20). New York: National League for Nursing.

Watson は，ケアリングがヘルスケア政策を導く中心的な価値でなければならないと主張している．論文は，Watson が 1989 年に American Academy of Nursing Scientific Session で行った講演〔Watson, J. (1990). The moral failure of the patriarchy. *Nursing Outlook*, 38, 62-66. を参照〕をもとにしており，National League for Nursing の後援による第 6 回 National Conference on Nursing Education において発表された．

Watson, J., & Bevis, E. O. (1990). Nursing education: Coming of age for a new age. In N. L. Chaska (Ed.), *The nursing profession. Turning points* (pp. 100-106). St Louis: C. V. Mosby.

Watson と Bevis は，健康とヒューマンケアリングにおける学士取得後教育における看護プログラムについて述べている．著者は，Doctorate of Nursing(ND)が看護における最初の専門的な学位になることを推奨している．

Watson, J., & Phillips, S. (1992). A call for educational reform: Colorado nursing doctorate model as exemplar. *Nursing Outlook, 40,* 20-26.

Watson と Phillips は，コロラド大学看護学部において現在提供されている学士取得後教育の Doctorate of Nursing(ND)プログラムについて述べている．

● 研究

Burns, P. (1991). Elements of spirituality and Watson's theory of transpersonal caring: Expansion of focus. In P. L. Chinn (Ed.), *Anthology on caring* (pp. 141-153). New York: National League for Nursing.

Burns は，霊性(spirituality)の形而上学的な概念に関する彼女の研究結果を報告している．彼女は，十分に成熟した大人における霊性の生きられた経験(lived experience)は，自己(self)，他者，どん底や危機に陥った時に起こる計り知れない(infinite)経験のなかで，相互関連(interconnectedness)の現実に対して，努力する過程，そして/または相互関連の現実によってもたらされる過程であることを見出した．Burns は，霊性の本質的な要素と Watson のトランスパーソナルケアリングの概念の類似点を引き出している．

Chipman, Y. (1991). Caring: Its meaning and place in the practice of nursing. *Journal of Nursing Education, 30,* 171-75.

著者は，Watson のヒューマンケアリングの理論を基盤としたカリキュラムをもつ St. Francis Medical Center School of Nursing の教員である．論文は，看護学校の 2 年生が知覚する看護実践におけるケアリングの意味と価値を明らかにするためにデザインされた質的研究について報告している．自己(self)を生み出すこと，時宜にか

なった方法で患者のニードを満たすこと,そして患者とその家族の快適さの尺度を提供することが,看護師のケアリングの行動における3つのカテゴリーとして明らかになった.

Clayton, G. M. (1989). Research testing Watson's theory: The phenomena of caring in an elderly population. In J. P. Riehl-Sisca, *Conceptual models for nursing practice* (3rd ed., pp. 245-252). Norwark, CT: Appleton & Lange.

Clayton は,4組の看護師-高齢者関係に関するインタビューを通して明らかにされた,施設で生活している高齢者のケアリングのニードに関する研究結果を報告している.データ分析が表した4つのテーマは Watson のケア要因に一致している.それはケアリングの相互作用に先立ち,そしてそれに続く,自分の感覚に対する強められた感受性の感覚,援助-信頼関係の存在,支持的・保護的・寛容的な環境,実存的な力,である.

Hegyvary, S. T. (1987). Collaboration in nursing research: Advancing the science of human care. *Communicating Nursing Research, 20*, 17-22.

Hegyvary は,1987年にアリゾナ州 Tempe で開催された Western Society for Research in Nursing Conference における基調講演で,どのようにして看護師がヒューマンケアの科学を前進させられるかということと,それらを促進するために必要な協働のあり方について論じている.

Hinds, P. S. (1984). Inducing a definition of hope through the use of grounded theory methodology. *Journal of Advanced Nursing, 9*, 357-362.

著者は,Watson,Travelbee,そして Roberts による希望(hope)の概念化の相違から,グランデッドセオリーの方法論がどのように希望の定義を導くかについて記述している.25人の思春期の子ども(健康な子どもと入院している子どもの両方)が研究に参加した.希望の定義を論証する際,構成概念の定義を体系化するために社会科学の論文で提案された基準が用いられた.概念化の過程と測定の過程をつなげるための手続きが示唆された.

Krysl, M., & Watson, J. (1988). Existential moments of caring: Facets of nursing and social support. *Advances in Nursing Science, 10*(2), 12-17.

この論文は,ヘルスケアの状況と周辺の事情という切り口での患者と看護師の日々の生活に関する,Krysl の主観的な体験にもとづく業績について示している.Watson のケアリングに関する業績にもとづいた5つの詩は,看護のアートとサイエンスを反映する実存的な瞬間を伝えている.

Lemmer, C. M. (1991). Parental perceptions of caring following perinatal bereavement. *Western Journal of Nursing Research, 13*, 475-494.

Lemmer は,子どもに先立たれた親の,看護師と医師によるケアリングの表現への知覚について,Watson のヒューマンケアリング理論を基盤とした研究結果を報告している.2つの主要なカテゴリーが明らかにされた.それは,〈世話をすること〉と,〈気づかうまたは関心をもつこと〉である.〈世話をすること〉は,母親そして/または赤ちゃんの生理的なニードと安全のニード,そして家族の情報提供へのニードを満たすように意図され,ヘルスケア提供者によって引き受けられた活動を指している.

サブカテゴリーは《卓越したケアの提供》と《情報の提供》であった.〈気づかうまたは関心をもつこと〉は,家族を失った感情的な苦痛に対する感受性と共感の認識,そしてそれを通して親を援助したいという気持ちを親に明示するというヘルスケア提供者によって引き受けられた活動を指している.サブカテゴリーは《直接的な共感的サポートの提供》,《個々に合わせた提供》,《家族中心のケア》,《親代わりとしての役目を務めること》,《思い出をつくる手伝いをすること》,《親の権利を尊重すること》であった.

Martin, L. S. (1991). Using Watson's theory to explore the dimensions of adult polycystic kidney disease. *American Nephrology Nurses' Association Journal, 18,* 493-496.

Martin は,成人の多嚢胞性腎症(adult polycystic kidney disease;APKD)の人々とそのリスクのある家族の体験に関する,Watson のケアリングの理論にもとづく彼女の研究結果を報告している.明らかにされた4つの主要なテーマは,APKD に関する知識とその習得された過程,APKD に対する態度,遺伝子診断に対する態度,そして家族計画の決定,であった.Martin は Watson の理論に沿って,看護師は患者が情報を捜し求めるのを助けるために感受性を用いなければならないこと,そして患者が体験の意味を理解することを助けなければならないこと,患者が自分で決定をすることを助けるために,判断することを一時止めて患者の言葉を聴かなければならないと結論づけている.

Smerke, J. M. (1989). *Interdisciplinary guide to the literature for human caring.* New York: National League for Nursing.

この本は,精神神経免疫学(psychoneuroimmunology),社会行動科学,人類学,芸術(fine arts),哲学,倫理学,神学,そして看護学の分野で見出されたヒューマンケアリングに関する論文の,幅広い参考文献一覧を含んでいる.Watson は序文のなかで,この本がコロラド大学の Center for Human Caring によって後援された多くの学問分野にまたがる協働プロジェクトの直接の結果であると説明している.

Stember, M., & Hester, N. K. (1990). Research strategies for developing nursing as the science of human care. In N. L. Chaska (Ed.), *The nursing profession: Turning points* (pp. 165-172). St Louis: C. V. Mosby.

著者は,ヒューマンケアの科学を扱う研究の質的・量的パラダイムに関する論議に対して提案される解決策は,超越的なパラダイムであると主張している.著者はパラダイムを次のように説明している.現実の本質を単一性と多様性,客観と主観,そして断片と全体としてみなすこと.真実の本質を静的かつ動的な世界とみなすこと.そして個人間の一般化と同じように,個人の独自性を尊重することである.

Swanson, K. M. (1991). Empirical development of a middle range theory of caring. *Nursing Research, 40,* 161-166.

Swanson は,周産期の状況における3つの現象学的な研究で明らかになっているケアリングの中範囲理論について記述している.彼女は,看護のクライエントにとって,Watson のケア要因が育みとして,または助けになると認められているかもしれないのはなぜかという根拠を,彼女の発見が与えると解説している.

Watson, J. (1983). Commentary on "The IDIR model for faculty research with students." *Western Journal of Nursing Research, 5*, 310–311.

 Watson は, Instructor Directed Research Model がどのように大学のシステムにおける研究の需要を促進できうるかについて説明している. 研究方法において, 実験デザインが最高の地位にあるといった看護の態度への懸念から, 著者は, 看護が人間科学の観点に沿った方法を採用する必要性について強調している.

Watson, J. (1985). Reflections on different methodologies for the future of nursing. In M. M. Leininger (Ed.), *Qualitative research methods in nursing* (pp. 343–349). New York: Grune and Stratton.

 この章で Watson は, 看護の現象に関する知識の発見における看護師の葛藤について示している. 継続することと既存のものに代わる道とが比較され, 対比されている. 著者によると, 既存のものに代わる道が, 看護のヒューマンケアの伝統に一致すると述べている. ヒューマンケアの特徴を組み込んだ新しい方法のアプローチが提案されている.

Watson, J. (1988). Response to "Caring and practice: Construction of the nurse's world." *Scholarly Inquiry for Nursing Practice, 2*, 217–221.

 Watson は, 看護師-患者間のケアリングの関係の, 看護師にとっての意味に関する研究結果について, David Kahn と Richard Stevens が報告している論文に返答している. 彼女はその報告が, ケアリングの研究における複雑さを示す, 現在到達しうる最先端の技術水準のアプローチによるすばらしい手本であると述べている. 彼女は, ケアリングの道徳的な理念が実際に看護実践にどの程度組み込まれるかという疑問に答えるために, さらに進んだ研究が必要であると述べている.

Watson, J. (1990). Response to "Reconceptualizing nursing ethics." *Scholarly Inquiry for Nursing Practice, 4*, 219–221.

 Watson は, 自律を含んだ道徳的な理論, 道徳的な態度, 普遍的なものに対する部分的なもの, そして規則と原理の役割を含めた Mary Cooper による4つの中心的な概念の分析に対して返答している. 彼女は, Cooper の分析が, Gilligan の業績への大きな信用とともに, ケアの倫理とフェミニズムにもとづいていると述べている.

Watson, J. (1992). Response to "Caring, virtue theory, and a foundation for nursing ethics." *Scholarly Inquiry for Nursing Practice, 6*, 169–171.

 Watson は, ケアリングの理念のなかで具体化された看護倫理の土台としての, 徳の理論に関する Pamela Salsberry の考察に返答している. 彼女は, 徳の理論は責務にもとづく倫理的な理論に対して現実味のある代替案を提供していないという Salsberry の主張は, さらなる弁証法的な論考を必要としていると述べている. Watson は, 道徳的な理想としてのケアリングの観念が, 結局十分に発展していないと主張している.

Watson, J., Burckhardt, C., Brown, L., Bloch, D., & Hester, N. (1979). A model of caring: An alternative health care model for nursing practice and research. In *American Nurses' Association clinical and scientific sessions* (pp. 32–44). Kansas City: American Nurses' Association.

この論文は，ケアリングの哲学と構造にもとづく，看護における健康のケアリングモデルについて述べている．基本的な前提，一般化，そしてケアリングの定義が提示されている．専門職のモデルに固有の構成要素がケアリングの観点から考察されている．ケアリングに関連した形式ばらない経験的な発見は，ケアリングの概念を明確化することを推進したのと同じように，いくつかの普遍的な理論的・哲学的な観念を確立した．さらに進んだ研究のための示唆が考察されている．

## ■ 博士論文

Chen, Y-C. (1989). A Taoist model for human caring: The lived experiences and caring needs of mothers with children suffering from cancer in Taiwan. *Dissertation Abstracts International, 49,* 3101B.

Fazzone, P. A. (1991). Caring for abused and neglected children on inpatient child psychiatric units: A cross-sectional ethnography. *Dissertation Abstracts International, 52,* 1951B.

Leners, D. W. (1990). The deep connection: An echo of transpersonal caring. *Dissertation Abstracts International, 51,* 2818B.

Smerke, J. M. (1989). The discovery and creation of the meanings of human caring through the development of a guide to the caring literature. *Dissertation Abstracts International, 49,* 4236B.

Smith, J. S. (1990). Implications for values education in health care systems: An exploratory study of nurses in practice. *Dissertation Abstracts International, 50,* 3449A.

Stanfield, M. H. (1992). Watson's caring theory and instrument development. *Dissertation Abstracts International, 52,* 412B.

Stiles, M. K. (1989). The shining stranger: A phenomenological investigation of the nurse-family spiritual relationship. *Dissertation Abstracts International, 49,* 4236B–4237B.

## ■ 修士論文

Harrison, B. P. (1988). Development of the caring behaviors assessment based on Watson's theory of caring. *Masters Abstracts International, 27,* 95.

Hutcherson, G. J. (1991). Nurses' perceptions of the use of prayer to instill faith and hope. *Masters Abstracts International, 30,* 299.

Nowicki, M. E. (1991). Knowledge, attitudes, and intervention strategies of nurse managers in dealing with employees who refuse to care for AIDS patients. *Masters Abstracts International, 30,* 300.

Schindel-Martin, L. J. (1990). A phenomenological study of faith-hope in aging clients undergoing long-term hemodialysis. *Masters Abstracts International, 28,* 583.

# Testing Nursing Theories

**CHAPTER 9**

# 看護理論の検証

## ● 基本用語

理論検証
Theory Testing
▶ 大理論
　Grand Theories
▶ 中範囲理論
　Middle-Range Theories

理論検証の方法
Approaches to Theory Testing
▶ 伝統的経験主義
　Traditional Empiricism
▶ 個人的経験
　Personal Experiences
▶ 批判的論証
　Critical Reasoning
▶ 問題解決法
　Problem Solving

看護学における理論開発の最終目標は，予測的な中範囲理論で特定された看護介入を経験的に検証することである．しかしながら，いまだ介入を特定する精度まで達していない理論を検証することも重要である．言い換えれば，大理論，記述的中範囲理論，そして説明的中範囲理論を検証することが重要だということである．Chapter 9 では看護の大理論やあらゆるタイプの中範囲理論の様々な検証方法を検討する．

理論検証に関連する用語を前頁にあげた．各用語は本 Chapter において定義，解説されている．

## A 理論検証

**理論検証**は「意図されたことや経験したことが実際にありえるかどうかを確かめる，または，それらがある学問や実践の場での重要な問題解決につながるかどうかを確かめるための1つ，あるいは複数の過程である」(Silva and Sorrell, 1992, p.14)と定義づけられる．この定義は，看護理論検証には1つ以上の方法があり，大理論および中範囲理論の検証には複数の方法を考慮する必要があることを示唆している．

大理論と中範囲理論では範囲が異なっているため，その検証にはそれぞれ異なった方法が必要とされる．Chapter 1 では，大理論は中範囲理論より広い範囲のものであることを述べた．大理論は本質的に特異的でなく，その概念は比較的抽象的な水準で論じられる．それに対して，中範囲理論は特異的であり，その概念は比較的具体的な水準で論じられている．

さらに本 Chapter で述べていることは，大理論の概念は，その抽象的な性質のために操作的定義に欠けており，それらの命題は直接経験的検証が行えないということである．反対に中範囲理論の概念は多くの場合で操作的定義をもち，それらの命題は経験的に検証することが可能である．

大理論が操作化されえない以上，大理論の検証に経験的方法を直接的に用いることは不可能である．代わりに，大理論はそれから派生された中範囲理論の検証を通すという間接的な方法によってのみ経験的検証が可能である．

## B 看護理論の検証方法

前述の大理論と中範囲理論の違いを念頭におき，ここでは正式な理論検証へと目を向けることとする．これまでに，4つの**看護理論の検証方法**が確認されている．それは，伝統的経験主義，個人的経験の記述，批判的論証，問題解決による検証方法，である．

### 1. 伝統的経験主義

最も頻繁に引用される理論検証の方法は，伝統的経験主義といえるだろう．この伝統的経験主義の目標は，意図されたものが実際にそうであるかどうかを明確にすることである．したがって，その理論の妥当性や経験的適切性の評価に重点がおかれる．

伝統的経験主義では，理論の概念に対する経験的指標を明らかにすること，その理論の主張が経験的に証明されているか否かを確認するために計画された記述的，相関的，または実験的研究を実施することが必要となる．

理論検証の報告を評価するための規準は，シルバ(Silva, 1986)とフォーセット(Fawcett, 1989)が確立した規準にもとづいており，以下のとおりである．

- 理論の検証がその研究の明確な目標である．
- 中範囲理論がその研究の基礎をなす指針として明らかに位置づけられている．

・理論と研究課題との関係が明らかにされる程度に，中範囲理論は十分な幅と深さをもって議論されている．
・研究方法は中範囲理論を反映している．つまり，
　研究対象は理論の焦点にとって適切な集団のなかから抽出されている．
　測定用具は中範囲理論の概念に適切な経験的指標である．
　研究のデザインは明らかに中範囲理論の焦点を反映している．
　データ分析方法は中範囲理論の焦点と一致している．
・データは中範囲理論の概念と命題に関する証拠という観点から解釈されている．
・研究結果の論議はその中範囲理論の経験的適切性に関しての明確な結論を含んでいる．

　伝統的経験主義は明らかに量的なものであり，記述的，説明的，また予測的な中範囲理論の直接的な検証にのみ適当なものである．大理論にも適用可能であるが，それは間接的な検証になる．より明確にいうならば，伝統的経験主義は，大理論から意図的に導き出された中範囲理論の検証に用いることができる．中範囲理論の経験的適切性に関する証拠は，大理論の概念と命題の適切性について結論を導き出すために用いられる．もしその証拠が中範囲理論の経験的適切性を支持するならば，大理論が妥当であると結論づけることは適切である．しかし，もしその証拠が中範囲理論の経験的適切性を支持しないものならば，大理論の妥当性は疑われなければならない．
　オーランド(Orlando, 1972)は，彼女の理論の経験的適切性を確立するために，伝統的経験主義を用いた．その方法はペプロウ(Peplau, 1952)の理論にも適用された．

## 2. 個人的経験の記述

　とりわけ大理論に効果的な，伝統的経験主義による理論検証方法の変形が，個人的経験の記述である．伝統的経験主義と同じように個人的経験の記述による検証は，経験的な理論検証方法ではあるが，それは伝統的経験主義

に比べ大理論の妥当性をより直接的に検証可能とするものである．その名に暗示されているように，この方法では大理論に包含されている現象に関する個人の経験の分析が強調される．その結果は，「［中範囲］看護理論の実質を構成する一般化」(Silva and Sorrell, 1992, p.19)である．

個人的経験の検証方法では，中範囲理論を生み出す経験的で帰納的な方略を用いている．より明確にいえば，この方法では，大理論の内容によって表される現象，または大理論の哲学的主張と内容に合致した帰納的・質的研究方法論を選択することが必要とされる．

個人的経験の記述を用いて大理論の適切性を評価する規準は，シルバとソレル(Silva and Sorrell, 1992)の提唱にもとづいたものであり，以下のとおりである．

- 研究課題は，大理論の概念と命題を中範囲理論レベルで詳述している．
- 研究方法は質的かつ帰納的である．
- 研究の方法論は大理論の哲学的な主張と合致するものである．
- 主要なデータ源は，研究している現象の本質を捉えるような個人的経験の記述が十分に含まれている．
- データは1個人の多様な個人的経験，あるいは複数の個人の類似した個人的経験から引き出されている．
- データは大理論の概念と命題の観点から分析かつ解釈されている．
- 研究結果が大理論の概念と命題に合致することを考慮して明確な結論が導き出されている．

個人的経験の記述による検証方法が大理論の適切性を明らかにする証拠を備えているとしても，循環論法が存在する可能性は高い．とりわけデータが常に大理論の観点から解釈されるとするならば，その大理論に合致しない結果に「気づく」ことは困難かもしれない．実際，理論検証において大理論に関連した帰納的研究方法論のみが用いられる場合には，常に循環論法の可能性が存在するといえる．さらに明確に述べると，研究者がいつも個人的経験を大理論のレンズを通してあらわにし，記述し，解釈するならば，結果は大

理論の延長上に限定されることになるかもしれない(Ray, 1990)．したがって，データを解釈する際，代替の理論が考察されるか，またはデータが大理論に合致する場合，しない場合の両方において批判的に検証されるのでなければ，循環論法が生じ，大理論は無批判に存続することになるだろう．もしデータが注意深く検討されて，大理論の概念と命題にどの程度合致するか否かが判断され，また代替大理論の観点からも考察が加えられるならば，循環論法は回避することができる(Platt, 1964)．

個人的経験の記述による検証方法は，レイニンガー(Leininger, 1991)，ニューマン(Newman, 1990)，およびパースィ(Parse, 1992)の開発した研究方法論に類似している．ニューマンはインタビューにより，拡張する意識のパターンを表す現象の記述を導き出す方法を提唱し，レイニンガーは文化的な価値や意味，行為を確認するために，民族看護学の質的・帰納的方法を表し，パースィは健康の生きられた体験を明らかにするため質的・帰納的方法について述べている．

## 3. 批判的論証

シルバとソレル(Silva and Sorrell, 1992)は，あらゆる種類の理論検証に用いうる非経験的方法について述べている．その方法は，批判的論証(critical reasoning)と称され，理論の長所と限界についての内部評価を強調する知的活動である．より明確にいえば，批判的論証の検証方法は，「長所を際立たせ，論証過程に内在する問題を明らかにするものである」(Silva and Sorrell, 1992, p.17)．

批判的論証による検証方法の適用は，結果として理論の理解を助け，その概念と命題の洗練へと導く記述的，分析的，かつ批判的論評(critical commentary)となる(Meleis, 1991)．その論評はシルバとソレル(1992)による提示にもとづき，下記の規準を満たすものでなければならない．

・論評の目的は，批判的論証の過程を通じて理論を検証することであることが

明確に述べられている．
- 論評の手引きに用いられる規準は，他の学者による比較評価を可能にするために十分な幅と深さで検討されている．
- 理論を支える哲学的主張が検討されている．
- 理論の内容はその哲学的主張との一貫性において検討され，判断されている．
- 理論の内容は，用語の明晰性，理論全体を通じての同一用語の意味づけの一貫性，冗長な用語がないこと，論理的に関連した一連の命題などを含めた内的一貫性に関して判断されている．
- 理論のさらなる発展努力という点で理論の可能性が評価されている．
- 教育や臨床実践のような，実践的活動への理論の有用性に関する証拠が調査されている．
- あいまいさ，内的一貫性の不備，理論の実践的適切性についての明確な結論が導き出されている．

　批判的論証による検証方法は，理論の経験的適切性を目指したものではないので，とりわけ大理論に適した方法である．この方法が大理論に適用される時，大理論のもつ中範囲理論を発展させる可能性が強調されるかもしれない．そうすれば，経験主義を哲学信条とする人々は，導かれた中範囲理論の検証結果の査定に伝統的経験主義を用いることができ，かつ大理論の経験的適切性の間接的証拠に関して結論を得ることができる．
　批判的論証による検証方法は，本書に提示された各理論の分析と評価に反映されている．この検証方法はフィッツパトリックとフォール(Fitzpatrick and Whall, 1989)，ジョージ(George, 1990)，そしてマリナー・トメィの編集による文献(Marriner-Tomey, 1989)をはじめ，いくつかの文献においても明示されている．

## 4. 問題解決による検証方法

　問題解決による理論検証法は，臨床実践の現実世界で理論を用いた成果の評価である．この方法は理論の問題解決における有効性を強調し，「意図され，経験されるものがその目的を達成するか否か」(Silva and Sorrell, 1992, p.19)の判断を探るものである．

　問題解決による理論検証とは「人間と技術に関する問題を解決し，実践を改良するために」(Kerlinger, 1979, p.280)理論は展開されるという立場に立脚している．理論は「実践に及ぼす最も重要な影響の源」(Kerlinger, 1979, p.296)ではあるが，実践が理論に影響を与えることもできる．そのため理論と実践は常に前進的な相互関係のなかで絡み合っているのである．図9-1は専門的学問としての看護における相互関係を示している．専門的学問——この場合は看護学である——には研究と実践という2つの重要な側面がある．研究の側面は，熟考から臨床介入プロトコールの経験的評価までの範囲にわたり，理論の開発に関連している．一方，実践の側面はすべての実践的活動を包含し，理論の活用に関連している．実践的問題が研究を促進し，研究の結果が問題解決をもたらすというように相互関係は明らかである．また様々な研究の形態を通して開発された理論にもとづく臨床プロトコールが実践の場に用いられ，プロトコールを用いた臨床成果が理論を洗練するために用いられるという操作的なレベルにおいてもその相互関係は明白である．

　理論の開発と活用の相互関係は次のチンとクレーマー(Chinn and Kramer, 1991)のコメントで明らかである．

　　既存の実践に理論が挑戦する方法の1つには，理論が問題についての新しい考え方を提供するということがある．新しい，または異なった方法で問題や状況を考えることで，実践家は実践への新しい取り組み方を心に描くことが可能になる．理論は決められたルールではなく仮説であるから，実践はまた理論に挑戦する．……研究し，理論を開発する人々は，実践における現実を受け止め

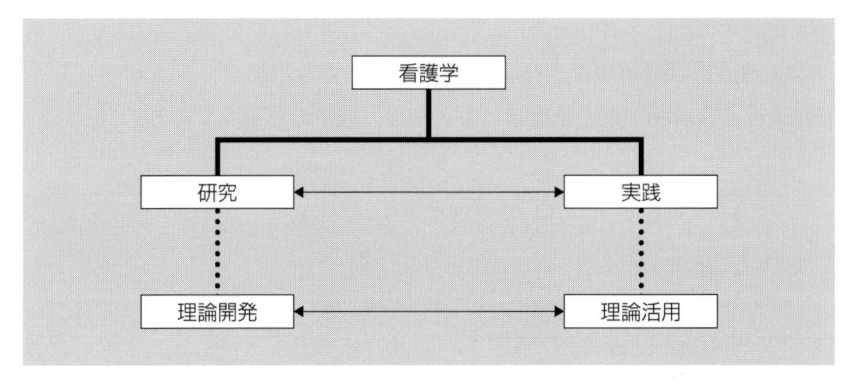

図 9-1　専門的学問としての看護：研究，実践，理論開発，理論活用間の相互関係

るように，理論上の問題や課題についての様々な考え方を学ぶことになる(p. 162)．

問題解決による方法にはチンとクレーマー(Chinn and Kramer, 1991)が理論の「熟慮された応用」と呼んだものが必要となる．彼らはその応用を以下のように解説している．

> (その応用とは)理論が看護実践にいかに影響を及ぼすかを実際に証明する研究方法を含み，専門職の目標に確実に役立つよう理論を実践の文脈に当てはめ，……[そして]ケアの質の確保における理論の有用性の証拠を導き出すものである(p.167)．

問題解決による方法はあらゆる種類の理論に用いられるが，予測的中範囲理論に応用されると最も効果的である．この場合，理論検証の努力は介入を受ける人の健康状態に対する予測的中範囲理論で特定された介入の効果を測定しようとすることに向けられる(Hegyvary, 1992)．大理論の場合には，記述的，説明的中範囲理論の場合と同様に，問題解決による方法を頻繁に用いて理論検証の努力をする際の焦点は「理論が[実際に]実践に応用可能か否

かを確認すること」(Chinn and Kramer, 1991, p.167)である．

看護理論の問題解決における有効性を決定する規準は，シルバとソレル(Silva and Sorrell, 1992)の提示にもとづき，以下のとおりである．

- 理論は臨床実践の現場において応用されている．
- 応用の目的は，看護実践における，理論の問題解決上の有効性を実際に証明することであると明らかに述べられている．
- 理論は応用のための枠組みとして明らかに位置づけられている．
- 応用は理論を用いた時の成果と，同じ状況でそれを用いなかった時の成果を比較できるように計画されている．
- 提示された問題とその解決の成果が，看護臨床家によって重要であるとみなされている．
- 成果は理論の問題解決上の有効性という観点から測定されている．
- 問題解決上の方略を定めてそれを実行する上で，理論がいかに役立ったかに関しての明確な結論が導き出されている．

実践における看護理論の使用を批判的に検討することは，専門的学問としての看護を臨床的学問として進歩させるために大変重要なことである．スピーディ(Speedy, 1989)の説を要約すれば，理論が実践の現実に根ざさない限り，看護理論の影響力には限界がある．したがって，理論の問題解決上の有効性を測定するために用いられる成果の選択に際しては，それらが看護臨床家にとって特に意義があるかどうかを検討することに重点がおかれなければならない．成果は，看護ケアの受け手の健康状態や，彼らが受けるケアの質についての知覚などのような，理論による提案をはるかに超えて，看護ケアの継続性や効率性，経済効率や看護師の満足などの組織上の成果をも包含することになるかもしれない(Chinn and Kramer, 1991)．

援助を要する患者のニードを確定し，それに応じるための熟慮された看護過程の有効性に関するオーランド(Orlando, 1972)の臨床にもとづいた研究は，問題解決による方法の際立った1つの使用例といえる．別の例には英国の精神病院におけるペプロウ(Peplau, 1952)の理論のブリストウとキャラガ

ン(Bristow and Callaghan, 1991)による検証があり，肯定的成果あるいは否定的成果の両方を生み出している．もう1つの例には，看護師が管理する施設でのワトソン(Watson, 1985)理論の使用に関するリンとワーラー(Lyne and Waller, 1990)の記述がある．

## C 結論

　理論から導き出された臨床プロトコールを幅広く応用する前に，批判的論証の非経験的手法から問題解決による検証方法の有効性の測定に至るまで，看護理論の検証は繰り返し行われることが必要である．このように，理論検証は理論の開発に欠かせない要素である．どんな理論も，それがいかに魅力的であったとしても，本Chapterで検討したような，1つあるいは複数の方法を用いて公式的な検証が繰り返し実施された後でなければ，それが適切であるとは考えられない．Chapter 3からChapter 8まで述べてきたように，理論の適切性が確実に立証されるかまたは理論が論破されるためには，本書にあるような看護理論の継続的検証が必要である．したがって，看護師が本Chapterで検討された4つの理論検証方法のなかの1つあるいは複数の方法を選択し，最も興味のある理論の検証を行うことをすすめる．

## ■ 参考文献

Bristow, F., & Callaghan, P. (1991). Using Peplau's model in affective disorders. *Nursing Times, 87*(18), 40–41.

Chinn, P. L., & Kramer, M. K. (1991). *Theory and nursing: A systematic approach* (3rd ed.). St. Louis: C. V. Mosby.

Fawcett, J. (1989). *Analysis and evaluation of conceptual models of nursing* (2nd ed.) Philadelphia: F. A. Davis.

Fitzpatrick, J. J., & Whall, A. L. (1989). *Conceptual models of nursing: Analysis and application* (2nd ed.). Norwalk, CT: Appleton and Lange.

Hegyvary, S. T. (1992, June). *From truth to relativism: Paradigms for doctoral education.* Paper presented at the Annual Forum on Doctoral Nursing Education, Baltimore, MD.

George, J. B. (Ed.). (1990). *Nursing theories: The base for professional nursing practice* (3rd ed.). Norwalk, CT: Appleton and Lange.

Kerlinger, F. N. (1979). *Behavioral research: A conceptual approach.* New York: Holt, Rinehart and Winston.

Leininger, M. M. (1991). Ethnonursing: A research method with enablers to study the theory of culture care. In M. M. Leininger (Ed.), *Culture care diversity and universality. A theory of nursing* (pp. 73–117). New York: National League for Nursing.

Lyne, B. A., & Waller, P. R. (1990). The Denver Nursing Project in Human Caring: A model for AIDS nursing and professional education. *Family and Community Health, 13,* 78–84.

Marriner-Tomey, A. (1989). *Nursing theorists and their work* (2nd ed.). St. Louis: C. V. Mosby.

Meleis, A. I. (1991). *Theoretical nursing: Development and progress* (2nd ed.). Philadelphia: J. B. Lippincott.

Newman, M. A. (1990). Newman's theory of health as praxis. *Nursing Science Quarterly, 3,* 37–41.

Orlando, I. J. (1972). *The discipline and teaching of nursing process (An evaluation study).* New York: G. P. Putnam's Sons.

Parse, R. R. (1992). Human becoming. Parse's theory of nursing. *Nursing Science Quarterly, 5,* 35–42.

Peplau, H. E. (1952). *Interpersonal relations in nursing: A conceptual frame of reference for psychodynamic nursing.* New York: G. P. Putnam's Sons.

Platt, J. R. (1964). Strong inference. *Science, 146,* 347–353.

Ray, M. A. (1990). Critical reflective analysis of Parse's and Newman's research methodologies. *Nursing Science Quarterly, 3,* 44–46.

Silva, M. C. (1986). Research testing nursing theory: State of the art. *Advances in Nursing Science, 9*(1), 1–11.

Silva, M. C., & Sorrell, J. M. (1992). Testing of nursing theory: Critique and philosophical expansion. *Advances in Nursing Science, 14*(4), 12–23.

Speedy, S. (1989). Theory-practice debate: Setting the scene. *Australian Journal of Advanced Nursing, 6*(3), 12–20.

Watson, J. (1985). *Nursing: Human science and human care.* Norwalk, CT: Appleton-Century-Crofts.

### ■ 文献解題

Chinn, P. L., & Kramer, M. K. (1991). *Theory and nursing: A systematic approach* (3rd ed.). St. Louis: C. V. Mosby.

著者は,経験主義的な理論をつくるために必要な4つの過程について記述している.概念の意味をつくること,理論を構造化し文脈にあてはめること,理論上の関係を生成し検証すること,そして理論が看護実践にどのように影響を及ぼすかを論証するための理論の慎重な適用,である.

Kerlinger, F. N. (1979). *Behavioral research: A conceptual approach.* New York: Holt, Rinehart, and Winston.

Kerlinger は,基礎研究の目的が理論の開発のためにある一方で,応用研究の目的は特定の人間的そして技術的な課題を解決するために,または実践を改善させるためにあると主張している.彼は,研究結果は,臨床家に何をすべきかは示さないが,臨床家における思考,知覚,反応の方法には影響を及ぼしているかもしれないと説明している.彼はまた,基礎研究は概して実践的な課題に直接応用できず,応用研究は適用できるが,そのような研究は新しい課題の出現のように,変化する特定の,比較的限られた目標によって行われているために,その結果は永続的な影響を滅多にもたないと説明している.

Lindsay, B. (1990). The gap between theory and practice. *Nursing Standard,* 5(4), 34-35.

Lindsay は,理論と実践の間のずれは避けられないが,ずれが成熟と発展そして進歩を表すものと考えられるので,望ましくないわけではないと主張している.彼は,ヘルスケアの発展を意図する新しい概念や考えの発展を通して,理論が実践の新たな目標を絶えず設定しているためにずれが存在すると説明している.

Meleis, A. I. (1991). *Theoretical nursing: Development and progress* (2nd ed.). Philadelphia: J. B. Lippincott.

Meleis は,看護科学は,理論と研究,そして実践の関係を近づけ,理論家と研究者,そして実践家のすべてがクライエントのヘルスケアのニードを理解するという目標を共有する必要があると主張している.それから彼女は,理論開発のための5つの方策について明らかにし,記述している.すなわち,理論-実践-理論,実践-理論,研究-理論,理論-研究-理論,実践-理論-研究-理論である.

Platt, J. R. (1964). Strong inference. *Science, 146,* 347-353.

Platt は,理論の検証を目的とした,単一の仮説によるアプローチの思いがけない危険について述べ,どの研究においても,異なる理論から引き出された多様な競合する仮説を生成し検証するよう科学者に促している.彼は,特定の理論に対する研究者の知的な,または感情的な関与があったであろう研究の結果を解釈する時に,そのアプローチが間違いを排除すると主張している.

Silva, M. C. (1986). Research testing nursing theory: State of the art. *Advances in Nursing Science,* 9(1), 1-11.

Silvaは，Johnson, Roy, Orem, Rogers, Newmanの業績を含む看護モデルまたは看護理論にもとづく62の研究における，彼女の分析結果を報告している．彼女は，研究者が自分たちの研究を導くための概念モデルまたは理論を使用した3つの状態について明らかにしている．すなわち，最小限，不十分，十分，である．Silvaは，62の研究のうち24の研究が最小限の使用を示し，29の研究が不十分な使用，そして9の研究が十分な使用であったと報告している．彼女は，研究を導くためにモデルや理論を適切に使用する上での障害について，看護モデルや理論を明確に検証するための研究者の関与の欠如，抽象的で不明瞭なモデルや理論における方法論的な不完全さに対する耐性の欠如，そして研究者が研究のタイトルや要旨から看護モデルや理論が何であるかを確認できないため生じる，関連する研究を探すための体系的な検索方法の欠如を含んでいると結論づけている．

**Silva, M. C., & Sorrell, J. M. (1992). Testing of nursing theory: Critique and philosophical expansion.** *Advances in Nursing Science, 14*(4), 12–23.

SilvaとSorrellは，看護研究を導く看護モデルまたは理論を十分に用いた彼女の基準に重きをおきつつ，Silvaの1986年の論文を批評している．調和，首尾一貫性，そして実用主義的哲学の真実の理論に関する考察の後で，著者らは，看護モデルと理論を検証するための3つの既存のものに代わるアプローチのための基準を提案している．それは批判的な推論，個人的な体験の記述，看護実践への適用である．3つのアプローチは，モデルと理論のより伝統的な経験主義的検証に代わるものを提供している．

**Speedy, S. (1989). Theory-practice debate: Setting the scene.** *Australian Journal of Advanced Nursing, 6*(3), 12–20.

Speedyは，理論と実践の関係を説明し，「理論は，実践が経験され理解される方法を知らせ変化させることによって，実践を知らせ変化させる」という文章の意味を考察している．

# 付録

## 録音テープ

### ■ 第二回看護教育者会議

　録音テープが Teach'em, Inc., 160 E. Illinois Street, Chicago. IL 60611 より取り寄せられる(配給業者からはもう入手できない).

　録音テープの内容は 1978 年 12 月,ニューヨーク州ニューヨークで開かれた看護教育者会議で発表された論文.発表者はレイニンガー,ニューマン,ジョンソン,キング,レヴィン,オレム,パターソンとゼドラッド,ロジャーズ,ロイ.ディコフとジェイムズの発表も録音されている.

### ■ 看護理論家会議

　録音テープが Kennedy Recordings, PR 5, Edmonton, Alberta, Canada T5P 4B7 より取り寄せられる.

　録音テープの内容は,1984 年 8 月カナダのアルバータ州,エドモントンで開かれた看護理論家会議で発表された論文.発表者はニューマン,キング,レヴィン,ロジャーズ,ロイ.

■ 看護理論の実行

録音テープが Kennedy Recordings, RP 5, Edmonton, Alberta, Canada T5P 4B7 より取り寄せられる．

録音テープの内容は，1985年8月カナダのアルバータ州，エドモントンで開かれた看護理論の実行会議で発表された，実践，研究，教育への応用についての論文および同時開催の講習会．発表者は，ニューマン，パースィ，キング，レヴィン，ニューマン，オレム（S.テイラーによって発表），ロジャーズ，ロイ．さらに，ローパー/ローガン・タイアニーの枠組みについての発表も入手可能．

■ 看護理論会議，1986

録音テープが Audio Archives International, 100 West Beaver Creek, Unit 18, Richmond Hill, Ontario, Canada L4B 1H4 より取り寄せられる．

録音テープの内容は，1986年8月カナダのオンタリオ州トロントで開かれた看護理論会議"理論的多様性，実践科学への指向"で発表された，実践，研究，教育への応用についての論文および同時開催の講習会．発表者はパースィ，キング，レヴィン，ニューマン，ロジャーズ，ロイ，ホラデイ（ジョンソンのモデル），テイラー（オレムの枠組み），アレン（発展的健康モデル），クリテック（看護診断），ディコフとジェームズ（理論的多様性），マックギー（実践のための看護モデルの選択，活用の規準）．

■ 看護理論会議，1988

録音テープが Audio Archives International, 100 West Beaver Creek, Unit 18, Richmond Hill, Ontario, Canada, L4B 1H4 より取り寄せられる．

録音テープの内容は1988年，8月カナダのオンタリオ州トロントで開かれた看護理論会議"理論から実践へ"で発表された論文．発表者はパースィ（研究，実践の基礎としての看護学），ワトソン（1つもしくは多くのモデル），ヘンダーソン（歴史的展望），リンデマン（看護理論のエリート主義と現

実主義），モキア（明らかにされる世界観），ゴードン（看護診断），クリテック（将来の協議事項）．加えて，看護理論が専門職に及ぼす強い影響についてのパネル発表の議長はクリテックが務めている．同時開催の講習会は看護モデルおよび理論の，実践，教育，研究，質の保証，管理運営への応用に焦点をあてている．

■■ 研究セミナー：
　健康を-生きる-人間に関する研究：明らかにされる方法論

　録音テープがMeetings Internationale, Ltd., 1200 Delor Avenue, Louisville, KY 40217より取り寄せられる．

　録音テープの内容はDiscovery International, Inc.の後援による研究セミナーで，パースィが自身の研究方法論を説明した論文，スクラーおよびM. J. スミスが研究成果を報告した論文，M. スミスが議長を務めるパネルディスカッション．

■■ 研究セミナー：パースィの看護理論に関する研究と実践

　録音テープがMeetings Internationale, Ltd., 1200 Delor Avenue, Louisville, KY 40217より取り寄せられる．

　録音テープの内容はDiscovery International, Inc.の後援による研究セミナーで，パースィが自身の研究と実践の方法論を説明している．また，コーディ，ボーチャンプ，M. スミスが彼らの研究成果を報告し，メンケがその研究報告を論評している．さらに，ミッチェルとサントピントがパースィの理論を実践に使用した時の経験を論じ，メンケがパネルディスカッションの議長を務めている．

■■ 研究セミナー：質的研究の実際

　録音テープがMeetings Internationale, Ltd., 1200 Delor Avenue, Louisville, KY 40217より取り寄せられる．

　録音テープの内容はDiscovery International, Inc.の後援による研究セ

ミナーで，パースィが質的研究と量的研究の方法論，現象学的方法(1部，2部)，民族誌学的方法を記述した4本の論文と，M. J. スミスが記述的方法，他の質的な方法を記述した2本の論文．

## 研究セミナー：一般的な話題

録音テープが Meetings Internationale, Ltd., 1200 Delor Avenue, Louisville, KY 40217 より取り寄せられる．

録音テープの内容はパースィが21世紀の看護教育について述べた論文．

# ビデオテープ

## 看護理論家：卓越者の肖像

ビデオテープが Fuld Institute for Technology in Nursing Education, 28 Station Street, Athens, OH 45701 より取り寄せられる．

一連のビデオテープは，カリフォルニア州オークランドにある Helene Fuld Health Trust の資金提供を受け，Studio Three of Samuel Merritt College of Nursing が製作．16人の看護理論家の生涯における主要な出来事を描写している．ジャクリーヌ・フォーセットがインタビューをしている．このシリーズのビデオテープはそれぞれレイニンガー，ニューマン，オーランド，パースィ，ペプロウ，ワトソン，ルービン，ジョンソン，キング，レヴィン，ニューマン，オレム，ロジャーズ，ロイ，ヘンダーソン，ナイチンゲールについてのもの．

## 看護理論：知識の輪

ビデオテープが National League for Nursing, 350 Hudson Street, New York, NY 10014 より取り寄せられる．

パトリシア・モキアがワトソン，ヘンダーソン，オレム，ロジャーズ，ロイ，ベナーを含む数人の看護理論家をインタビューしている．論議は科学哲

学を強調している.

## ■ 現場における理論

ビデオテープが National League for Nursing, 350 Hudson Street, New York, NY 10014 より取り寄せられる.

ビデオテープの内容は実践現場における看護理論の革新的な応用. パトリシア・モキアがジーン・ワトソン, ジャネット・クィン, ドロシー・パウェル, バーナディン・レイシィ, サニィ・サットン, マリア・ミッチェルをインタビューしている. ビデオは, Howard University College of Nursing and the Center for Human Caring(ワトソンとクィン)でのパウェルとレイシィにより主導されたホームレスの人々についての研究を含むもの. サットンとミッチェルは家庭での介護の重要性を論じており, それが将来の主要なヘルスケア分配システムになるであろうと主張している.

## ■ ジーン・ワトソンとジャネット・クィンが語るケアリング

ビデオテープが National League for Nursing, 350 Hudson Street, New York, NY 10014 より取り寄せられる.

ビデオテープの内容はパトリシア・モキアがジーン・ワトソンとジャネット・クィンをインタビューしている. ワトソンとクィンはヒューマンケアリングと健康について論じている. ビデオはエイズの人々に焦点をあてた Denver Nursing Project in Human Caring とクィンの Senior Citizen's Therapeutic Touch Education Program に焦点をあてている.

# 録音およびビデオテープ

## ■ 看護理論家会議, 1985

録音およびビデオテープが Meetings Internationale, Ltd., 1200 Delor Avenue, Louisville, KY 40217 より取り寄せられる.

録音およびビデオテープの内容は Discovery International, Inc. 後援の 1985 年看護理論家会議．パースィ，キング，オレム，ロジャーズ，ロイの発表とそれに続くそれぞれのモデルや理論の論評が録音されている．さらにペプロウが看護学の歴史的概観を発表し，会議の演者全員がパネル発表をしている．ビデオテープはオレムとペプロウの発表およびそのパネル発表のものがある．

■■ 看護理論家会議，1987

　録音およびビデオテープが Meetings Internationale, Ltd., 1200 Delor Avenue, Louisville, KY 40217 より取り寄せられる．

　録音およびビデオテープの内容は Discovery International, Inc. 後援の 1987 年看護理論家会議．発表者はパースィ，ワトソン，キング，ロジャーズ，ロイ．さらに，ペプロウが看護のアートとサイエンスについての論文を発表している．スクロットフェルトが 21 世紀の看護学についての論文を発表し，会議の演者全員がパネル発表をしている．パースィ，ワトソン，キング，ロジャーズ，ロイにより行われた小グループの講習会の録音テープも入手できる．

■■ 看護理論家会議，1989

　録音およびビデオテープが Meetings Internationale, Ltd., 1200 Delor Avenue, Louisville, KY 40217 より取り寄せられる．

　録音およびビデオテープの内容は Discovery International, Inc. 後援の 1989 年看護理論家会議．発表者はパースィ，キング，ニューマン，ロジャーズ．さらに，メレイスが健康であること健康になることについての論文を発表している．ペンダーは，信念と行動を伴った健康の表現についての論文を発表し，会議の演者全員がパネル発表をしている．

## コンピュータによる検索方法

### ■ 看護および健康関連文献の累積的索引(CINAHL)

CINAHLはオンラインのBRS Colleague，図書館で利用できるCD-ROM，その他のデータベースでアクセスすることができる．CINAHLを検索する際，看護理論の呼び出しには下記の見出し語が最も妥当．

Leininger Transcultural Model(レイニンガーの文化を超えたモデル)
Newman Health Model(ニューマンの健康モデル)
Orlando's Nursing Theory(オーランドの看護理論)
Parse's Theory of Human Becoming(パースィの人間生成理論)
Peplau Interpersonal Relations Model(ペプロウの人間関係モデル)
Watson's Theory of Caring(ワトソンのケアリング理論)

1988年以前に関しては，CINAHLのデータベースにある，特定の看護理論を最も適切に呼び出すには，下記の主題見出し語を使用すること．同じ主題見出し語は看護モデルと理論についての一般的なデータの呼び出しに使用できる．

Models, Theoretical(モデル，理論的)
Nursing Theory(看護理論)

### ■ MEDLINE

MEDLINEはオンラインのGrateful Med，BRS Colleague，図書館で利用できるCD-ROM，その他のデータベースでアクセスできる．MEDLINEを検索する際，看護理論の呼び出しには下記の主題見出し語が最も妥当．

Nursing Models(看護モデル)
Nursing Theories(看護理論)

## ■ 国際学位論文摘要(DAI)

修士論文の摘要も含む DAI はオンラインの BRS Colleague，図書館で利用できる CD-ROM，その他のデータベースでアクセスできる．DAI を検索する際，看護理論の呼び出しには下記の主題見出し語が最も妥当．

Leininger(レイニンガー)
Transcultural Nursing(文化を超えた看護)
Newman and Health(ニューマンと健康)
Orlando(オーランド)
Parse(パースィ)
Man Living Health(健康を-生きる-人間)
Peplau(ペプロウ)
Watson and Caring(ワトソンとケアリング)
Human Caring(ヒューマンケアリング)

## ■ シグマ・シータ・タウ看護研究者世界人名録

シグマ・シータ・タウ看護研究者世界人名録は Virginia Henderson International Nursing Library 経由でオンラインの入手が可能．このライブラリーが提供している人名録および他の研究関連のデータベースは，完結した，または進行中の情報の両方が含まれている．

オンラインデータベースへのアクセス方法については Sigma Theta Tau International, 550 W. North Street, Indianapolis, IN 46209-0209, (317) 634-8171 に連絡．看護理論の主題見出し語は以下のとおり．

Leininger-Transcultural(レイニンガー，文化を超えた)
Newman Health(ニューマンの健康)
Orlando(オーランド)
Parse Man-Living-Health(パースィの健康を-生きる-人間)
Peplau Interpersonal Relations(ペプロウの人間関係)
Watson Human Caring(ワトソンのヒューマンケアリング)

# 索引

## 和文索引

### あ
アート(art)　294,307
安寧　3,7,62

### い・う
イーミック　61,84
医学的処置　157
生きられた体験　203,218
　——の研究　219
意識　118,121,122,125
　——のパターン　118
意思決定　94
一元的存在　204
一般的な素人のケアシステム　71
意味
　——の一貫性　49
　——を明らかにすること　222
意味づけること　205,214
イメージすること　205,210
癒し　123,309
隠喩　11,317
運動　121,122,124,125

### え
影響の予測　22
エティック　61
エネルギーの場　202
援助　172
　——を要するニード
　　　　　　153,155,160,167,172

### お
応用のための枠組み　350
オーランド，アイダ・ジーン　152
オレムのセルフケア概念枠組み　18,24

### か
下位概念　22,215
改善　160,161,169,172
　——,患者の行動における　154
開拓利用の局面　253,256
ガイド　82
概念　15
概念間の関係　23
　——,メタパラダイムの　3
概念システム　15
概念的解釈　218
概念モデル　15,20,23,28,29,46,48
概念枠組み　15
開放性　202
科学的推論　51
拡張する意識
　——としての健康理論
　　　　　　116,121,126,131,134
　——の過程　123,124
学問
　——のマトリックス　15
　——の目的　10
隠れた秩序(implicate order)の理論　120
仮説　27
家族　8
　——に関わる時間　121

価値づけ　205, 210
価値の陳述　10
過程規律　156, 163, 164, 172, 174, 178
仮定的前提　64
カリキュラム，ヒューマンケアリング理論
　　にもとづいて作られた　320
環境　2, 5, 16, 66, 117, 159, 201, 249
環境上の背景　62, 70
環境的背景　7
関係性　124
簡潔性　47, 48, 49
看護
　　3, 4, 16, 66, 117, 154, 244, 245, 249, 295
　―― と医学の比較　158
　―― の機能，専門職としての　179
　―― の必要性のある患者　157
　―― のメタパラダイム　2, 45
　―― の目的　158
　―― の目標　299
看護介入　94
看護概念，7つの　16
看護学　3
看護学博士　319
看護過程　4, 154
看護過程理論　152
看護教育の課題　266
看護師
　―― の活動　163, 167, 168
　―― の人間的成長　311
　―― の反応　162, 167, 168, 174
看護師-家族過程　224
看護師-患者関係　173, 244, 253, 257
看護実践　180
　―― の目的　179
看護診断分類法　23
看護知識　2, 10, 15, 20
　―― の構造的階層　29
　―― の発展　11
看護治療学　4
看護理論
　―― の検証　20

　―― の検証方法　343
　―― の生成　20
　―― の評価　42
　―― の評価の枠組み　43
　―― の分析　42
　―― の分析の枠組み　43
観察　262
観察-参加-反映モデル　82
患者　302
　―― の行動　160, 167, 168
間主体性　302, 303, 314
感情　162, 174
間接経験的検証　50
間接的経験　131
関連性，概念間の　21
関連命題　47

## き

機械論　11
機械論的理論　248
起源　263
記述的研究　343
記述的中範囲理論　342, 349
記述理論　22, 23
基礎教育の重要性　267
機能　263
帰納的研究　345
客観時間　131
共存　201
共同関与者　300
協同参加　66
規律
　―― のある看護過程　172
　―― のある専門的応答　177, 180
　―― のない看護過程　172
記録　262
キングの相互作用システム　24
　―― の枠組み　16

## く

空間　121, 125
クライエント　4
グラウンデッド・セオリー　50
訓練　177

## け

ケア　64, 69
ケアシステム　71, 73
ケア要因　304, 309
ケアリング　6, 9, 69, 297
── の構成要素, レイニンガーによる　88
ケアリングプロセス　304
経験主義的現象学　315
経験的検証　343
── ,理論の　21
経験的指標　20, 26, 29
経験的データ　51
経験的適切性　47, 51, 344, 347
芸術　317
継続教育の重要性　267
系統的論述　28
結合的-分離的　207, 207, 211
研究　20
研究と実践　348
言語　70
健康　3, 5, 16, 62, 66, 117, 159, 201, 249, 299
健康を-生きる-人間　200, 211
言語化すること　205, 210
言語的行動　161
言語的表現　175
検証　22
現象学　50
現象間の関連性　22
検証性　47, 48, 50
現象の解明, 看護学における　4
現象の記述　22
現象野　302, 303

## こ

行為過程　168
効果的な看護実践の理論　152
構成要素, 看護知識の　28
構造的一貫性　49
構造的階層, 看護知識の　29
構造的定義　47
構造的統合　218
肯定的感情と否定的感情の表出の促進と受容　304, 310
行動　94
行動システムモデル, ジョンソンの　16, 24
国際パースィ派グループ　226
互恵的な相互作用　298
個人的経験の記述　344
個人的で反射的な応答　177
個人に関わる時間　121
異なった文化をもつ人々　64
コミュニケーション　262
コミュニティ　8

## さ

財政管理者　52
サリバン, ハリー・スタック　248
サルトル　204
サンライズモデル　74, 79

## し

詩　315, 317
時間　121, 125
次元　22
自己　302
思考　162, 167, 174
志向性　201
自己現象野　314
システム　127
システムモデル, ニューマンの　17, 24
持続　11

持続性　262,263
実験研究　23,343
実験条件　27
実際にケアが行われる時　302,303
実質的特異性，理論の　22
実践的適切性　47,52,53
実践的問題　348
実践のプロトコール　50
実存-現象学的思想　204
実存-現象学的なアプローチ　295
質的方法　50
社会的意義　53
重要性　47,48
　――の基準　48
主観時間　131
主観的-内的世界　296
熟慮された応用　349
熟慮された看護活動　166
熟慮された看護過程
　　　　　152,156,163,164,172
熟慮された看護過程理論
　　　　　153,154,160,170,177
循環論法　345
状況的自由　201
ジョンソンの行動システムモデル　16,24
人格の形成　249
進化の過程，ヤングの　123
人道的-利他的な価値体系　304
信念　10
真の現前　220
信頼-希望　304,309

## せ

成果　175
性質　263
精神　298
精神力動的看護　244
生成　202
成長　306
　――,看護師の　266

生命や健康の意味　117
世界観　11,14,70
説明的中範囲理論　342,349
説明理論　23
セルフケア概念枠組み，オレムの　18,24
全体性　12
全体論　119
全体論的健康(安寧)　70
全体論的な看護実践　321
専門的学問　350
専門的看護ケア　71
専門的看護実践　268
　――の目標　249
専門的なヘルスケアシステム　71

## そ

相関研究　23
相互構成　201
相互作用，看護師と患者との　4
相互作用システムの枠組み，キングの
　　　　　　　　　　　　　16,24
相互作用的世界観　157
相互作用的-統合的　12
相互超越(cotranscendence)　205,208
操作的定義　21,27,47,342
　――,オーランドの研究方法論における
　　　　　　　　　　　　　175
創生すること　208,209,212
促進的-限定的　207,207,211
測定用具　27
側面　22
存在，概念の　21

## た

大学院卒の看護師　267
対人関係　245,250
代替大理論　346
代理の役割　253
大理論　22,24,28,50,62,117,215,216,342

大理論の中範囲理論産出能力　86
魂　298
魂と超越　295
多様性　124
単一性(unity)　7
単一的人間　201,212
単一の概念　23

## ち

知覚　162,167,174
力を与えること　208,212
抽象-統合　216,217
抽象度のレベル　28
中範囲理論　22,24,44,50,62,130,216,245
　──の検証　26
　──の生成　26
中範囲理論創出能力　50
超越に備えること　222
超時間性　124
直接経験的検証　50

## て

定義命題(definitional proposition)
　　　　　　　　　　　　　15,21
適応モデル，ロイの　19,24
適合性　53
手順　27
哲学　10,29
哲学的主張　48
天地万物　201,202
伝統的経験主義　343,344

## と

同一化の局面　253,256,265
統一的過程　119
統計的手法　50
統一的-変容的　12
統合　263

同時行為　14,119
同時行為世界観　13
同時性　12
　──の行為　204
東洋哲学　295,312
特性　22
得点　27
ともに在ること　217
トランスパーソナル　303
トランスパーソナルケアリング
　　　　　　　295,302,303,306,308

## な

内的一貫性　47,48,49
内的自己　298

## に

ニード　69,154
　──,援助を要する　153,155,160
二元性　313
ニューマン，マーガレット　116
ニューマンのシステムモデル　17,24
人間
　　　2,4,16,66,117,154,201,202,246,295
　──の主体性　201
　──の心身霊　313,323
　──の本質　10,298
人間-環境の相互作用　119
人間関係　250
人間関係理論　244,258
　──,ペプロウの　244
　──に関連した量的データ　264
人間進化の理論　120
人間生成　205
人間生成理論　200,201,212,216,298,323
　──の構成要素　215
人間存在　10
　──の全体性　201
　──の霊的側面　311

人間対人間のケアリング　300

## は

パースィ，ローズマリー・リゾ　200
パースィ理論　200
ハイデッガー　204
パターン　120,121,124,125,128
　——の次元と定義　135
　——を認識する能力　133
働きかけの局面　260
発見的解釈　216,218
発達　306
パラダイム　12,14,15
反射的
　——な看護活動　166
　——な看護過程　163,172
反省的-前反省的　205
判断　94
反応　14
　——と言語的表現の一貫性　175
反応世界観　13

## ひ

非関連命題　21,47
非言語的行動　161,169
非言語的表現　165
非西欧的な価値　85
必要条件　48
人と人とのつながり　250
批判的論証　346
ヒューマニズム　11
ヒューマンケア　7,62,296,297
ヒューマンケアリング
　　　　　　　60,294,306,309,321
ヒューマンケアリング理論　294,295,310
評価のための問い　43

## ふ

フィールドワーク　160
フォーカシング　133
プロセスレコード　174,178
プロトコール　52
文化　69,249
　——に適合した看護ケア　72,73
　——の影響　78
　——を超えた看護　60
　——を超えた看護教育プログラム　93
　——を超えたケア　64
文化ケア　70,74
　——の多様性　70,73
　——の普遍性　70,73
文化ケアの多様性と普遍性の理論　61,69
　——の概念的基礎　77
　——の評価　77
文化集団　93
分子的-決定論的　12
分析のための問い　43

## へ

ペプロウ，ヒルデガード　244
ペプロウの人間関係理論　244
ヘルスケアシステム　53
ペレティア，アイダ・ジーン・オーランド
　　　　　　　　　　　　　　　152
変化　11
変容すること　208,210,212

## ほ

方向づけの局面　251,255
法的能力　53
補完的相互作用　14
補完的相互作用世界観　13
北米看護診断協会　134
補助的な学問領域　46,48
保存モデル，レヴィンの　17,24

## み・む

見知らぬ人-友人モデル　82
民族看護学　67,80
民族史　70
民族誌学　50,67
無境界性　124

## め

明確　262
明示的-隠蔽的　207,211
命題　4,15,27,48
メタ・アナリシス　51
メタパラダイム　15,29
　——,医学の　10
　——,看護学の　10
　——,看護の　2
　——の機能　9
　——の命題　6
メタパラダイム概念　4,7,48
メタファー　11
メルロ-ポンティ　204

## も

目標に向かって闘う　224
問題解決
　——による理論検証法　348
　——の局面　254,256

## ゆ

有益な成果　161,172
有機体論　11
ユニタリ・ヒューマン・ビーイング　119
　——,ロジャーズの　24
　——の科学,ロジャーズの　18

## よ

様式　263
予測　27
予測的中範囲理論　349
予測理論　23

## ら・り

らせん運動・相補性・共鳴の原理　202
力動的理論　248
リズミカルなパターン　202
リズム　124,126,205
　——に同調すること　222,223
リズム性　207
理論　15,20,24,28,29
　——にもとづく看護行為　53
　——の応用　52
　——の概念　46
　——の開発と活用の相互関係　348
　——の経験的検証　21
　——の実質的特異性　22
　——の重要性　48
　——の内容　46
　——の背景　45
　——の範囲　44,342
　——の評価　47
　——の命題　21,47
理論開発　24,342
理論検証　342
臨床的学問　350
臨床的なプロトコール　225
臨床プロトコール　95,270,323,351

## る・れ

類型　23
霊的側面　296
霊的なもの　298
レイニンガー, マデリン　60
レヴィンの保存モデル　17,24

## ろ・わ

ロイの適応モデル　19, 24
ロジャーズ　124, 201, 204
　── のユニタリ・ヒューマン・ビーイング　24
　── のユニタリ・ヒューマン・ビーイングの科学　18
ワトソン, ジーン　294

# 数字・欧文索引

## 数字

4つの局面，看護師-患者関係の　251, 257, 260
4つの命題，看護のメタパラダイムにおける　3
7つの看護概念　16

## A・B

actual caring occasion　303
actual caring occasion of the patient and the nurse　302
automatic nursing process　172
Barnum　5, 45

## C

carative factors　304
clinical specialist　259
context　5
Conway　4
cotranscendence　208
critical commentary　346
critical reasoning　346

## D

definitional proposition　15
deliberative nursing process　152, 172
dimension　22
diversity　124

## E

emic　61
empirical indicators　26
empirical phenomenology　315

enablers　82
essence of the person　298
etic　61

## G

Gadsup Akuna　86
geist　298

## H

help　172
helpful outcome　161, 172
Hinshaw　5
human mindbodyspirit　313, 323
human subjectivity　201

## I

improvement　160, 172
inner self　298
intentionality　201
International Parse Interest Group　226
interpersonal relations　250
interpersonal relationships　250
intersubjectivity　302, 303

## K

Kim　5
King　5
Kolcaba　4

## L

Leininger, Madeleine　7, 60
lived experiences　203

## M

meaning 205
Merleau-Ponty 204
meta-analysis 51
movement 124

## N

NANDA 134
ND：Doctorate of Nursing 319
need for help 160,172
Newman 6,14
Newman, Margaret 116
nursing process with discipline 172
nursing process without discipline 172

## O

Observation-Participation-Reflection Model 82
Orlando, Ida Jean 152

## P

Parse, Rosemarie Rizzo 14,200
Pelletier, Ida Jean Orlando 152
Peplau, Hildegard 244
phenomenal field 302,303
process discipline 156,172

## R

relatedness 124
rhythm 124

rhythmicity 207
Rogers 119,201

## S

self 302
soul 298
spirit 298
Stranger-Friend Model 82
Sullivan, Harry Stack 248
Sunrise Model 74

## T

Theory of Human Becoming 200
training 177
transcultural nursing 60
Transcultural Nursing Society 60
transpersonal caring 302

## U

unitary being 204
Unitary Human Beings 119
unitary man 201,212
unity 7
universe 201

## W・Y

Watson, Jean 9,294
well-being 3
working phase 260
Young 120